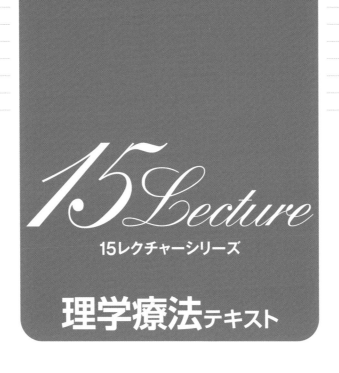

15レクチャーシリーズ

理学療法テキスト

予防理学療法学

総編集
石川　朗

責任編集
木村雅彦

中山書店

総編集 ───────── 石 川　　朗　神戸大学生命・医学系保健学域

編集委員（五十音順）── 木 村 雅 彦　杏林大学保健学部理学療法学科
　　　　　　　　　　　小 林 麻 衣　晴陵リハビリテーション学院理学療法学科
　　　　　　　　　　　玉 木　　彰　兵庫医科大学リハビリテーション学部理学療法学科

責任編集 ─────── 木 村 雅 彦　杏林大学保健学部理学療法学科

執筆（五十音順）───── 安齋紗保理　城西国際大学福祉総合学部理学療法学科
　　　　　　　　　　　石 川　　朗　神戸大学生命・医学系保健学域
　　　　　　　　　　　海 老 名　　葵　神戸市立西神戸医療センターリハビリテーション技術部
　　　　　　　　　　　小 野　　玲　国立研究開発法人医薬基盤・健康・栄養研究所 身体活動研究部
　　　　　　　　　　　上 出 直 人　北里大学医療衛生学部リハビリテーション学科理学療法学専攻
　　　　　　　　　　　神谷健太郎　北里大学医療衛生学部リハビリテーション学科理学療法学専攻
　　　　　　　　　　　木 村 雅 彦　杏林大学保健学部理学療法学科
　　　　　　　　　　　河 野 裕 治　藤田医科大学病院リハビリテーション部
　　　　　　　　　　　柴　　喜 崇　福島県立医科大学保健科学部理学療法学科
　　　　　　　　　　　堀 田 一 樹　北里大学医療衛生学部リハビリテーション学科理学療法学専攻
　　　　　　　　　　　本 橋 隆 子　聖マリアンナ医科大学予防医学教室
　　　　　　　　　　　渡 邊 裕 之　北里大学医療衛生学部リハビリテーション学科理学療法学専攻

刊行のことば

　本15レクチャーシリーズは，医療専門職を目指す学生と，その学生に教授する教員に向けて企画された教科書である．

　理学療法士，作業療法士，言語聴覚士，看護師などの医療専門職となるための教育システムには，養成期間として4年制と3年制課程，養成形態として大学，短期大学，専門学校が存在しており，混合型となっている．どのような教育システムにおいても，卒業時に一定水準の知識と技術を修得していることは不可欠であるが，それを実現するための環境や条件は必ずしも十分に整備されているとはいえない．

　これらの現状をふまえて15レクチャーシリーズでは，医療専門職を目指す学生が授業で使用する本を，医学書ではなく教科書として明確に位置づけた．

　学生諸君に対しては，各教科の基礎的な知識が，後に教授される応用的な知識へどのように関わっているのか理解しやすいよう，また臨床実習や医療専門職に就いた暁には，それらの知識と技術を活用し，さらに発展させていくことができるよう内容・構成を吟味した．一方，教員に対しては，オムニバスによる講義でも重複と漏れがないよう，さらに専門外の講義を担当する場合においても，一定水準以上の内容を教授できるように工夫を重ねた．

　具体的に本書の特徴として，以下の点をあげる．

- 各教科の冒頭に，「学習主題」「学習目標」「学習項目」を明記したシラバスを掲載する．
- 1科目を90分15コマと想定し，90分の授業で効率的に質の高い学習ができるよう1コマの情報量を吟味する．
- 各レクチャーの冒頭に，「到達目標」「講義を理解するためのチェック項目とポイント」「講義終了後の確認事項」を記載する．
- 各教科の最後には定期試験にも応用できる，模擬試験問題を掲載する．試験問題は国家試験に対応でき，さらに応用力も確認できる内容としている．

　15レクチャーシリーズが，医療専門職を目指す学生とその学生たちに教授する教員に活用され，わが国における理学療法の一層の発展にわずかながらでも寄与することができたら，このうえない喜びである．

2010年9月

総編集　石川　朗

序　文

　15 レクチャーシリーズは 2010 年から刊行を始め，これまでに 23 巻をラインナップに揃えてきましたが，創刊当初には想定していなかった世界の大きな変化を迎えています．

　2019 年の終わりに始まった新型コロナウイルス感染症がこれほどまで大規模にかつ長期にわたって医療・保健と社会生活の有りようを変えてしまうことなど誰も予想していなかったでしょうし，タリバンによるアフガニスタンの再統治や，本書の最終編集作業を行っている 2022 年に勃発したロシアによるウクライナ侵攻など，昨日までとは世界の有りようが異なる毎日が日常となりつつさえあります．

　とりわけ人の健康を支える保健・医療・介護・福祉分野の活動はエッセンシャルワークとしての意義が再認識される反面，当事者はもちろんのこと，社会のシステムとしても大きな影響を受け，過酷な状況に陥っており，改善策を導くことが望まれています．

　このような，ともすれば不安定になってしまう社会基盤の中で，国民の健康を保ち増進するための「予防」は，困難な状況にあってもさらに進歩を求められ，そして前進しています．本書で述べているように，予防は，理学療法に，国民の健康に，ひいては世界人類の健康のために必要で不可欠な取り組みであり，歴史的にはリ・ハビリテーション（復権，回復）として発足したリハビリテーションや理学療法の分野です．今日では，プリベンション（予防）をその中心的な考え方として，あらゆる次元で，あらゆる対象において取り組みが行われ，科学的な証明が評価され，進歩と発展が続けられています．

　本書は，理学療法を学ぶ学生や初学者が，ミニマムスタンダードとなる情報やリテラシーを明確に把握して，その先のさらに重要な生涯学習や研究が進むように支援することを目的としています．予防はいわば未来への投資であり，即時的な改善効果が実感できないものも含まれているかもしれませんが，本書が理学療法の未来に対して，強く，明確な，「予防」の効果を果たせることを願っています．

2022 年 3 月

責任編集　木村雅彦

15レクチャーシリーズ
理学療法テキスト／予防理学療法学

目次

予防理学療法と施策（2）
健康増進事業

安齋紗保理, 柴　喜崇　23

4 予防理学療法と施策（3）
介護予防とヘルスプロモーション

5 老年医学と予防理学療法（1）
老年症候群

老年医学と予防理学療法（2）
認知症

老年医学と予防理学療法（3）
転倒・骨折

老年医学と予防理学療法（4）
フレイル，サルコペニア

9 疾患と予防理学療法（1）
運動器疾患
渡邊裕之　85

10 疾患と予防理学療法（2）
脳血管疾患
河野裕治　99

11 LECTURE 疾患と予防理学療法（3）
呼吸器疾患

石川　朗　109

12 LECTURE 疾患と予防理学療法（4）
循環器疾患

堀田一樹，神谷健太郎　121

13 疾患と予防理学療法（5）
スポーツ外傷・障害
渡邊裕之 131

14 ウィメンズヘルス・メンズヘルスにおける予防理学療法
海老名 葵, 小野 玲 141

15 産業保健における予防理学療法

小野　玲　151

15レクチャーシリーズ　理学療法テキスト
予防理学療法学
シラバス

一般 目標	予防理学療法は，国民がいつまでも「参加」し続けられるために，障がいを引き起こすおそれのある疾患や老年症候群の発症予防・再発予防を含む身体活動について研究する学問と定義されている（日本予防理学療法学会）．いずれの年齢やライフステージにも，さまざまな病態のどの段階においても必要な理学療法の指針となる学問である．この講義では，理学療法士に求められる，多岐の分野・領域にわたる予防理学療法について学ぶ

回数	学習主題	学習目標	学習項目
1	予防医学・予防理学療法 ―総論	今日の医療や保健に求められている「予防」を理解する 予防の対象を理解する 一次予防，二次予防，三次予防に必要な理学療法を理解する	予防医学，一次予防・二次予防・三次予防とは，公衆衛生と包括医療，予防医療と健康増進，代表的な関連法規，日本における予防理学療法の枠組み
2	予防理学療法と施策（1） ―行政と経済的側面	予防医療，介護予防における経済的および社会的な効果を理解する これまでの健康増進施策を理解する	医療保険制度，健康増進施策（健康日本21〈第二次〉，特定健康診査・特定保健指導），予防投資，介護保険制度
3	予防理学療法と施策（2） ―健康増進事業	健康増進事業における予防理学療法の役割を理解する 生活習慣病に対する運動処方を理解する	健康増進事業の歴史（背景）と目的，健康増進事業における理学療法の役割，健康増進事業における運動指針
4	予防理学療法と施策（3） ―介護予防とヘルスプロモーション	介護予防における予防理学療法の役割を理解する 介護予防におけるヘルスプロモーションを理解する	介護予防と予防理学療法，ハイリスク戦略とポピュレーション戦略，ヘルスプロモーションの定義・活動，介護予防にかかわる地域の組織
5	老年医学と予防理学療法（1） ―老年症候群	老年症候群の概要を理解する 老年学の視点からみた生涯発達と予防の関係を理解する	老年症候群の定義，評価と介入方法，老年症候群と予防理学療法，生涯発達と予防
6	老年医学と予防理学療法（2） ―認知症	認知症の概要を理解する 認知症における予防理学療法の役割を理解する	認知症の定義，疫学，原因と背景，治療，認知症と予防理学療法
7	老年医学と予防理学療法（3） ―転倒・骨折	高齢者の転倒・骨折の概要を理解する 転倒・骨折における予防理学療法の役割を理解する	高齢者の転倒・骨折の疫学，危険因子，骨粗鬆症，転倒・骨折（骨粗鬆症）に対する予防理学療法（運動療法）
8	老年医学と予防理学療法（4） ―フレイル，サルコペニア	フレイル，サルコペニアの概要を理解する フレイル，サルコペニアにおける予防理学療法の役割を理解する	フレイル，サルコペニアの定義，判断基準（診断基準），危険因子，フレイル，サルコペニアに対する予防理学療法（運動療法など）
9	疾患と予防理学療法（1） ―運動器疾患	運動器疾患における予防理学療法の意義と役割を理解する 運動器疾患の一次および二次，三次予防を理解する	運動器疾患に対する一次・二次・三次予防と理学療法，変形性関節症，骨折，腰痛における予防と理学療法
10	疾患と予防理学療法（2） ―脳血管疾患	脳血管疾患における予防理学療法の意義と役割を理解する 脳血管疾患の一次および二次，三次予防を理解する	脳血管疾患の概要（疫学，病型分類，リスク因子），脳血管疾患に対する一次・二次・三次予防と理学療法，再発予防
11	疾患と予防理学療法（3） ―呼吸器疾患	呼吸器疾患における予防理学療法の意義と役割を理解する 呼吸器疾患の一次および二次，三次予防を理解する	呼吸器疾患に対する一次・二次・三次予防，COPD，肺炎，集中治療における予防と理学療法
12	疾患と予防理学療法（4） ―循環器疾患	循環器疾患における予防理学療法の意義と役割を理解する 循環器疾患の一次および二次，三次予防を理解する	循環器疾患に対する一次・二次・三次予防，虚血性心疾患，心不全における予防と理学療法
13	疾患と予防理学療法（5） ―スポーツ外傷・障害	スポーツ外傷・障害における予防理学療法の意義と役割を理解する スポーツ外傷・障害の一次および二次，三次予防を理解する	スポーツ外傷・障害に対する一次・二次・三次予防，膝前十字靱帯損傷，野球肘における予防と理学療法
14	ウィメンズヘルス・メンズヘルスにおける予防理学療法	ウィメンズヘルス・メンズヘルスの概要を理解する ウィメンズヘルス・メンズヘルスにおける予防理学療法の意義と役割を理解する	女性・男性に生じるライフステージ別の身体・精神状態の変化，各病態・疾患への予防理学療法の実際，今後の展望
15	産業保健における予防理学療法	産業保健における健康問題と対策を理解する 産業保健における予防理学療法の意義と役割を理解する	産業保健における健康問題（腰痛，生活習慣病，VDT作業など），健康対策，関連法規，労働衛生，健康問題に対する予防理学療法

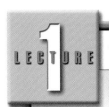

予防医学・予防理学療法
総論

到達目標

- 今日の医療や保健に求められている「予防」の意義を理解する.
- 予防の多次元にわたる多様な対象を理解する.
- 一次予防, 二次予防, 三次予防を説明できる.
- 一次予防, 二次予防, 三次予防に必要な理学療法の方法について理解する.

この講義を理解するために

　日本は世界で最も長寿であり, かつ, 世界で最も超高齢化が急速に進行している社会です. 加齢に伴って生じる疾病も多いため, 高齢者に対する十分な医療の提供が必要であることはいうまでもありません. しかし, その前の段階として, 疾病の発生を最小限にする必要があります. そのためには,「治療」医学としてなんらかの疾病が発生した後にその治療にあたるという事後の対応のみではなく, 疾病の発生そのものを抑制する予防的な介入としての「予防」医学が必要です.

　高齢者は一般に疾病を有する率が高くなり, さらに重症化することや再発を予防するために, 医療や介護とその支援を提供する必要があります. しかし, その一方で高齢者を介護し経済的に扶養する若年層の人口が減少し, 高齢者同士が老老介護を行うケースが増えています. 高齢者同士が, また年齢を問わず若年者と高齢者がお互いに健康であることが大切です. 日本は国民全体が健康で, その状態を維持するための負担を軽減することを大きな目標に掲げています. したがって, 医学的にもまた社会学的にも, そして経済学的にも, 世界をリードしてモデルを示す役割を担っています.

　この講義では, 日本の理学療法における一次予防, 二次予防, 三次予防がどのような対象者に対して立案され, 何を予防するために実践されているのか, そしてその先に何を予防しなければならないのかについて, 網羅的に学びます.

　この講義を学ぶにあたり, 以下の項目を調べておきましょう.

　　□ 公衆衛生とは何か, その活動内容について調べておく.

　　□ 理学療法の職域と予防について調べておく.

講義を終えて確認すること

　　□ 予防の定義と概念について説明できる.

　　□ 予防が必要な対象や領域について説明できる.

　　□ 理学療法における一次予防, 二次予防, 三次予防について具体例をあげて説明できる.

1. 予防とはなにか

近年，リハビリテーションや医療・保健に関する目的や効果判定に，「予防」という用語が頻繁に用いられる．リハビリテーションの語の由来は「回復する」ことにあるが，今日のリハビリテーションには，回復と同等ないしそれ以上に予防に対する大きな期待が寄せられている．この講義では，医学や公衆衛生の分野における予防とは，一般的にはどのような意味をもつのか，最初に医学辞典[1]をもとに説明する．

1）治療医学に対応する予防医学

予防医学とは「治療医学に対応して用いられるが，わが国では公衆衛生と同義語に用いられがちである．諸外国では公衆を対象とする衛生活動を公衆衛生といい，臨床家が患者中心に指導する衛生活動を予防医学とよんでいる．一般に，予防医学は特定の疾病に対する予防活動に関する学問分野ともいえる．疾病予防は疾病の自然史の各相における悪化への移行を防御する活動ともいわれ，健康から死または治癒までの各相に対応して3段階に分けて予防活動が行われる」[1]とされている．予防医学では，疾病の進行に応じて，以下，一次・二次・三次に分けられる（表1）．

2）一次予防，二次予防，三次予防とは

（1）一次予防

一次予防とは，「まだ病気にかかっていない健康な人に対して，病気にかからないようにしようとする行為である．栄養状態の改善，衛生的上下水道の供給，感染症に対する予防接種，病気の原因となる環境要因に曝露されないようにする行為（環境リスクの除去）などが一次予防である．個人的努力による一次予防と社会的努力による一次予防とがある．一次予防を行うためには病気の原因を解明する必要があるので，病気の原因究明の研究がさかんに行われている」[1]とされている．

一次予防は疾病に罹患する以前の状態に対して未然にその発生を防ぐもので，環境や食品ならびに水などの公衆衛生の確保であったり，個人衛生の推進による健康増進であったり，隔離や予防接種など疾病の特異的な予防も含む概念である．健康な状態を保持・増進させる第1段階と，感染症に対する予防接種や消毒，予防内服などのように，原因が明確な疾患への対策を講じる第2段階があるといえる[2]．

（2）二次予防

二次予防とは，「すでに病気にかかっているが，まだ症状や徴候がみられていない人に対して，早期に病気を発見し，早期に治療に結びつけようとする行為である．早期発見，早期治療のための二次予防として，検診（スクリーニング）や人間ドックが行われる．マンモグラフィ検査による乳がん検診，便潜血反応検査による大腸がん検診などが例としてあげられる．早期発見，早期治療によって，その病気の重症化を防ぎ，ひいては，その病気による死亡や生活の質（QOL）の低下を防ごうとすることが二次予防の目的である」[1]とされている．

二次予防は再発の予防あるいは，将来発生することが予想される潜在的な疾病や，早期で無自覚な疾病の早期発見と早期治療の段階であり，特定疾病に対する予防活動として職場や学校などで行われる集団検診の対象になるものも多い．

（3）三次予防

三次予防とは，「疾病の適切な治療により患者の悪化や合併症発生を予防する段階であり，社会復帰のための各種リハビリテーション活動も含まれる．このように広義の予防医学は治療医学を含む概念であり，包括医療の学問的体系ともいえる」[1]とさ

表 1　予防医学（一次・二次・三次予防）

予防医学	一次予防		二次予防	三次予防	
段階	第1段階 健康増進 （ヘルスプロモーション）	第2段階 原因の明らかな疾患への対策	第3段階 早期発見，早期治療	第4段階 機能障害，活動制限の予防	第5段階 リハビリテーション（広義の）
具体例	● 健康教育 ● 健康相談 ● 禁煙	● 予防接種 ● ワクチン接種	● 健康診断 ● がん検診 ● 人間ドック ● 高血圧の服薬治療 ● 糖尿病の運動療法 ● 特定健診，特定保健指導	● 関節拘縮の予防 ● 運動麻痺の回復 ● 疾患の重症化を予防 ● 疾患の再発を予防	● 補装具の利用 ● 住環境の改善
キーワード	発症の予防 罹患率の低下		合併症の予防 有病率の低下	再発，重症化の予防	

罹患率：一定期間内に新たに疾病が発生した率，有病率：ある一時点で疾病を有している人の割合.
（長野 聖：保健・医療・介護・福祉の連携. 石川 朗総編集：15 レクチャーシリーズ理学療法テキスト—理学療法管理学. 中山書店：2020. p.79[2]）

れている.

　三次予防はすでに病気に罹患していて症状や徴候を有する人に対して，その病態がより重症化するのを防ぎ，死亡の転帰やQOLの低下を防ごうとする予防行為である. 病気に対して適切な治療を行い，病気になって生じた機能障害，能力障害，あるいは社会的に不利な状態を低減するためのリハビリテーションや理学療法は，これまで代表的な三次予防の例としてあげられてきた. 機能障害や活動制限を予防することにより再発や重症化を防ぐ第4段階と，リハビリテーションによりQOLの向上や社会復帰を支援する第5段階がある（**表1**）[2].

2. 公衆衛生と包括医療

　予防は疾病や障害の発生ないし重症化や後遺症を最小化することであり，治療医学の枠組みだけでなく医療・保健・福祉にまたがった視点と活動とが必要である. そのため，今日の一次予防・二次予防・三次予防の意義や関連する事項の整理の前提として，公衆衛生と包括医療についての知識が不可欠である.

　公衆衛生とは，国民の健康を守るために，さまざまな疾病予防や健康増進を図る公的な取り組みのことである. 具体的には感染症予防，生活習慣病の検診，食中毒の予防，被災（浸水）した住宅への消毒作業などがある. いずれも対象は，個人ではなく，集団に対して行政などの組織が中心となり実施している. 公衆衛生を支える基礎的な学問の分野としては，疫学，人口学，衛生統計学，情報科学，環境科学，栄養学，食品衛生学，民族衛生学，教育学，社会福祉学，衛生行政学などをあげることができる. 対人的な公衆衛生活動の分野としては，母子保健，学校保健，成人保健，精神保健，社会保障，社会福祉，栄養指導，産業保健，感染症予防などがある[1].

　新型コロナウイルス感染症（COVID-19）は，世界的にみてもきわめて深刻な公衆の衛生に対する脅威である. 今日の公衆衛生は，疾病構造を考慮した感染症や生活習慣病といった疾病の罹患者のみではなく健康な人間を含めた地域や人口を構成する大きな集団を対象として，また，実効性をもって取り組む組織としても行政をはじめとする大規模な枠組みで展開される「健康」を目指す保健活動である.

　これに対して，臨床医学や医療の側においてもこのような包括的な概念が求められる. 医学や医療も公衆衛生と同様に広い視野に立つと，個々の症例に対する治療医学や医療の提供に留まらずに健康増進や生活習慣に関連する疾病の予防を図り，生活習慣病と連鎖して起こる疾病に対する予防や，実際に発生した疾病に対してもその後遺障害に対する回復支援の代表であるリハビリテーションを含めた包括的な医療を連続的に行う必要がある. このように構成される医療を包括医療とよぶ. 包括医療の概念

公衆衛生
（public health, public hygiene）

包括医療
（comprehensive medicine, comprehensive medical care）

MEMO
● 感染症
ウイルスや細菌などの病原体が体内に侵入して増殖し，発熱やその他の症状を生じる疾患の総称である. 各国の保健衛生状況にもよるが，重篤な感染症は常に死因の上位に位置する.
● 生活習慣病
脳卒中，がん，心臓病を生活習慣に起因するものとしてとらえた用語であり，生活習慣と密接な関係にある（＝生活習慣の改善が必要な）糖尿病，高血圧，脂質異常症，虚血性心疾患，脳血管障害，高尿酸血症，歯周病などを含めて用いられることもある.
● 疾病構造
ある国のある時点でどのような種類の疾病にどのくらいの人数が罹患しているかと，その原因や経過を示すもので，質的および量的な変化の把握や，他国との比較などにも用いられる. 質的な評価には死亡率や受療率も含まれ，量的な把握のためには国民健康調査，患者調査，人口動態統計などからの情報が用いられている.

COVID-19
（coronavirus disease 2019）

MEMO

● 国民皆保険制度
国民すべてが公的な医療保険により保障されていることが日本の大きな特徴である.

● 地域包括ケアシステム
市町村が主体となり,医療保険・介護保険の可視化と連携を図るシステムのこと.医療機能の分化と連携および医療・介護間の機能分担と連携を推進することを目的とした制度.

MEMO

● WHO (World Health Organization;世界保健機関)
WHO は「すべての人々が可能な最高の健康水準に到達すること」を目的として設立された国連の専門機関であり,加盟国は194か国に及ぶ.世界の保健課題に取り組む国際組織である.

● 組織化されたコミュニティの努力
公衆衛生の定義「共同社会の組織的な努力を通じて,疾病を予防し,寿命を延長し,身体的・精神的健康と能率の増進を図る科学であり,技術である」(ウィンスロー〈Winslow CE〉,1920)にうたわれているように,行政のみならず主体的な住民活動も,地域や個人のニーズに即した問題解決には必要である.

● 非感染性疾患 (non-communicable diseases:NCDs)
非感染性疾患は,脳卒中,がん,心臓病,COPD といった生活習慣病を抱合した国際的に用いられている呼称で,不健康な食事や運動不足,喫煙,過度の飲酒など,共通の原因に根ざしていて生活習慣の改善により予防可能な疾患群として位置づけられ,感染症と対比されている.

● SDGs (Sustainable Development Goals;持続可能な開発目標)
SDGs は,2015 年に国連サミットの中で定められた.「誰ひとり取り残さない」を公平で普遍的な価値とする 17 のゴールと 169 のターゲット(具体的目標)によって構成される,国際社会共通の目標である.環境や社会責任を考慮した個人や企業,先進国も途上国もその活動に反映させることで,世界の変革を求めている.

● WHA (World Health Assembly;世界保健総会)
WHA は WHO の下部組織として WHO 加盟国の保健担当大臣によって構成される医療政策設定機関である.

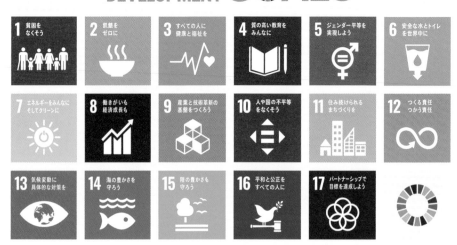

図1 世界保健機関(WHO)による2016-2030年における持続可能な開発目標(SDGs)のロゴ
(国際連合広報センター:持続可能な開発,2030 アジェンダ[3])

は国民皆保険や健康増進ならびに超高齢社会に対する必然性から生まれたが,現実には社会復帰した後の継続的なケアを行うような一貫した包括医療を単一の施設で提供することには困難が多い.

保健分野の側からは,特に急増する高齢者に再度疾病が発生した際に一貫した医療を提供できる体制が望ましく,医療と保健の両者や福祉を加えた三者の連携や,社会学的には高齢者の尊厳の保持と自立生活の支援を生活地域での活動を基盤として推進することが計画された.これは団塊の世代が 75 歳以上となる 2025 年を目途に,高齢者が重度な要介護状態となっても住み慣れた地域で自分らしい暮らしを人生の最後まで続けることができるように,住まい・医療・介護・予防・生活支援を一体的に提供する「地域包括ケアシステム」として構築されるに至っている.

3. 国際的な予防のための機関

今日の予防は一般的には公衆衛生と密接な関連を有する概念であり,この予防を理解するためには医療疫学統計を読み解く必要がある.このことは,未来を予測して介入する,予防理学療法の学術的な意味や意義を理解して実践するためにも不可欠である.以下に「予防」をとりまく学術的・国際的なリーダーシップについて概観する.

1)世界保健機関(WHO)

WHO は「公衆衛生学は,組織化されたコミュニティの努力を通じて疾病を予防し,生命を延伸し,身体的精神的機能の増進を図る科学であり技術である」と定義している[3].WHO は今日の新型コロナウイルス感染症(COVID-19)に対する活動が特に有名ではあるが,多岐にわたるさまざまな活動を行っている.特に慢性疾患(非感染性疾患)は長期間にわたって進行する心疾患や脳血管疾患,糖尿病,慢性呼吸器疾患やがんがその主要なものを占めていて,超高齢社会の健康寿命の延伸にはこの慢性疾患対策が必要である.そこで,国連総会で提言した 2016〜2030 年の 15 か年における開発目標である SDGs には 17 項目を掲げ,その 3 番目に「すべての人に健康と福祉を:あらゆる年齢のすべての人々の健康的な生活を確保し,福祉を推進する」を設定している(**図1**)[3].また,連携する WHA が Global NCD(非感染性疾患)Action Plan を策定している[4,5].

2）米国疾病予防管理センター（CDC）

WHO とならび米国における新型コロナウイルス感染症に対する管理機関として有名である．健康の維持増進を目的として，広く健康に関するデータなどの信頼しうる情報の提供を行い，ガイドラインや勧告を発信している．その名称にはまさに予防（prevention）が掲げられている．

3）米国予防医学会（ACPM）

予防医学の目標は健康と福祉を促進して，疾病や障害および死亡を防ぐことであり，統計学，疫学，医療サービスの計画と評価，医療機関の管理，研究，臨床における予防の実践を行うものとしている．この疾病予防と健康増進を通じて，個人のみならずコミュニティの健康と生活の質を改善することを目的としたこの医学会には，公衆衛生および一般予防医学領域，産業医学領域，航空宇宙医学領域といった 3 つの専門領域（サブスペシャリティ）が設けられている．

4. 健康と健康寿命の延伸

多くの国際的な機関や学術団体が予防に注力している．その予防が求められる背景と対策については，次のとおりである．

1946 年に WHO は健康を「単に病気ではない，虚弱ではないというのみならず，身体的，精神的そして社会的に完全に良好な状態をさす」と定義した．その概念は，今日の国際生活機能分類（ICF）にも脈々と受け継がれている．そして，well-being や healthy aging といった言葉の認知が徐々に進んできた．世界で最も高齢化が進む日本において，壮年期死亡の減少および健康で自立して暮らすことができる期間＝「健康寿命」の延伸は，社会保障上の大きな命題としてとらえられている．

SDGs 3 番目の「すべての人に健康と福祉を」という目標と Global NCD Action Plan[3] をさらに展開する予防医学は，その対象分野として，環境衛生や母子・周産期，生活習慣病，高齢者（個人およびコミュニティ），運動器（小児および高齢者：ロコモティブシンドローム），発達障害，これらを含めた疫学医療統計のみならず産業（環境）衛生や住空間，公共空間などの多岐にわたる取り組みが必要である[4]．

5. 日本における予防医学

1）日本における予防医療と健康増進

国策としての予防医学や予防医療の意義を明確に表すため，これらに関する行動の法的根拠として各種の法や省令等が整備され，これらに従って行動計画が作成される．健康増進に関する日本の代表的な取り組みとしては，「国民健康づくり対策」が昭和 53 年から数次にわたって展開され，その具体的な行動目標を設定した「健康日本 21」はアクションプランとして数次にわたり目標を再設定して運用され続けている．日本の施策における予防医療は，生活習慣の改善や予防接種などによって病気になるのを防ぐだけでなく，たとえ病気になっても早期に発見・治療して重症化を防ぎ，さらには病気からの回復を早め，再発を防ぐことまで含めた広い概念として位置づけられている．すべての国民が健やかで心豊かに生活できる活力ある社会になるためには，従来の治療医学における疾病予防の中心であった二次予防（健康診査などによる早期発見・早期治療）や三次予防（疾病が発症した後，必要な治療を受け，機能の維持・回復を図ること）のみでなく，さらに先制的に一次予防（生活習慣を改善して健康を増進し，生活習慣病などを予防すること）に重点をおいた対策を行って健康寿命の延伸を図ることが企図されている．

MEMO

● CDC（Centers for Disease Control and Prevention）
米国内外を問わず健康と安全の保護を目的とするアメリカ合衆国連邦政府機関である．科学的根拠に基づいた情報や勧告の提供のみならず実際の調査や対策も行う，世界の主導的な立場にある組織である．
https://www.cdc.gov/

● ACPM（American College of Preventive Medicine）
ACPM は予防医学専門の米国医学会であり，病気の予防と健康増進を通じて個人と家族やコミュニティおよび集団の健康と生活の質の向上を目的とした団体である．
https://www.acpm.org/

健康の定義
▶15 レクチャーシリーズ『理学療法概論』を参照．

ICF（International Classification of Functioning, Disability and Health；国際生活機能分類―国際障害分類改訂版）

行政と経済的側面
▶Lecture 2 参照．

MEMO

● well-being
WHO 憲章前文にある，"Health is a state of complete physical, mental and social well-being and not merely the absence of disease or infirmity（健康とは，病気ではないとか弱っていないということではなく，肉体的にも精神的にも社会的にも，すべてが満たされた状態にあること）"から，健康や幸福といった価値観を，個人や組織ないし社会の状態として，身体面のみならず精神的にも社会的にも新たに健康な状態として求めようという考え方である．

● healthy aging
世界人口の急速な高齢化は深刻な問題である．個人と家族そして地域社会が健康的に歳を重ね，高齢者や高齢社会の well-being を可能にする機能や能力を発達させ維持するプロセスとして取り組む，WHA で採択された「Healthy Aging の 10 年（2020 - 2030）」の取り組みが開始されている．
https://www.who.int/ageing/decade-of-healthy-ageing

📖 調べてみよう

下記について調べてみよう.
● 健康増進法
● 改正健康増進法
● がん対策基本法
● 循環器病対策基本法
● ストップ CVD（脳心血管病）

2）代表的な関連法規

（1）健康増進法（平成 14 年，法律第 103 号）

急速な高齢化の進展および疾病構造の変化に伴い，国民の健康の増進の重要性が著しく増大していることに対して，栄養の改善をはじめ国民の健康増進を総合的に推進するための基本的な事項を定め，国民保健の向上を図ることを目的とした法律である.

（2）改正健康増進法（平成 30 年，法律第 78 号）

健康増進法の一部は「健康増進法の一部を改正する法律」として改定され，特に受動喫煙の防止に重点をおいて国および地方公共団体あるいは施設に対する責務および義務ならびに違反に対する罰則を盛り込んでいる.

（3）がん対策基本法（平成 18 年，法律第 98 号）および改正がん対策基本法

がん対策を総合的かつ計画的に推進するために制定された法律で，改正を重ねつつ，がん対策推進基本計画では平成 29（2017）年度から令和 4（2022）年度までの 6 年程度を一つの目安として，「がん患者を含めた国民が，がんを知り，がんの克服を目指す」ことを目標としている. がんは早期発見と早期治療が重要であり，分野別施策の第一にがん予防があげられている.

（4）循環器病対策基本法（平成 30 年，法律第 105 号）

循環器病対策基本法
▶ Lecture 10 参照.

脳卒中は脳の血管を発症部位とした心血管疾患であり，広く心臓病その他を含めた循環器病が，日本人の死亡および要介護を要する状態となる原因の主要なものとなっていることから，この死亡率を低減して健康寿命の延伸等を図るための対策に関する基本法として制定された. この法に基づき，循環器病対策推進協議会が組織され，関連する日本循環器学会および日本脳卒中学会が連携して，研究および医療者の育成をも盛り込んだ 5 か年計画の大きなアクションプランである「脳卒中と循環器病克服 5 カ年計画—ストップ CVD（脳心血管病）」が進行中である. このアクションプランにおいては，生活習慣の是正を 0 次予防としてとらえ，予防のピラミッドの基盤として位置づけている（図 2）[6].

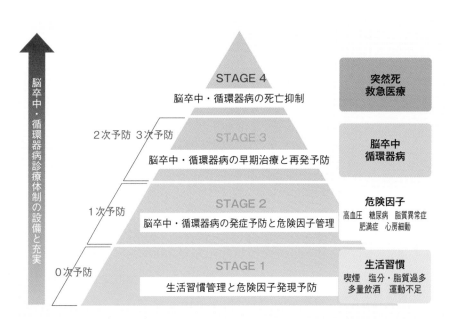

図 2　ストップ CVD における国民への啓発を目的とした（0 次予防，）1 次予防，2 次予防，3 次予防
（日本循環器学会，日本脳卒中学会ほか：脳卒中と循環器病克服 5 カ年計画—ストップ CVD（脳心血管病）. 2016. p.49[6]）

3) 健康日本21

　厚生労働省が作成した施策である平成12年「21世紀における国民健康づくり運動（健康日本21）の推進について」において，第3次の国民健康づくり対策として，がん，心臓病，脳卒中，糖尿病などの生活習慣病やその原因となる生活習慣の改善などに関する課題が選定され，これらの課題に対して，平成22（2010）年度までを目途とした目標等を提示する「21世紀における国民健康づくり運動（健康日本21）」が定められた[7]．

　また，平成15年には健康増進法（平成14年，法律第103号）の成立施行や健康日本21中間評価報告書などを踏まえて，「健康日本21」は数次にわたって改正され運用されている．

6. 日本における予防理学療法の枠組み

1) 日本理学療法士協会における予防

　日本理学療法士協会では，理学療法士が全年齢層の対象者に対して全人的に理学療法に取り組むことから，いち早くこの予防に対するアクションを開始しており，ライフステージのいずれの時点においても予防的に介入しうることが理学療法士の大きな特徴である（**図3**）[8]．

　日本理学療法士協会が国民向けに作成した『理学療法ハンドブック シリーズ1 健康寿命』[7]の「健康寿命をのばそう！」には健康寿命の延伸を企図した転倒予防や疼痛予防ならびに認知症予防といった，特に日常生活におけるさまざまな予防理学療法の重要性が認識できるように盛り込まれており，教育や活動の推進に役立てられるツールである（**Step up** 参照）．

2) 日本理学療法士学会と日本予防理学療法学会

　公益社団法人日本理学療法士協会（JPTA）は職能団体であるが，その学術面については専門領域研究部会を経て日本理学療法士学会（JSPT）という内部学術組織がJPTA内に設置され，その中に各専門に特化した分科学会および部門が組織された．日本予防理学療法学会を含む15の分科学会と10の部門が設置されるに至ったが，2021年には，12の分科学会がそれぞれ一般社団法人格を取得し，8部門は研究会と

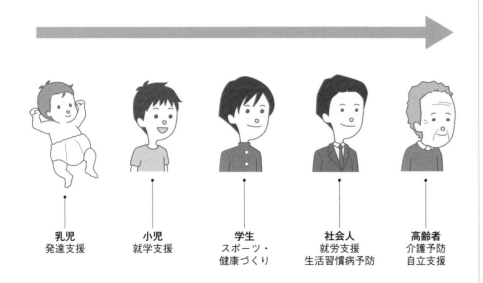

図3　各ライフステージにおける理学療法士の予防的介入
（日本理学療法士協会：理学療法ハンドブック．シリーズ1 健康寿命．p.30[8]をもとに作成）

乳児
発達支援

小児
就学支援

学生
スポーツ・
健康づくり

社会人
就労支援
生活習慣病予防

高齢者
介護予防
自立支援

📖 **調べてみよう**
下記について調べてみよう．
●健康日本21
●日本における医療保険
▶15レクチャーシリーズ『理学療法管理学』参照．

日本理学療法士協会（Japanese Physical Therapy Association：JPTA）

✏ **MEMO**
日本理学療法士学会
（Japanese Society of Physical Therapy：JSPT）
公益社団法人日本理学療法士協会の専門分化した学術団体として，平成25年度に12の分科学会と5つの部門からなる日本理学療法士学会が設立され，各分科学会・部門の精力的な活動と広報活動を行ってきた．2021年にこれらの分科学会が一般社団法人化した法人理学療法学会および理学療法研究会として学会連合体を形成し，さらに活動を発展させている．
［分科学会〈一般社団法人〉］
日本運動器理学療法学会，日本基礎理学療法学会，日本呼吸理学療法学会，日本支援工学理学療法学会，日本小児理学療法学会，日本神経理学療法学会，日本循環器理学療法学会，日本スポーツ理学療法学会，日本糖尿病理学療法学会，日本地域理学療法学会，日本予防理学療法学会，日本理学療法教育学会
［研究会］
日本ウィメンズヘルス・メンズヘルス理学療法研究会，日本栄養・嚥下理学療法研究会，日本がん理学療法研究会，日本産業理学療法研究会，日本精神・心理領域理学療法研究会，日本筋骨格系徒手理学療法研究会，日本物理療法研究会，日本理学療法管理研究会

📖 **調べてみよう**
日本予防理学療法学会について調べてみよう．

して発展的に改組され，JPTA とは別法人となる一般社団法人日本理学療法学会連合を形成している.

各学会法人および研究会はそれぞれの専門に特化した理学療法学における最も権威ある学会および研究会と位置づけられ，これまでの三次予防つまり古典的なリハビリテーションのみならず，今日求められている予防について，それぞれの特性に応じた最先端の研究と教育ならびに社会貢献をさらに加速的に行う組織である.

日本予防理学療法学会は，予防理学療法学を「国民がいつまでも参加し続けられるために，障がいを引き起こす恐れのある疾病や老年症候群の発症予防・再発予防を含む身体活動について研究する学問」と定義しており，そしてその研究にはメカニズムの解明，発生の予測，予防法の開発，機器の開発，社会活動の創出，制度の立案などが含まれる[9]としている.

これまでのリハビリテーション医学および理学療法の概念は，その成立背景から疾病や障害をもつ人に対する重症化予防すなわち三次予防を中心に構成されることが多かった. 一方，今日における予防理学療法は，危険因子を保有している人に対する二次予防，さらにその手前の段階である健康状態における一次予防に対しても理学療法を適応拡大させる学問として位置づけられることから，各理学療法分科学会における予防に対する学術活動がますます発展することが期待される.

3) 理学療法士および作業療法士の養成課程における予防に関する教育

理学療法士及び作業療法士法（昭和40年，法律第137号）に基づき理学療法士および作業療法士の養成課程を定める文部科学省および厚生労働省は，平成30年に理学療法士作業療法士学校養成施設指定規則の一部を改正する省令を発令し，令和2（2020）年4月1日から施行した. その中で，別表第一（第二条関係）および別表第二（第三条関係）における「専門基礎分野」に含むべき教育内容に改定を加えており，「疾病と障害の成り立ち及び回復過程の促進：栄養，薬理，医用画像，救急救命及び予防の基礎を含む」として，養成課程における予防教育を明確に義務付けている.

■引用文献

1) 南山堂医学大辞典，第20版. 南山堂；2015.
2) 石川 朗総編集，長野 聖責任編集：15レクチャーシリーズ理学療法テキスト—理学療法管理学. 中山書店；2020. p.78-9.
3) 戸高恵美子：Sustainable Development と予防医学：WHOの動向. 医学の歩み 2018；266：613-8.
4) 国際連合広報センター：持続可能な開発，2030 アジェンダ.
   https://www.unic.or.jp/activities/economic_social_development/sustainable_development/2030agenda/
5) 森 千里：Sustainable Development を目指した予防医学—はじめに. 医学の歩み 2018；264：921-2.
6) 日本循環器学会，日本脳卒中学会ほか：脳卒中と循環器病克服5カ年計画—ストップCVD（脳心血管病）. 2016.
   https://www.j-circ.or.jp/five_year/files/five_year_plan.pdf
7) 厚生労働省：健康日本21.
   https://www.mhlw.go.jp/www1/topics/kenko21_11/top.html
8) 日本理学療法士協会：理学療法ハンドブック. シリーズ1健康寿命.
   http://www.japanpt.or.jp/general/tools/handbook/index.html
9) 大渕修一：予防理学療法学概説. 大渕修一ほか監，吉田剛ほか編. 予防理学療法学要論. 医歯薬出版；2017. p.3-5.

📝MEMO

●理学療法士及び作業療法士法
法律第137号（昭和40年6月29日）であり，理学療法士及び作業療法士の資格を定めるとともに，その業務が適正に運用されるように規律し，これをもって医療の普及および向上に寄与することを目的とした，理学療法の根拠となる法律である.

●養成施設指定規則
理学療法士及び作業療法士法第14条及び附則第6項の規定に基づき，理学療法士作業療法士学校養成校（学生・教員・教育内容・施設等の要件）について文部科学省（旧文部省）・厚生労働省（旧厚生省）が定める省令である. 昭和43年3月30日に定められ，以降数度にわたって改定されている. さらに，この省令に基づいて厚生労働省医政局による理学療法士作業療法士養成施設指導ガイドライン（医政発1005第1号，平成30年10月5日）が作成され，理学療法士及び作業療法士教育の規律を示している.

▶15レクチャーシリーズ『理学療法管理学』Lecture 1 参照.

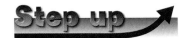

1．健康寿命の延伸を図る，予防のための理学療法介入（日本理学療法士協会）

『理学療法ハンドブック』[1)]は，理学療法士からみた健康寿命や疾患と障害に対するとらえ方や主な対象分野を一覧できる．シリーズ1は転倒，疼痛，認知症，脳卒中を予防することで健康寿命の延伸を図ろうというメッセージであり，また，以降のシリーズは脳卒中，心筋梗塞と心不全，スポーツ，糖尿病，変形性膝関節症，認知症と続くが，それぞれの内容においても予防の重要性が強調されている（図1）．

このハンドブックは理学療法が関与するさまざまな「予防」について紹介しており，主に生活習慣病や循環器病の予防における運動療法とその工夫として，適度で適切な運動によって血流の改善ならびに代謝を促進する結果，中性脂肪量や血糖値や尿酸値，血圧値などが改善するが，一方，有酸素運動に代表されるこれらの運動療法を安全に実施するためには筋力トレーニングやストレッチが必要であり，また，関節の保護も必要で，総合的に継続しないと十分な効果が得られにくいことを説明している．

加えて，個々の運動機能や運動耐容能が向上しても必ずしも日常生活におけるADL能力の向上や，特に健康寿命の大きな妨げになる転倒の予防に直結しないことから，環境整備やチェックリストなどを用いた自己認識を促

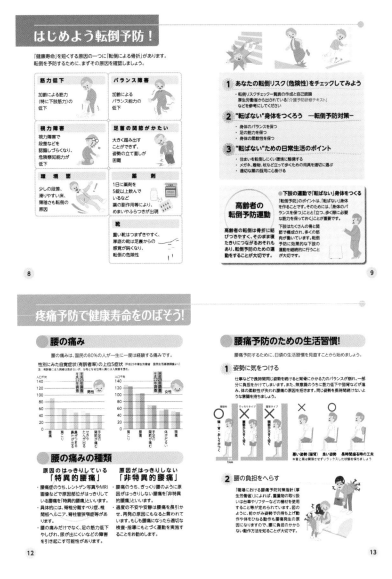

図1　『理学療法ハンドブック』のサンプルページ
日本理学療法士協会ホームページにて閲覧可能．

し，バランス練習や応用的な動作練習を指導している．

近年注目されている認知機能障害に対しても，生活習慣病の改善が動脈硬化と脳血管障害に基づく認知症を低減することが期待できるのみでなく，脳科学的にも日常的な運動機能の練習や生活のリズムを整えて社会参加を促すことが有用であることを示している．

さらには社会参加への制限を予防するために，家族や地域の中での支えあいやサークル参加の例もあげ，活動範囲を広げることで参加の機会を増やし，参加の機会が増えることでまた身体活動量が増加し心身機能の向上が得られ，心身機能が向上することでまた，活動範囲が広がる．生活機能が向上することで心身機能と活動と参加のいずれに対しても好循環が期待できるとしている．

このように，具体的な運動方法の指導や生活習慣病に代表される疾病の予防と進展（緩徐進行性の障害）の予防，障害の予防および障害発生の契機となるイベントの予防，生活環境の改善ならびに社会不参加の予防といった一連の介入はいずれも多種多様なライフステージの，多種多様な障害像に対して理学療法が行える有効な方策である．

2. ヘルスリテラシー教育とその活用

ヘルスリテラシーとは，「自ら健康情報にアクセスして理解し活用できる能力」[2,3]であり，理学療法士は対象者が健康を維持増進するための自主的な行動を促し，可能な限り自立して予防に努めるように誘導するうえで，対象者に対するこの支援を十分に行う必要がある．

伝達的・批判的ヘルスリテラシー（Communicative and Critical Health Literacy：CCHL）尺度（図2）は，「新聞，本，TV，ネットなど種々の情報源から情報を集められる」「沢山の情報から自らが求める情報を選び出せる」「情報を理解し人に伝えられる」「情報の信頼性を判断できる」「情報を元に健康改善のための計画や行動を決められる」の5項目について，「全く思わない」～「強く思う」の5段階で回答し，5項目の平均を尺度得点とした評価尺度である[4]．

また，公衆衛生の考え方を展開すると，健康的な組織や風土の醸成のためには個人の（individual）ヘルスリテラシーだけでなく，組織の（organizational）ヘルスリテラシーを高めることが必要になる．そして，そのための方法（ツール）として，COVID-19の影響によって遠隔医療やオンライン教育が著しく普及した今日では，特にインターネット環境で検索や情報交換が行えるソーシャルネットワーキングサービス（SNS）やアプリなどを活用したデジタルヘルスリテラシーが不可欠のものになっており，これらのツールを積極的に用いた，家庭，学校，産業，地域といった環境も含めて生涯を通じて継続した国民の健康リテラシーを高める取り組みが期待される[5]．もちろん理学療法士が行う介入にもこれらのツールとリテラシー教育を生かす工夫が必要であり，今後さらに有効で，有用で，有益で使いやすいツールやシステムとともに予防理学療法が発展することが期待される．

あなたは，もし必要になったら，病気や健康に関連した情報を自分自身で探したり利用したりすることができると思いますか．
【選択肢：1（全くそう思わない），2（あまりそう思わない），3（どちらでもない），4（まあそう思う），5（強くそう思う）】
1) 新聞，本，テレビ，インターネットなど，いろいろな情報源から情報を集められる．
2) たくさんある情報の中から，自分の求める情報を選び出せる．
3) 情報を理解し，人に伝えることができる．
4) 情報がどの程度信頼できるか判断できる．
5) 情報をもとに健康改善のための計画や行動を決めることができる．

図2 CCHL 尺度
（福田 洋ほか編：ヘルスリテラシー——健康教育の新しいキーワード．大修館書店；2016．p.43-55[4]）

■引用文献
1) 日本理学療法士協会：理学療法ハンドブック．
  http://www.japanpt.or.jp/general/tools/handbook/index.html
2) 福田 洋：健康経営とヘルスリテラシー．予防医学 2020；61：19-28.
3) Nutbeam D：Health promotion glossary. Health Promotion International 1998；13（4）：349-64.
4) 石川ひろの：ヘルスリテラシーの評価法．福田 洋ほか編．ヘルスリテラシー——健康教育の新しいキーワード．大修館書店；2016．p.43-55
5) 福田 洋：第23回 IUHPE 国際会議の概要と NPWP（北部西太平洋地域）の動向．日本健康教育学会誌 2019；27（4）：378-86.

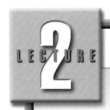

予防理学療法と施策（1）
行政と経済的側面

到達目標

- 公的医療保険制度における予防医療を理解する.
- 介護保険制度における介護予防を理解する.
- 理学療法士の業務や配置を理解する.
- これまでの健康増進施策を理解する.
- 近年の予防・健康づくりの施策を理解する.

この講義を理解するために

　2050 年頃にかけて，日本では人生 100 年時代の到来や現役世代の急激な減少，社会保障支出の増大など，大きな構造変化に直面します．このような中で，すべての世代が安心できる「全世代型社会保障」を実現していくためには，高齢者をはじめとする意欲のある人々が多様な就労・社会参加ができる環境整備を進めることが必要であり，その前提として「予防・健康づくり」を強化して，健康寿命の延伸を図ることが求められます.

　2019 年に厚生労働省が定めた「健康寿命延伸プラン[1]」では，2040 年までに健康寿命を男女とも 3 年以上延伸し，75 歳以上とすることを目指しています．また，この目標を達成するために「健康無関心層も含めた予防・健康づくりの推進」，「地域・保険者間の格差の解消」に向け，「自然に健康になれる環境づくり（健康な食事や運動ができる環境，居場所づくりや社会参加）」や「行動変容を促す仕掛け（行動経済学の仕組み，インセンティブ）」などの新たな手法も活用し，以下の 3 分野を中心に取り組みを推進することとしています.

　① 次世代を含めたすべての人の健やかな生活習慣形成
　② 疾病予防・重症化予防
　③ 介護予防・フレイル対策，認知症予防

　予防・健康づくりの施策を理解して，それぞれの取り組みにおける理学療法士の役割について考えることが重要です.

　この講義を学ぶにあたり，以下の項目を学習しておきましょう.

　□ 日本の公的医療保険制度について学習しておく.
　□ 介護保険法（介護保険制度）について学習しておく.
　□ これまでの国民健康づくり対策の変遷について学習しておく.

講義を終えて確認すること

　□ 公的医療保険適用外の医療サービスを理解できた.
　□ 介護保険制度における介護予防サービスを理解できた.
　□ 理学療法士の業務や配置を理解できた.
　□ 健康日本 21（第二次）を理解できた.
　□ 特定健康診査・特定保健指導を理解できた.
　□ 近年の予防・健康づくりの施策を理解できた.

MEMO

医療費の自己負担割合
原則：3割
小学校就学前：2割
70～74歳：2割（現役並み所得者は3割）
75歳以上：1割（一般所得者等），2割※（一定以上の所得者），3割（現役並み所得者）
※令和4（2022）年10月1日より．

MEMO

二重指定制
保険診療を行うには，「保険医の登録」と「保険医療機関の指定」が必要である．これを二重指定制という．保険診療を行わない場合は，保険医の登録も保険医療機関の指定も必要ない．

調べてみよう

保険外併用療養費
● 選定療養
特別の療養環境（差額ベッド），予約診療，時間外診療，200床以上の病院の未紹介患者の初診，200床以上の病院の再診，制限回数を超える医療行為，180日を超える入院など．
● 評価療養
先進医療（高度医療含む），医薬品，医療機器，再生医療などの製品の治験に係る診療，薬事法承認後で保険収載前の医薬品，医療機器，再生医療などの製品の使用，薬価基準収載医薬品の適応外使用，保険適用医療機器，再生医療などの製品の適応外使用など．
● 患者申出療養

MEMO

施設基準の例
脳血管疾患等リハビリテーション料Ⅰ（人員配置の一部抜粋）
① 専従の常勤理学療法士が5名以上勤務
② 専従の常勤作業療法士が3名以上勤務
③ 言語聴覚療法を行う場合は，専従の常勤言語聴覚士が1名以上勤務
④ ①～③までの専従の従事者が合わせて10名以上勤務

1．日本の医療保険制度の基礎知識

1）医療保険制度とその仕組み

日本の医療保険制度は，すべての国民が何らかの公的医療保険に加入しなければならない国民皆保険制度である．公的医療保険は職業や勤務先によって，被用者保険（職域保険）と国民健康保険（地域保険）の2つに大別され，75歳以上の高齢者は後期高齢者医療制度が適用される．

被保険者は保険者に保険料を納めることで，病気や怪我をして医療機関を受診した際に，実際にかかった医療費（治療費や薬剤費など）の原則3割の自己負担額分を医療機関の窓口で支払えば，必要な医療サービスを受けることができる．残りの7割の医療費は，保険者から審査支払機関を通じて医療機関に支払われる．

2）保険診療，自由診療，混合診療とは

保険診療とは，公的医療保険が適用される診療のことで，患者は医療費の原則3割の自己負担分を支払う．保険で受けることができる診療内容や価格（診療報酬点数表・薬価基準）は決められており，保険医療機関の保険医による治療（二重指定制）に限られている．

一方，公的医療保険が適用されず，患者が医療費を全額負担するのが自由診療（保険外診療，自費診療）である．自由診療の場合，医療法や医師法には従わなくてはならないが，診療内容や価格については法的な制限はないため，自由に設定できる．

現在の制度では，保険診療と自由診療（保険外診療）を併用する混合診療は原則禁止されている．保険診療と自由診療を併用した場合は，保険が適用される医療も含めて，すべて全額患者負担となる．一部の厚生労働大臣の定める評価療養，患者申出療養，選定療養については，保険診療との併用が認められている（保険外併用療養費）．

3）「理学療法士及び作業療法士法」における理学療法士の業務

1965（昭和40）年に制定された「理学療法士及び作業療法士法」では，理学療法の対象は「身体に障害のある者」とされている．また，理学療法士は「診療の補助」として理学療法を行うことを業とすることができると明記されている．理学療法士は身体に障害のある者に対して，医師の指示を受けて理学療法を実施しなければならない．医師の指示や管理を受けないで医行為に属する業務を行った場合は，医師法第17条（医師でなければ医業をなしてはならない）違反となる．

近年，医療や介護を取り巻く社会環境は激変し，その変化に伴い2013年，厚生労働省医政局から「理学療法士の名称の使用等について」の通知が都道府県に出された．その通知では，理学療法士が介護予防事業等において，「身体に障害のない者」に対して，転倒防止の指導などの「診療の補助に該当しない範囲の業務」を行う場合，理学療法士という名称を使用することが許可され，また医師の指示が不要であることが明記されている．しかしこの通知は「自由診療」を許可したものではない．「診療」とは医師の医行為であって，理学療法士の業ではないため，理学療法士に「自由診療」が認められることはない．

4）理学療法士の配置

医療機関の種類（病院，診療所など）や病床の種別（精神病床，感染症病床，結核病床，療養病床，一般病床），構造設備基準，人員配置基準については，医療法で規定されている．

一方，診療報酬を算定する際に保険医療機関が満たすべき設備基準や人員配置基準

がある．保険医療機関が満たすべき設備基準や人員配置基準を施設基準といい，地方厚生局への届出が必要である．施設基準については厚生労働大臣告示が定められ，細かい取り扱いが通知で示されている．

　介護保険による介護サービス事業や介護保険施設の施設基準（設備・運営，人員配置など）は介護保険法や老人福祉法，厚生労働省令で規定されている．近年，「地域の自主性及び自立性を高めるための改革の推進を図るための関係法律の整備に関する法律」（平成 23〈2011〉年法律第 37 号）および「介護サービスの基盤強化のための介護保険法等の一部を改正する法律」（平成 23〈2011〉年法律第 72 号）による介護保険法の改正に伴い，これまで厚生労働省令で定められていた「指定居宅サービス等の事業の人員，設備及び運営に関する基準」などについて，指定権者（都道府県・市町村）が独自に条例で定めている．

　法律では定められていないが，デファクトスタンダードとして理学療法士が配置されている施設としては，地域包括支援センター，保健所，本庁，福祉事務所，療育センター，運動型健康増進施設，指定運動療法施設（医療費控除の対象），医療法 42 条施設（疾病予防運動施設）などがある．

2. 日本における予防医療の現状

　医療保険はモラルハザード（倫理観の欠如）を引き起こす．モラルハザードとは，医療保険に加入していることで病気になっても 3 割の自己負担額分で治療を受けることができるため，日常の健康管理や予防を怠り，病気になるリスクが高まることである．「もし病気になっても，医療機関へ行って治療すればよい」と考え，「疾病を予防しよう」という意識が低くなる．

　一方，米国には国民皆保険制度がなく，公的医療保険制度は高齢者や障害者，低所得者に限られているため，国民の約 70 ％は任意で民間の医療保険に加入する．民間保険の保険料は高額であり，医療費も全額（10 割）自己負担であるため，米国の自己破産の理由で最も多いのが医療費によるものである．したがって，病気にならないことが重要であり，予防に対する意識が高い．

　日本の公的医療保険制度下で提供される医療サービスは診断や治療にほぼ限定されており，予防の多くは医療保険の適用外である．そのため，日本の公的医療保険は病気になってはじめて適用され，予防に関しては自己責任である．例えば，予防医療のなかでも予防接種はエビデンスがあり，費用対効果も高いが，日本では予防接種は保険の適用外である．予防接種を受けるか受けないかは個人の責任に委ねられているため，日本の予防接種率は欧米と比べて低い．

3. 日本における健康増進施策

　日本における健康増進施策は，1978 年の第 1 次国民健康づくり対策から始まる．この対策では，市町村保健センターなどの設置や健康診査の充実，保健師などのマンパワー確保が図られた．1988 年から第 2 次国民健康づくり対策が開始され，健康増進施設の普及や運動指針の策定など生活習慣の改善による疾病予防・健康増進に重点がおかれた．2000 年から第 3 次国民健康づくり対策として「21 世紀における国民健康づくり運動（健康日本 21）」が始まり，一次予防を重視した健康寿命の延伸や QOL の向上を目指し，健康づくり支援のための環境整備などが図られた．また，2003 年には健康増進法が施行され，2008 年には特定健康診査・特定保健指導が開始された．そして，2011 年には「健康寿命をのばそう」をスローガンにスマート・ライフ・プロジェクトが開始された．

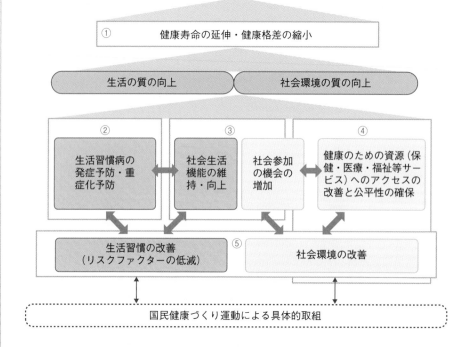

図1 健康日本21（第二次）の概念図
（厚生労働省：健康日本21〈第二次〉の推進に関する参考資料）

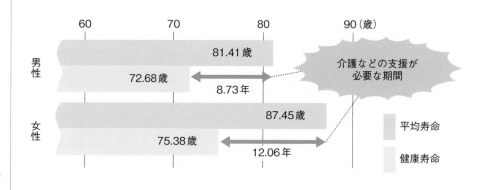

図2 男女別平均寿命と健康寿命（令和元年）
（平均寿命：厚生労働省「令和元年簡易生命表」，健康寿命：厚生労働省「令和元年簡易生命表」，「令和元年人口動態統計」，「令和元年国民生活基礎調査」，総務省「令和元年推計人口」より算出）

📖 調べてみよう

健康増進法
健康増進法は「健康日本21」の法的基盤であり，国民の健康増進の総合的な推進に関し，基本的な事項を定めるとともに，国民の健康増進を図るための措置を講じ，国民保健の向上を図るために，2002年に制定された．その内容を以下に抜粋する．
①「健康日本21」の法制化
②国民健康・栄養調査を実施
③食事摂取基準の設定
④市町村による健康増進事業
⑤受動喫煙防止*
⑥特別用途表示の許可
*望まない受動喫煙の防止を目的とする改正健康増進法が平成30（2018）年7月に成立．この改正法により，学校・病院などには，平成31（2019）年7月から原則敷地内禁煙（屋内全面禁煙）が，飲食店・職場などには令和2（2020）年4月から原則屋内禁煙が義務づけられた．

2013年から第4次国民健康づくり対策として「健康日本21（第二次）」がスタートしている．

1）健康日本21（第二次）

健康日本21（第二次）の5つの柱は，①健康寿命の延伸と健康格差の縮小，②生活習慣病の発症予防と重症化予防の徹底，③社会生活を営むために必要な機能の維持・向上，④健康を支え，守るための社会環境の整備，⑤栄養・食生活，身体活動・運動，休養，飲酒，喫煙および歯・口腔の健康に関する生活習慣および社会環境の改善，である（図1）．

「健康寿命」と「平均寿命」の違いに関し，平均寿命とは，その年に誕生した子どもが，平均何年生きるかを推計したものであり，健康寿命とは，日常生活に制限なく生

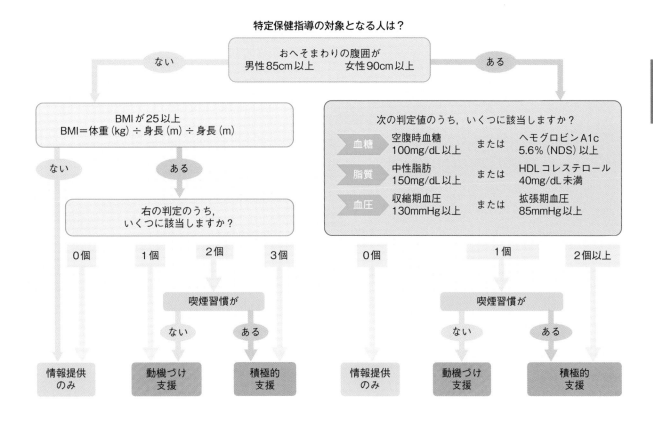

図3　特定健康診査・特定保健指導フローチャート

きられる期間のことである．平均寿命と健康寿命との差が，日常生活に制限のある
「不健康な期間」を意味する．2019年の男性の平均寿命は81.41年，健康寿命は72.68
年，女性の平均寿命は87.45年，健康寿命は75.38年である（**図2**）．

　生活習慣病の発症予防や重症化予防において重要な要素となっているのが適度な運
動である．しかし，適切な運動量は個人によって異なり，年齢やもっている疾患に
よっても運動負荷が変わる．健康づくりのために始めた運動が，誤った運動方法や負
荷によって二次障害を引き起こすことがある．子どもから高齢者まで安全に運動を継
続するには，ライフステージ別に適切な運動処方を行うことが重要である．

2）特定健康診査・特定保健指導 （図3）

　老人保健事業に基づく基本健康診査は，「病気の早期発見・早期治療」を目的とし
ていたが，特定健康診査は生活習慣病の発症や重症化の「予防」を目的とし，メタボ
リックシンドロームの該当者やその予備群を発見するための健診である．

　特定健康診査は，日本人の死亡原因の約6割を占める生活習慣病の予防のために，
「高齢者医療確保法」に基づいて，医療保険者が40歳から74歳までの被保険者・被
扶養者を対象として実施することが義務づけられている．

　特定保健指導は，血糖・脂質・血圧などに関する特定健康診査の結果から，生活習
慣病の発症リスクが高く，生活習慣の改善による生活習慣病の予防が必要な者を抽出
して，リスク別に動機づけ支援と積極的支援に分け，専門スタッフ（医師，保健師，
管理栄養士など）が生活習慣を見直すサポートをすることにより，生活習慣病を予防
する．特定保健指導は，ハイリスクアプローチである．

　特定保健指導事業の統括者は医師，保健師，管理栄養士であるが，積極的支援にお
ける実践的指導者には運動指導担当者研修を受講した理学療法士も含まれている．

気をつけよう！
各種健診（検診）を規定してい
る法律が異なるので注意が必
要．
●**高齢者医療確保法**
　特定健康診査，後期高齢
　者健康診査
●**健康増進法**
　各種がん検診，肝炎ウイル
　ス検診，骨粗鬆症検診，歯
　周疾患検診
●**労働安全衛生法**
　一般健康診断

市町村評価指標（2021年度）

1. PDCAサイクルの活用による保険者機能の強化に向けた体制などの構築

2. 自立支援，重度化防止等に資する施策の推進
   （1）介護支援専門員・介護サービス事業所等
   （2）地域包括支援センター・地域ケア会議
   （3）在宅医療・介護連携
   （4）認知症総合支援
   （5）介護予防／日常生活支援
   （6）生活支援体制の整備
   （7）要介護状態の維持・改善の状況等

3. 介護保険運営の安定化に資する施策の推進
   （1）介護給付の適正化等
   （2）介護人材の確保

都道府県評価指標（2021年度）

1. 管内の市町村の介護保険事業に係るデータ分析等を踏まえた地域課題の把握と支援計画

2. 自立支援・重度化防止等，保険給付の適正化事業等に係る保険者支援の事業内容
   （1）保険者による地域分析，介護保険事業計画の策定に係る支援
   （2）地域ケア会議，介護予防・日常生活支援総合事業に係る支援
   （3）生活支援体制整備等に係る支援
   （4）自立支援・重度化防止等に向けたリハビリテーション専門職等の活用に係る支援
   （5）在宅医療・介護連携に係る支援
   （6）認知症総合支援に係る支援
   （7）介護給付の適正化に係る支援
   （8）介護人材の確保・生産性向上に係る支援
   （9）その他の自立支援・重度化防止等に向けた各種取組への支援事業

3. 管内の市町村における評価指標の達成状況による評価

図4 保険者機能強化推進交付金・介護保険保険者努力支援交付金に係る評価指標
（厚生労働省：保険者機能強化推進交付金及び介護保険保険者努力支援交付金の集計結果．令和3年度〈2021年度〉都道府県評価指標と市町村評価指標）

MEMO

インセンティブ
やる気や意欲を引き出すために，外部から与えられる刺激・動機づけ．

MEMO

後期高齢者支援金
75歳以上の高齢者の医療給付費の一部を健保組合などの保険者（現役世代）が拠出して支えるものである．

4. 予防・健康づくりに対するインセンティブ

　健康寿命のさらなる延伸のためには，健康無関心層も含めた予防・健康づくりの推進が重要という考えから，行動変容を促す仕掛け（行動経済学の仕組みやインセンティブ）など新たな手法が取り入れられている．

1）疾病予防・介護予防における保険者へのインセンティブ [2-4]

　疾病予防は，職域や地域の保険者の役割が重要である．疾病予防に取り組む保険者へのインセンティブには，健保組合・共済組合に対する後期高齢者支援金の加算・減算制度と市町村国保に対する保険者努力支援制度がある．後期高齢者支援金の加算・減算制度とは，各保険者の特定健康診査・特定保健指導の実施率や後発品の使用割合，がん検診，歯科健診・保健指導，糖尿病の重症化予防，受動喫煙防止，就業上の配慮などの複数の指標で総合的に評価し，評価が高い保険者においては支援金が減算（最大10％引き下げ）され，特定健康診査・特定保健指導の実施率が一定に満たない保険者においては加算率を段階的に引き上げる（2020年度までに最大10％引き上げ）．国民健康保険については，保険者努力支援制度を創設し，保険者として特定健診・保健指導や予防・健康づくりなどの努力を行う自治体に交付金が交付される．

　介護保険における保険者（市区町村）へのインセンティブには，保険者機能強化推進交付金（自治体への財政的インセンティブ）がある．保険者機能強化推進交付金は，2017年に成立した地域包括ケアシステム強化法案（平成29〈2017〉年介護保険法改正）において導入され，保険者（市町村）が行う高齢者の自立支援・重度化防止の取組及び都道府県が行う市町村に対する取組の支援に対し，評価指標（**図4**）の達成状況に応じて交付金が交付される．また，2020年度には，公的保険制度における介護予防の位置付けを高めるため，保険者機能強化推進交付金に加え，介護保険保険者努力支援交付金が創設され，介護予防・健康づくりに資する取組を重点的に評価し，交付される．

2）疾病予防・健康づくりに対する個人へのインセンティブ [2,3]

　2015年の医療保険制度改正において，各医療保険者の保健事業のなかに新たに「健康管理及び疾病の予防に係る自助努力への支援」が位置づけられ，個人へのインセンティブの提供など，積極的に加入者自身の自助努力を支援する取り組みが保険者の努

LECTURE
2

力義務となった．それに伴い，2016年には「個人の予防・健康づくりに向けたインセンティブを提供する取組に係るガイドライン」が策定・公表された．個人へのインセンティブの提供は，地域や職域の健康無関心層に対して，健康に対する問題意識を喚起し，行動変容につなげることを目的としている．

個人の予防・健康づくりに向けたインセンティブの強化は，すでに一部の健康保険組合や市町村で，被保険者がウォーキングやジョギングなどの健康づくりを行った場合に，健康グッズやスポーツクラブ利用券などと交換できるポイント（ヘルスケアポイント）を付与する取り組みを実施している．また，ICTを活用し，個人が行ったジョギングやウォーキングの量などを可視化し，さらに頑張ろうという動機づけを行うようにしたり，健診の結果を本人の意思でスマホに取り込み，自分の健康管理に利用したりするといった試みもなされている．

ICT (information and communication technology；情報通信技術)

5. 民間保険を活用した予防投資の促進

1）民間保険の加入率

将来充実した老後を送るために投資や貯蓄を行っても，健康を維持するための投資を継続している人は限られている．令和3（2021）年度生命保険に関する全国実態調査によると，民間などの生命保険への世帯加入率（個人年金保険を含む）は89.8%（民間保険80.3%），生命保険加入世帯における加入件数の平均3.9件，年間振込保険料は平均37.1万円である．さらに，民間の生命保険加入世帯における医療保険・医療特約の世帯加入率は93.6%，がん保険・がん特約は66.7%である．

一方，平成26（2014）年版厚生労働白書によると，健康のために支出してもよいと考える金額は1か月当たり1,000～5,000円未満が最も多く45.1%であった．実際に支出した金額は1,000～5,000円未満が32.4%と最も多く，次いで0円が27.9%であった．令和2（2020）年のスポーツ庁が行った「スポーツの実施状況等に関する世論調査」では，週1日以上運動・スポーツをする成人の割合は59.9%であった．さらに，令和元（2019）年の国民生活基礎調査によると，20歳以上で過去1年間に健診や人間ドックを受けたことがある人は男性が74.0%，女性が65.6%であった．

日本は国民皆保険であるにもかかわらず，約9割の世帯が民間の生命保険にも加入しているが，日々の健康づくりや予防（検診受診）に投資している人は少なく，投資金額もきわめて少ない．日本の場合，将来に向けた健康維持のための投資というよりは，病気やけがをした場合にかかる治療費に備えて投資をしている人が多い．

2）民間保険を活用した予防投資の促進

近年，民間の生命保険会社では，毎年の健康診断の結果で一定の基準を満たしている場合や，保険契約後の健康状態や健康増進への取り組みによって保険料の割引や還付金などがある「健康増進型保険」が増えている（**表1**）．これらの保険は，日常的に健康管理や疾病予防の努力をしている加入者に対して金銭的なインセンティブを付与することで，健康増進に取り組む意欲を高め，継続を促している．健康な加入者が増えれば保険会社にとってもメリットは大きくなるが，令和3年（2021）年度生命保険に関する全国実態調査によれば，「健康増進型保険・健康増進型特約」の世帯加入率は4.2%であった．

6. 介護保険における介護予防

1）介護保険制度の改正の経緯—介護予防に注目して

平成12（2000）年に介護保険法が施行され，その後6回の改正（平成17〈2005〉年，20〈2008〉年，23〈2011〉年，26〈2014〉年，29〈2017〉年，令和2〈2020〉年）が行われ

📖 **調べてみよう**
ナッジ理論
ナッジ理論は，「人の行動は不合理だ」という前提のもとに人間の行動を心理学，経済学の側面から研究する「行動経済学」のリチャード・セイラー教授（シカゴ大学）によって発表された．この行動経済学を実社会で役に立てる一つの方向性として示されたのがナッジ理論である[5]．
英語でナッジ（nudge）とは，「ひじで小突く」「そっと後押しする」という意味である．行動科学の知見から，人々が強制によってではなく，自発的に望ましい行動を選択するように後押しする仕掛けや手法のことで，経済的インセンティブや罰則といった手段を用いるのではなく，「人が意思決定する際の環境をデザインすることで，自発的な行動変容を促す」のが特徴である．2017年，リチャード・セイラー教授がノーベル経済学賞を受賞したことがきっかけでナッジ理論は大きな注目を集め，実社会のさまざまな場面での利用が始まっている．

表 1　民間生命保険会社の健康増進型保険の具体例

会社A	●被保険者はウェアラブル端末の貸与を受けて，スマホアプリと連動させることで歩数を記録 ●1日平均8000歩以上歩くと，半年ごとの達成状況に応じて，保険料の一部が還付金として返還される仕組み
会社B	●被保険者が健康診断書などの結果を保険会社に提出することで，保険料（死亡保障，三大疾病保障等）が最大2割安くなる保険を導入 ●健診結果を提出するだけで最大1割，BMI，血圧，HbA1Cの数値が条件を満たせば，さらに最大1割が引かれる仕組み
会社C	●契約時の喫煙の有無などを元に4段階の保険料を適用．契約後の禁煙やBMI値の低下等で，契約日から2年以上5年以内に段階が改善すれば，契約時からそれまでに支払っていた保険料の差額相当額を還元 ●被保険者は専用アプリを通じて，体重や血圧，食事内容などを入力して健康管理ができるほか，生活習慣に関するアドバイスを受けられる
会社D	●被保険者は，健康状態を改善する取り組みを行うとポイントを獲得．累積ポイントに応じて判定された年間のステータスに応じて，保険料率の割引や，パートナー企業との提携に応じた特典が得られる

（経済産業省，厚生労働省：未来投資会議 構造改革徹底推進会合「健康・医療・介護」会合資料「予防や健康増進に資する保険外サービスの活性化」平成30年4月13日をもとに作成）

た．平成17（2005）年の改正では，要支援者への給付を「予防給付」として新たに創設した．それに伴い，介護予防ケアマネジメントは地域包括支援センターが実施し，市町村は介護予防事業や包括的支援事業などの地域支援事業を実施することになった．平成23（2011）年の改正では，予防給付と生活支援サービスの総合的な取り組みである「介護予防・日常生活支援総合事業」が創設された．平成26（2014）年の改正では，全国一律の予防給付（訪問介護・通所介護）を市町村が取り組む地域支援事業に移行させた．平成29（2017）年の改正では全市町村が保険者機能を発揮し，自立支援・重度化防止に向けて取り組む仕組みが制度化（実績評価・インセンティブの付与など）された．

2）介護保険制度とその仕組み

介護保険制度の保険者は，市町村と東京23区（以下，市区町村）である．介護保険制度の財源構成は，保険料50％と公費（税金）50％で運営されている．介護保険制度の被保険者（加入者）は，第1号被保険者（65歳以上の者）と第2号被保険者（40歳から64歳までの医療保険加入者）である．介護保険サービスは，65歳以上の者は原因を問わず要支援・要介護状態となったときに，40～64歳の者は特定疾病（16疾病）により要支援・要介護状態になった場合に受けることができる．

介護保険サービスを利用するには，要介護認定により要介護1～5または要支援1・2の認定を受ける必要があり，介護度に応じた支給限度額が設定されている．支給限度額内でケアプランを作成する．利用者負担は，原則として介護保険サービスの費用の1割分（一定以上所得者は2割または3割）を負担し，残りの9割分（一定以上所得者は8割または7割）は保険給付される．

介護保険サービスの種類は，介護給付（居宅介護サービス〈訪問，通所，短期入所〉，施設サービス，地域密着型介護サービス，居宅介護支援），予防給付（介護予防サービス〈訪問，通所，短期入所〉，地域密着型介護予防サービス，介護予防支援）がある．

3）介護保険制度における介護予防サービス

介護保険における介護予防とは，要介護状態になることをできる限り防ぐこと，要介護状態になっても状態がそれ以上に悪化しないようにすることを目指している．介護予防は，介護保険サービスの予防給付と介護予防・日常生活支援総合事業（介護予防・生活支援サービス事業，一般介護予防事業）がある（**図5**）．

介護予防・日常生活支援総合事業（総合事業）

介護予防・日常生活支援総合事業（以下，総合事業）では，要支援者と65歳以上のすべての高齢者が対象となる．総合事業では，介護サービス事業者による介護予防

MEMO
特定疾病（16疾病）
①がん（がん末期），②関節リウマチ，③筋萎縮性側索硬化症，④後縦靱帯骨化症，⑤骨折を伴う骨粗鬆症，⑥初老期における認知症，⑦進行性核上性麻痺，大脳皮質基底核変性症およびパーキンソン病（パーキンソン病関連疾患），⑧脊髄小脳変性症，⑨脊柱管狭窄症，⑩早老症，⑪多系統萎縮症，⑫糖尿病性神経障害，糖尿病性腎症および糖尿病性網膜症，⑬脳血管疾患，⑭閉塞性動脈硬化症，⑮慢性閉塞性肺疾患，⑯両側の膝関節または股関節に著しい変形を伴う変形性関節症．

MEMO
ケアプランの作成
要介護1～5：居宅介護支援事業者（ケアマネジャー）
要支援1・2：地域包括支援センター（保健師など）
利用者本人や家族が作成することもできる．

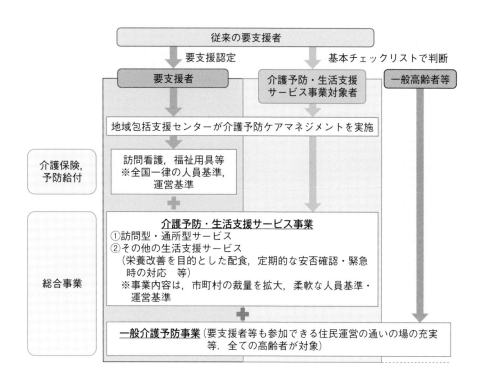

図5　介護予防・日常生活支援総合事業の概要
（厚生労働省老健局振興課：介護予防・日常生活支援総合事業ガイドライン〈概要〉）

LECTURE
2

サービスだけでなく，NPOや民間企業，ボランティアなど地域の多様な主体がサービスを提供している．

　総合事業は大きく分けて「介護予防・生活支援サービス事業」と「一般介護予防事業」がある．総合事業は，要介護者や要支援者に対する全国一律の介護保険サービスとは異なり，各市区町村が主体となって行う事業である（地域支援事業）．このため，サービスの運営基準や単価，利用料などは各市区町村が独自に設定することができる．

a. 介護予防・生活支援サービス事業の事業内容

　介護予防・生活支援サービス事業は，要支援者と基本チェックリストにより生活機能の低下がみられた人（事業対象者）が対象となる．サービス事業の内容は，①訪問型サービス，②通所型サービス，③その他の生活支援サービス，④介護予防ケアマネジメント，である．

　訪問型・通所型サービスの類型は，①予防給付型（介護の専門職である訪問介護事業者が提供するサービス），②基準緩和型（市区町村が定めた研修を受けた人が提供するサービス：訪問型・通所型サービスA），③住民主体型（地域住民やNPOなどが主体となった日常生活支援サービス：訪問型・通所型サービスB），④短期集中型（保健・医療の専門職が3〜6か月で行うサービス：訪問型・通所型サービスC），⑤移動支援（訪問型のみ：訪問型サービスD），がある．その他の生活支援サービスは市区町村が独自に提供する，栄養改善や見守りを兼ねた配食サービス，住民ボランティアが行う見守りサービスなどが含まれる．

b. 一般介護予防事業の事業内容

　「一般介護予防事業」は，65歳以上のすべての人が対象で，市区町村が地域住民の互助や民間サービスと連携し，高齢者の生活機能の改善や生きがいづくりを重視した

NPO（nonprofit organization；特定非営利活動法人）

✎ MEMO
介護予防・生活支援サービス事業のうち「通所型サービスC」と「訪問型サービスC」は保健師やリハビリテーション専門職などが行う短期集中予防サービスである．これらのサービスにおいて，理学療法士は実生活の向上につながる具体的かつ科学的根拠に基づいた個別プログラム（評価，分析，予後予測，目標設定，支援計画などを含む）を提供することが求められる．2019年度の理学療法士協会の調査[6]によると，通所型サービスCと訪問型サービスCへ理学療法士が参画している市区町村は，通所型サービスCは374市区町村，訪問型サービスCは220市区町村である．

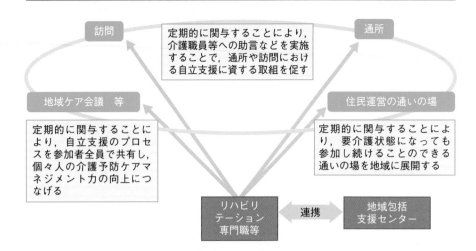

地域における介護予防の取組を機能強化するために，通所，訪問，地域ケア会議，サービス担当者会議，住民運営の通いの場等へのリハビリテーション専門職等の関与を促進する

訪問

定期的に関与することにより，介護職員等への助言などを実施することで，通所や訪問における自立支援に資する取組を促す

通所

地域ケア会議　等

定期的に関与することにより，自立支援のプロセスを参加者全員で共有し，個々人の介護予防ケアマネジメント力の向上につなげる

住民運営の通いの場

定期的に関与することにより，要介護状態になっても参加し続けることのできる通いの場を地域に展開する

リハビリテーション専門職等　　連携　　地域包括支援センター

リハビリテーション専門職等は，介護予防の取組を地域包括支援センターと連携しながら総合的に支援する

図6　地域リハビリテーション活動支援事業
（厚生労働省：介護予防の推進について）

MEMO

一般介護予防事業のうち「介護予防普及啓発事業」と「地域リハビリテーション活動支援事業（図6参照）」におけるリハビリテーション専門職の果たす役割は大きい．特に，介護予防事業における住民運営の「通いの場」では，健康な高齢者から虚弱・要支援認定者まで，幅広い層が継続的に介護予防に取り組むため，リビリテーション専門職のかかわり（効果的で安全な運動の助言や指導など）が期待されている．2019年度の理学療法士協会の調査[6]によると，介護予防事業への理学療法士の参画は1,318市区町村（前年度より120市区町村増加），地域ケア会議への理学療法士の参画は1,187市区町村（前年度より268市区町村増加）である．

介護予防事業である．事業内容は大きく5つである．①介護予防把握事業（閉じこもり等の把握・支援），②介護予防普及啓発事業，③地域介護予防活動支援事業（住民主体の介護予防活動の育成・支援），④一般介護予防事業評価事業，⑤地域リハビリテーション活動支援事業（リハビリテーション専門職等の関与を促進；**図6**），がある．

■引用文献

1) 厚生労働省：第2回2040年を展望した社会保障・働き方改革本部 資料4 健康寿命延伸プラン．
https://www.mhlw.go.jp/content/12601000/000514142.pdf
2) 産業構造審議会2050経済社会構造部会：人生100年時代に対応した「明るい社会保障改革」の方向性（令和元年5月）．経済産業省；2019．
https://www.meti.go.jp/shingikai/sankoshin/2050_keizai/pdf/20190524_report_01.pdf
3) 厚生労働省保健局：保険者の予防健康づくり，保険者インセンティブ（2018〜2023年度）．
https://www.mhlw.go.jp/content/000340034.pdf.
4) 厚生労働省：保険者機能強化推進交付金及び介護保険保険者努力支援交付金「1．制度の概要」．
https://www.mhlw.go.jp/stf/newpage_17527.html
5) 厚生労働省：受診率向上施策ハンドブック．明日から使えるナッジ理論．
https://www.mhlw.go.jp/content/10901000/000500406.pdf
6) 厚生労働省：第7回一般介護予防事業等の推進方策に関する検討会資料，資料2-2 公益社団法人日本理学療法士協会提出資料．
https://www.mhlw.go.jp/stf/newpage_07407.html

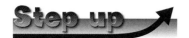

1. リハビリテーションにおける再発防止や社会復帰支援（三次予防）に対する取り組みの遅れ

　現在，行政や企業で積極的に行われているのは一次予防（健康増進）と二次予防（健康診査）が多く，三次予防は少ない．特に，三次予防のなかでも，再発防止や社会復帰支援に対する取り組みは遅れている．これは，リハビリテーション分野においても同様である．

　例えば，心臓リハビリテーションによる再入院の減少，QOL（quality of life；生活の質）改善のエビデンスがある．特に，維持期（6か月以降）の地域施設監視下・在宅非監視下での心臓リハビリテーションの再発防止や QOL 改善のエビデンスは海外で多く報告されている．このように心臓リハビリテーションは他の疾患別リハビリテーションと比べ，エビデンスが確立している．

　しかし，日本の急性心筋梗塞後の心臓リハビリテーションの実態調査によると，入院中の心臓リハビリテーション実施施設は 64%，外来通院型の心臓リハビリテーション実施施設は 21% であった（2009 年調査）[1]．また，2016 年に実施した磯部ら[2]の調査では，心不全患者に対する入院中の実施施設は 80%，外来の実施施設は 54% であった．さらに，入院患者に対する外来での実施率は 7% で，欧米の実施率（12〜41%）と比較すると低率であった[2]．以上の調査からもわかるように，日本で行われている心臓リハビリテーションのほとんどが入院中のみであり，退院後や標準的算定日数超過後の地域における再発防止や社会復帰に向けた三次予防の取り組みはほとんど行われていないのが現状である．

2. 企業における従業員の健康管理（健康経営）—健康経営優良法人認定制度[3]

　「健康寿命の延伸」に対する取り組みは，企業も例外ではない．2015 年に経済産業省と東京証券取引所が共同で「健康経営銘柄」22 社を選定・公表した．「健康経営銘柄」とは，東京証券取引所の上場会社から，従業員などの健康管理を経営的視点から考え，戦略的に実践している企業を選定するものである．「健康経営銘柄 2021」には 48 社が選定・公表された．

　2017 年度からは「健康経営優良法人認定制度」がはじまり，規模の大きい法人や医療法人を対象とした「大規模法人部門」，中小規模の法人や医療法人を対象とした「中小規模法人部門」の 2 部門でそれぞれ健康経営優良法人を認定する．大規模法人部門の健康経営優良法人の上位 500 法人は「ホワイト 500」，中小規模法人部門の健康経営優良法人の上位 500 法人は「ブライド 500」（2020 年度から実施）とよばれている．健康経営優良法人 2021 の大規模法人部門は 1,801 法人，中小規模法人部門は 7,934 法人が認定され，健康経営に取り組む法人の「見える化」が行われている．

　企業が経営理念に基づき，従業員の健康保持・増進に取り組むことは，従業員の活力向上や生産性の向上といった組織の活性化をもたらし，結果的に業績向上や組織としての価値向上へつながることが期待されている．このように従業員の健康保持・増進は，新たな企業の価値のひとつとなっている．

3. 疾病予防・健康づくりに対するインセンティブの課題

　生活習慣病は，バランスのとれた食生活，適度な運動習慣を身につけることにより疾病発症の予防が可能となる．しかし，疾病の発症には生活習慣要因だけでなく，遺伝要因や外部環境要因など個人の責任に帰することのできない複数の要因が関与している．いくら努力していても疾病が発症し，障害が残ることもある．よって，健康か否かでインセンティブを付与し，健康は自己責任とすることは望ましくない．公的医療保険制度を導入している日本では，疾病リスクに応じた保険料の設定は行えないため，インセンティブの付与についても個人の健康状態に応じて保険料の減額や還付などといったことは行えない．

4. 疾病予防・健康づくりにおける自助努力の限界

　2000 年から始まった「健康日本 21」では，10 年後までに達成すべき 59 項目の目標が設定された．最終評価で目標値を達成したのは 59 項目中 10 項目（16.9%）であった．一方，変わらなかったのが 14 項目（23.7%），悪化していたのが 9 項目（15.3%）であった．メタボリックシンドロームの患者数や肥満者などの割合，運動習慣者の割合

などに変化はなく，日常生活における歩数は悪化していた．これらの結果から，自助努力だけで日常の生活習慣や行動まで変えることは難しいことがわかる．

健康に影響する社会経済的要因としては，所得，職業，教育の階層，生活習慣，居住・生活環境，人間関係，社会関係（ソーシャルキャピタル），ストレス，胎児期から幼少児期の成育環境，保健医療のアクセシビリティなどがある[4]．また，低所得・失業・低学歴・非正規雇用など，社会的に不利な立場にある人々ほど，一般に生活習慣が悪く，短命である傾向が明らかになっている[4]．このように生活習慣は，個人を取り巻く社会経済的要因も影響している．そこを無視して個人へのインセンティブのみを強化しても，無関心層の行動変容にはつながらない．予防・健康づくりを推進するには，運動や食事指導だけでなく，社会環境の評価も重要である．

5. 予防や健康寿命の延伸は，医療費を抑制するのか

国は「予防」と「健康寿命の延伸」による医療費抑制策を打ち出している．一方，予防による医療費や介護費の節減効果は定量的には明らかではなく，一部にはむしろ増大させるとの指摘がある[5]．誰しもいずれは病気にかかるため，生涯にかかる総医療費は減ることはない．予防により，医療費がかかるタイミングを先送りにしているだけで，医療費を減らす効果はないということである．例えば，メタボリックシンドローム検診やがん検診により重症化する人は減るため，短期的には医療費は減るが，寿命が長くなることで，一生にかかる医療費の総額はむしろ増えるともいわれている．

健康寿命延伸において予防が寄与しているところは大きく，今後も予防を推進することは重要である．しかし，予防＝医療費抑制とはならず，エビデンスに基づく医療費抑制効果は予防医療サービスのうちのわずか20%弱である[6]．

6. 介護予防は，医療費・介護費を抑制するのか

日本で5番目の社会保険制度として，2000年に介護保険法が施行され，2006年に「介護予防（新予防給付）」が導入された．その当時，厚生労働省は介護予防により1.9兆円の介護費の抑制ができると発表した．そして2018年には，認知症やフレイルの一次予防を行った場合，2034年に必要な60歳以上の介護費を約3.2兆円抑制できると発表している．

2006年に「介護予防」が導入された際に，厚労省が根拠とした「介護予防の有効性に関する文献」を検証した報告がある．その結果によると，介護予防の短期的健康増進効果は証明されているが，長期的健康増進効果は証明されていない．加えて，介護予防の費用（介護費・医療費）抑制効果を厳密に実証した研究は国際的にも存在しないことが明らかにされている[7]．介護予防ガイド[8]によると，運動プログラムについてのシステマテックレビューの結果，運動プログラムを介入した群と介入しなかった群で，入院発生の有無，転倒による外傷に有意な差は認められていなかった．よって，介護予防として行う運動プログラムには，下肢筋力や歩行機能の向上についてはある一定のエビデンスが得られているが，疾病やけがの予防のエビデンスは得られていない．海外で多く行われているランダム化比較試験の研究結果を加味しても，介護予防全体に医療費や介護費の費用抑制効果があるとはいえないのが現状である．

■引用文献
1）後藤葉一：わが国における心臓リハビリテーションの現状と将来展望．冠疾患誌 2015；21：58-66.
2）平成28年度循環器疾患・糖尿病等生活習慣病対策実用化研究事業：慢性心不全患者に対する多職種介入を伴う外来・在宅心臓リハビリテーションの臨床的効果と医療経済的効果を調べる研究．
3）経済産業省ホームページ：ヘルスケア産業．健康経営の推進．
　https://www.meti.go.jp/policy/mono_info_service/healthcare/kenko_keiei.html.
4）石尾　勝：貧困・社会格差と健康格差への政策的考察．日医総研ワーキングペーパー 2017；389：28-42.
5）財政制度分科会（平成30年10月9日開催）資料一覧より「社会保障について（スライド17）」.
6）Cohen JT, Neumann PJ, et al.：Does Preventive Care Save Money? Health Economics and the Presidential Candidates. N Engl J Med 2008；358（7）：661-3.
7）二木　立：介護予防の問題点—医療経済・政策学の視点から．日本老年医学会雑誌 2012；49（1）：54-7.
8）平成30年度老人保健事業躍進費等補助金（老人保健健康増進等事業）：介護予防の取り組みによる社会保障費抑制効果の検証および科学的根拠と経験を融合させた介護予防ガイドの作成．

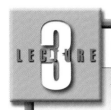

予防理学療法と施策（2）
健康増進事業

到達目標

- 健康増進事業の歴史について理解する.
- 生活習慣病（高血圧症, 脂質異常症, 糖尿病, メタボリックシンドローム）について理解する.
- 生活習慣病に対する運動処方について理解する.

この講義を理解するために

　現在, 日本における健康増進事業の中心は生活習慣病の予防です. 生活習慣病は, 運動不足や栄養のかたよりなどによって引き起こされる高血圧症や脂質異常症, 糖尿病などの疾患群のことです. 生活習慣病自体には, 自覚症状がないことがほとんどですが, 治療を行わず放置することで脳血管疾患や虚血性心疾患などの重篤な疾患を引き起こす危険があります. 過去には, 生活習慣病による死亡者が日本の全死亡者における死因の5割を占めた時代があり, 平均寿命の延伸を目指し, 健康増進事業が積極的に進められてきました. 生活習慣病の発症予防, 進行・重症化予防は, 健康寿命の延伸においても重要な課題であり, その予防には運動実施が不可欠です. 運動療法を専門とする理学療法士がその役割を担う機会が増えてきており, 健康増進事業の対象とそれらの事業内容を学ぶ必要があります.

　この講義を学ぶにあたり, 以下の項目を学習しておきましょう.

□ 疾病の予防（一次予防, 二次予防, 三次予防）について復習しておく.
□ 高血圧症, 脂質異常症, 糖尿病の病態生理について復習しておく.
□ METs について復習しておく.

講義を終えて確認すること

□ 日本の健康増進事業の歴史, 目的について理解できた.
□ 健康増進事業の対象について理解できた.
□ 健康増進事業における運動処方を具体的に理解できた.

1. 健康増進とは

WHO（World Health Organization；世界保健機関）

健康増進はヘルスプロモーション，健康づくりと表現されることも多い．その定義は，WHOの1986年のオタワ憲章における「人々が自らの健康をコントロールし改善することができるようにするプロセス」という一文が有名である．ここでいう「健康」とは，「単に病気ではない」というだけでなく，「身体的にも精神的にも健康である」ことをさしており，病気になるよりも前から健康を目指し，病気の発症や進行を予防することが健康増進である．

喫煙が肺がんや動脈硬化性疾患の原因であることはよく知られており，喫煙を継続することによって重篤な疾患を引き起こす可能性がある．このような場合に，喫煙のリスクを全国的に広めたり，それを受けて国民が禁煙をするというケースは健康増進の一例である．

現在，理学療法士の多くは病院で働いており，疾患を発症した患者を対象とすることが多い．それに対し健康増進では，いまだ疾患を発症していない者，重篤でない者を対象とすることが多いことが特徴である．

📖 MEMO
動脈硬化性疾患
動脈硬化性疾患とは，心筋梗塞や狭心症，脳梗塞など動脈硬化によって生じる疾患のこと．喫煙以外に，糖尿病や脂質異常症，高血圧などが発症の危険因子である．

2. 日本における健康増進

1）日本の平均寿命と疾病構造の変化

健康増進の目的とその背景を理解するためには，日本の平均寿命の変化と疾病構造の変化について知る必要がある．

（1）平均寿命の変化

📖 MEMO
平均寿命
平均寿命とは，その年に生まれた0歳の子どもの平均余命（あと何年生きられるかという期待値）のことをさす．年に1回，厚生労働省から0～105歳までの平均余命が発表されている．

現在，日本は世界有数の長寿国であり，2018年の平均寿命は，男性が81.3歳，女性が87.3歳である（**図1**）．そのため，現在において平均寿命の延伸を目標として国が施策や指針を新たに推進することは少なくなったが，過去を振り返ってみると，平均寿命の延伸を目標とした政策が行われてきた．終戦直後の1947年における日本の平均寿命は男性が50.1歳，女性が54.0歳と現在よりも大幅に短く，当時（1950～1955

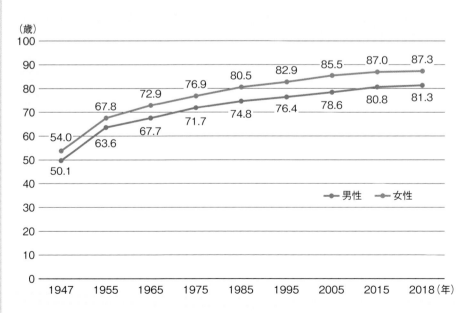

図1 平均寿命の推移
（厚生労働省：主な年齢の平均余命の年次推移をもとに作成）

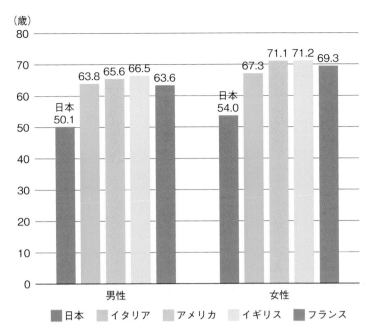

図2　1950年代の日本と先進諸国の平均寿命
（国立社会保障・人口問題研究所データをもとに作成）

年）の先進諸国の平均寿命よりも短かった（**図2**）．そのため，平均寿命の延伸を目標に，死因の上位であった結核への対策が進められた．このときに行われた結核対策の内容は，結核感染者を早期に発見し，早期治療につなげるための「集団検診」，結核感染を予防するための「予防接種」，予防接種の必要性に対する「衛生思想の向上・普及」などが含まれている．これらの対策を進めた結果，結核による死亡率は1950年に146.4（対人口10万）であったものが，1955年に52.3（対人口10万）と大幅に減少した（**図3**）．その後，戦後の生活水準の向上や栄養状態の改善による乳児・新生児死亡率の低下も相まって，1960年代初頭には平均寿命が65歳を超え，戦後と比較し15年以上も延伸した．ここで行われた集団検診における早期発見・早期治療の考え方は，この先に行われる健康増進においても活かされている．

（2）疾病構造の変化

　結核による死亡者が減少した一方，脳血管疾患，悪性新生物，心疾患による死亡率が年々上昇し，1960年には，死亡原因の上位3位までを占めるようになった．この時期，日本は高度経済成長期を迎え，公共交通機関の整備や自動車の普及，職業形態の変化（第一次産業から第三次産業へ）などによって，人々の運動不足や栄養の偏りなどが生じていた．これらの生活様式や生活習慣の変化が糖尿病や高血圧，肥満といった生活習慣病（**表1**）を引き起こすこととなり，結果として，生活習慣病による死亡者数（脳血管疾患，悪性新生物，心疾患）が増加した．1970年代に入ると全死亡者に占める生活習慣病による死亡者の割合が5割を超えるようになり，戦前戦後の感染症中心の疾病構造から生活習慣病中心の疾病構造へと変化していった．そのため，生活習慣病による死亡者の減少を目標とした生活習慣病対策が開始され，日本において健康増進が積極的に進められることとなった．

2）生活習慣病予防を中心とした健康増進事業

　1970年以降，生活習慣病による死亡者が増加したことを受け，生活習慣病予防を中心とした健康づくり対策が開始された．健康づくり対策は，これまでに約10年単位で実施され，現在，第4次にあたる「健康日本21（第二次）」が実施されている．そ

MEMO
衛生思想
現在，日本人は結核だけでなくさまざまな感染症に関する予防接種をあたりまえのように受けているが，当時は受けない人たちが多く存在した．予防接種を受けるための環境が整っていなかったこともあるが「なぜ予防接種が必要なのか」を理解していない国民が多かったことも原因であった．そのため，予防接種の実施だけでなく，必要性を広めることも対策として含まれていた．

MEMO
生活習慣病対策
「生活習慣病」が問題視されるようになったのは1950年代後半であるが，当時は「40〜60歳くらいの働き盛りに多い疾患」として「成人病」とよばれていた．しかし，その後，単に加齢だけが発症要因となっているのではなく，若い頃からの生活習慣が発症に関係していることが明らかとなり，1996年に「生活習慣病」と定義された．
生活習慣という単語を入れることで，国民が生活習慣の改善によって疾患の発症・進行を予防できるという認識をもつことが期待された．

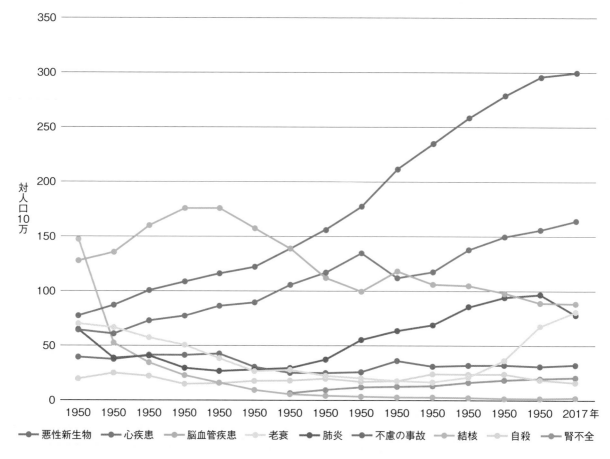

図3 日本における死因の推移
（厚生労働省：人口動態調査をもとに作成）

凡例：悪性新生物　心疾患　脳血管疾患　老衰　肺炎　不慮の事故　結核　自殺　腎不全

表1 生活習慣病とは

生活習慣病とは	食習慣，運動習慣，休養，喫煙，飲酒等の生活習慣がその発症・進行に関与する疾患群
主な生活習慣病	糖尿病，肥満，脂質異常症，心疾患，高血圧症，慢性閉塞性肺疾患，高尿酸血症，歯周病，がんなど

（スマート・ライフ・プロジェクトホームページを参考に作成）

れぞれにおいて行われた施策内容は異なるものの「生涯を通じる国民の健康づくりの推進」を目的としており，日本の健康増進事業のベースとなっている（**表2**）．

　1970年代後半〜1990年代後半にかけて実施された第1次・第2次国民健康づくり対策では，健康調査や健康づくりの場となる健康増進センターや保健センターの整備，治療の第一歩である保健指導を行う保健師・栄養士・健康運動指導者などの育成・確保が進められた．このような体制が整うことで，疾病の早期発見・早期治療が可能となり，脳血管疾患による死亡率の減少，平均寿命の延伸という成果が得られた．

　しかし，急速な高齢化や生活習慣の変化も相まって，悪性新生物（がん）や心疾患による死亡率は増加し続けており，健康づくり対策は現在も日本における重要な政策である．2000年から開始された「健康日本21」では，これまでの生活習慣病の早期発見・早期治療だけでなく，生活習慣病の原因である生活習慣の改善などの一次予防にも注力するようになった．また，単に「改善する」というのではなく，さまざまの項目において具体的な目標値が定められ，健康に関する関係団体（市町村，保健所など）をはじめ，国民が自ら健康づくりに取り組めるよう，健康づくりに関する意識の

📖 **調べてみよう**

健康診査
健康診査というと聞きなれない言葉のように感じるが，健診という言葉はよく聞くのではないだろうか．先に出てきた結核の集団検診における検診とは意味が異なるので，その違いを調べてみよう．

表2　健康づくり対策の変遷

健康づくり対策の名称	第1次国民健康づくり対策	第2次国民健康づくり対策（アクティブ80ヘルスプラン）	21世紀における国民健康づくり運動（健康日本21）	健康日本21（第二次）
実施年度	1978～1988年度	1988～1999年度	2000～2012年度	2013年度～
基本的考え方	1. 生涯を通じる健康づくりの推進〔成人病予防のための1次予防の推進〕 2. 健康づくりの3要素（栄養，運動，休養）の健康増進事業の推進（栄養に重点）	1. 生涯を通じる健康づくりの推進 2. 栄養，運動，休養のうち遅れていた運動習慣の普及に重点を置いた，健康増進事業の推進	1. 生涯を通じる健康づくりの推進〔「一次予防」の重視と健康寿命の延伸，生活の質の向上〕 2. 国民の保健医療水準の指標となる具体的目標の設定及び評価に基づく健康増進事業の推進 3. 個人の健康づくりを支援する社会環境づくり	1. 健康寿命の延伸・健康格差の縮小 2. 生涯を通じる健康づくりの推進〔生活習慣病の発症予防・重症化予防，社会生活機能の維持・向上，社会環境の整備〕 3. 生活習慣病の改善とともに社会環境の改善 4. 国民の保健医療水準の指標となる具体的な数値目標の設定及び評価に基づく健康増進事業の推進

（厚生労働省：平成30年度版厚生労働白書資料編．保健医療．p.61を参考に作成）

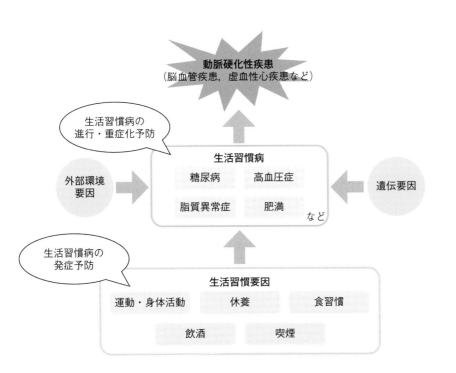

図4　生活習慣病発症のプロセスと生活習慣病対策

向上を促すような工夫がなされた．2013年から開始された「健康日本21（第二次）」では，生活習慣病の発症予防・重症化予防はもちろんのこと，健康寿命の延伸がその目的として強調されるようになり，加齢に伴い発症リスクが高まるロコモティブシンドロームや認知症に関する目標値が追加された．

3. 健康増進と理学療法士

1）健康増進事業におけるかかわり

　日本における健康増進事業は，生活習慣病対策が中心である．生活習慣病対策は大きく「生活習慣病の発症予防」と「生活習慣病の進行・重症化予防」の2つに分けられる（図4）．

📖 **MEMO**

健康寿命

健康寿命とは「健康上の問題で日常生活が制限されることなく生活できるまでの期間」のこと．2016年現在，健康寿命と平均寿命の差（日常生活に制限がある期間）は女性で12.35年，男性で8.84年となっている．

LECTURE
3

生活習慣病の発症を予防するためには，その原因となっている生活習慣の改善が有効であり，厚生労働省から食生活や運動，休養などについての指針が示されてきた．また，生活習慣病の進行・重症化予防においても，食生活の改善や運動実施が役立つ．運動については，単に運動を行うだけでなく，適切な負荷に基づき運動を行うことでいっそうの効果が期待できる．適切な負荷で運動を行うためには，専門職の視点が必要であり，運動療法を専門とする理学療法士の力のみせどころである．しかし，これまで健康増進事業における運動指導は，健康づくりに資する運動指導を行うとして専門的に養成された健康運動指導士が実施するものとされ，理学療法士がその役割を担うことはなかった．

2008年よりはじまった特定保健指導において，一定の研修を受ける必要はあるものの「運動指導に関する専門的知識及び技術を有すると認められる者（実践的指導者）」として理学療法士が明示され，理学療法士の健康増進分野における活動が国レベルで容認された[1]．また，健康日本21（第二次）では，ロコモティブシンドロームや認知症の予防など介護予防に関する内容が明示され，今後，健康増進事業における理学療法士の活躍が期待されている．

2) 病院におけるかかわり

病院における理学療法は診療報酬に基づいて実施されている．診療報酬上，高血圧症や糖尿病などの生活習慣病を対象疾患としてリハビリテーションを実施することはできない．しかし，理学療法の対象として目にする機会の多い脳血管疾患や虚血性心疾患の患者は，併存症として生活習慣病を有していることが非常に多い．リハビリテーションを実施するうえで，そのときにみられている症状や障害に対してのみリハビリテーションを行うのではなく，今後を見据えて，再発予防や生活習慣病の進行・重症化予防に資するリハビリテーションを行うことは，予防理学療法において肝要である．

4. 健康増進事業における予防理学療法の対象

理学療法士が健康増進にかかわる機会が増えてきた．本講義では，予防理学療法の対象となりうる主な生活習慣病（高血圧症，脂質異常症，糖尿病）とメタボリックシンドロームについて取り上げる．

1) 高血圧症

平成29年国民健康・栄養調査報告では，日本における高血圧症の患者数は4,000万人を超えることが推定され，最も罹患者数が多い生活習慣病とされている．高血圧症とは，安静時の血圧が正常値より高い状態のことをさし，その重症度は，血圧（拡張期血圧，収縮期血圧）の値から区分されている（**表3**）．高血圧自体に自覚症状はほとんどないが，高血圧の状態が続くことで血管に負荷がかかり動脈硬化を進行させ，脳血管疾患や虚血性心疾患などの動脈硬化性疾患を引き起こす．そのため，血圧を正常値に保てるよう，食事療法や運動療法などの生活習慣の改善，薬物療法が治療として行われる．

運動療法では有酸素運動が有効であり，ウォーキングや軽いジョギング，自転車などが推奨され，有酸素運動によって血管内皮機能が改善し，降圧作用が得られることが知られている．運動療法における負荷や頻度は論文により異なるが，自覚的運動強度にて「ややきつい」程度の運動を毎日30分以上行うのがよいとされる．1回60分程度の有酸素運動を平均5日/週のペースで16週間行うことによって，収縮期血圧に約13 mmHgの降圧効果が得られるとの報告がある[2]．

表3　高血圧の区分

分類	収縮期血圧		拡張期血圧
Ⅰ度高血圧	140〜159	かつ/または	90〜99
Ⅱ度高血圧	160〜179	かつ/または	100〜109
Ⅲ度高血圧	180≦	かつ/または	≧110

表4　脂質異常症スクリーニングのための診断基準

LDL コレステロール	120〜139	境界域高 LDL コレステロール血症
	140 以上	高 LDL コレステロール血症
HDL コレステロール	40 未満	低 HDL コレステロール血症
トリグリセリド（中性脂肪）	150 以上	高トリグリセリド血症
総コレステロール	150〜169	境界域高コレステロール血症
	170 以上	高コレストロール血症

単位：mg/dL，空腹時採血.

表5　脂質異常症のリスク別脂質管理目標値

治療方針の原則	管理区分	脂質管理目標値 (mg/dL)			
		LDL-C	non HDL-C	TG	HDL-C
一次予防 まず生活習慣の改善を行った後，薬物療法の適用を考慮する	低リスク	160 未満	190 未満	150 未満	40 以上
	中リスク	140 未満	170 未満		
	高リスク	120 未満	150 未満		
二次予防 生活習慣の是正とともに，薬物療法を考慮する	冠動脈疾患の既往	100 未満	130 未満		

non HDL-C＝総コレステロール−HDL コレステロール
これらの値はあくまでも到達努力目標値である.
（日本動脈硬化学会編：動脈硬化性疾患予防ガイドライン 2012 年版. 日本動脈硬化学会；2012[3)]）

2) 脂質異常症

　脂質異常症は，血中の LDL コレステロール値や中性脂肪値が高い状態で，以前は高脂血症といわれていた．現在，HDL コレステロールが低値の場合でも動脈硬化性疾患の発生リスクが高まることから名称が変更された．HDL コレステロールは，動脈壁内のコレステロールを吸収・運搬し動脈硬化の進行を抑える作用がある．現在は，**表4** のように診断が行われる．いずれのタイプも数値の悪い状態が継続すると動脈硬化が進行するが，特に，LDL コレステロールが高値を示す場合はいっそうの注意が必要である．LDL コレステロールは，血管内皮に蓄積されることで血管壁にアテローム性プラークが発生し，それによって動脈内腔の狭小化や血管壁の炎症が起きたり，突然プラークが破裂して血栓となり動脈閉塞の原因となる．高血圧症と同様に，食事療法や運動療法など生活習慣の改善が治療の根幹となり，それに薬物療法が加わる（**表5**）[3)].

　運動療法として，中等度以上の有酸素運動を定期的に行うことが推奨され，1 日 30 分以上の運動を最低週 3 日実施することが適切とされている．有酸素運動によってHDL コレステロールが増えることで，血中脂質レベルの改善効果があると考えられている．有酸素運動による血中脂質の改善効果は，1 回の運動で影響を受けることはなく，数か月以上の長期的な運動が必要である．

3) 糖尿病

　日本における糖尿病患者数は約 3,000 万人とされ，高齢になるほどその患者数は増加する．1 型糖尿病と 2 型糖尿病に分けられ，2 型糖尿病の発症には生活習慣が関係している．糖尿病はインスリン作用不足によって慢性的に高血糖の状態となる代謝性疾患である．発症初期は自覚症状がないが，高血糖状態が持続することで合併症（神経障害，腎障害，網膜症，大血管障害など）が生じ，ADL や QOL を低下させる．糖尿病の診断は，慢性高血糖の状態を確認し，さらに症状や臨床所見などを参考に総合的

LDL（low density lipoprotein；低比重リポ蛋白）

HDL（high density lipoprotein；高比重リポ蛋白）

ADL（activities of daily living；日常生活活動）

QOL（quality of life；生活の質）

表6 空腹時血糖値および75g経口ブドウ糖負荷試験2時間値の判定基準

	正常域	糖尿病域
空腹時値	<110	≧126
75g経口ブドウ糖 負荷試験2時間値	<140	≧200
75g経口ブドウ糖 負荷試験の判定	両者を満たすものを正常型とする	いずれかを満たすものを糖尿病型とする
	正常型にも糖尿病型にも属さないものを境界型とする	

単位：mg/dL，静脈血漿値.

表7 メタボリックシンドロームの診断基準

内臓脂肪	ウエスト周囲径	男性：85 cm 以上，女性：90 cm 以上

上記に加え，下記の2つ以上に該当する場合にメタボリックシンドロームと診断される.

高血圧	収縮期血圧 拡張期血圧	130 mmHg 以上 85 mmHg 以上のいずれかまたは両方
脂質異常	トリグリセリド HDL コレステロール	150 mg/dL 以上 40 mg/dL 以下のいずれかまたは両方
高血糖	空腹時血糖	110 mg/dL 以上

MEMO
インスリン抵抗性
インスリン抵抗性とは，肝臓や筋肉の末梢組織における感受性が低下しインスリンの作用が不十分になること. インスリン抵抗性があると，十分な量のインスリンが分泌されていても糖の取り込みが効率よく行われず，高血糖の状態となる.

に判断される. 高血糖の判定は，**表6**のように空腹時血糖，経口ブドウ糖負荷試験の組み合わせによって行われ，別の日に実施した検査でも「糖尿病型」と判定された場合に糖尿病と診断できる. 糖尿病治療は，薬物療法，食事療法，運動療法の3つを組み合わせることが原則である.

運動療法を行うことでインスリン抵抗性の改善が見込まれ，血糖値の改善と合併症の予防を目的として行う. 運動療法は，有酸素運動とレジスタンス運動の両方を行うことが推奨され，それぞれの運動を単独で実施するよりも効果的であることが報告されている. 有酸素運動ではウォーキングやジョギングなどのできるだけ大きな筋を使用する運動を，レジスタンス運動では腹筋トレーニングやダンベル，スクワットなどおもりや抵抗負荷に対して動作を行う運動が推奨されている.

4) メタボリックシンドローム（内臓脂肪症候群）

メタボリックシンドロームとは，内臓肥満に高血圧・脂質異常・高血糖が組み合わさった状態のことである. メタボリックシンドロームの診断基準は**表7**のとおりで，動脈硬化性疾患のリスク因子（高血圧，脂質異常，高血糖）に加え，ウエスト周囲径が含まれていることが特徴である. ウエスト周囲径は内臓脂肪面積と相関しており，基準値である男性85 cm 以上，女性90 cm 以上は内臓脂肪面積が100 cm^2 に相当するとされる. 内臓脂肪，高血圧，脂質異常，高血糖といった動脈硬化性疾患のリスクが組み合わさることで，それぞれ単独の状態よりも動脈硬化性疾患の発症リスクが高まることから，メタボリックシンドロームの診断基準において，高血圧および高血糖の値は疾患の診断よりも低めの数値に設定されている.

2008 年から開始された特定健康診査はメタボリックシンドロームに着目して行われており，メタボリックシンドロームの該当者および予備群を発見し，早期から生活習慣の改善に取り組むことで，生活習慣病対策を行っている.

5. 健康増進事業における運動・身体活動

MEMO
特定健康診査（特定健診）
特定健康診査（特定健診）は，40歳から74歳までの公的医療保険加入者とその家族を対象にしている. 日本では，すべての国民が何らかの公的医療保険に加入しており，該当年齢にある国民すべてが特定健診の対象となる.

日本では，厚生労働省から健康増進に資するための運動指針が提示されており，2006 年に「健康づくりのための運動指針2006（エクササイズガイド2006）」が策定され，2013 年にはこれを改定した「健康づくりのための身体活動指針（アクティブガイ

表8　身体活動基準

血糖・血圧・脂質に関する状況		身体活動（生活活動・運動）		運動		体力（うち全身持久力）
検診結果が基準範囲内	65歳以上	強度を問わず，身体活動を毎日40分（＝10 METs・時/週）	今より少しでも増やす（例えば10分多く歩く）	―	運動習慣をもつようにする（30分以上・週2回以上）	―
	18～64歳	3 METs以上の強度の身体活動を毎日60分（＝23 METs・時/週）		3 METs以上の強度の運動を毎週60分（＝4 METs・時/週）		性・年代別に示した強度での運動を約3分間継続
	18歳未満	―		―		―

（厚生労働省：健康づくりのための身体活動基準2013（概要）[4]より抜粋）

ド）」が策定された．2006年には運動の実施についてのみ示されていたが，健康増進の対象となりやすい壮年期では運動時間を確保することが難しく運動実施や運動習慣の定着が困難であることが少なくないことから，身近な生活から健康増進を行えるよう，2013年には運動のみでなく家事動作などの生活活動も含め身体活動に関して基準が定められた．

アクティブガイドでは，科学的根拠に基づき，健康増進に有効な運動量を算出している．健康診査の結果に問題がない場合，18～64歳では1週間に3 METs以上の強度の身体活動を23 METs・時，65歳以上では強度を問わず10 METs・時を実施するよう推奨している（表8）[4]．18～64歳では，3 METs以上の身体活動の実施を推奨しており，生活活動では歩行またはそれと同等以上，運動では息が弾み汗をかく程度の運動としている．各身体活動の強度を表9[5]に示す．

アクティブガイドでは生活習慣病予防に必要な運動量をMETs・時で示しており，METs・時の計算は1時間あたりの運動量（METs）に実施時間（時）をかけることで算出できる．例えば，卓球（4 METs）を30分（0.5時間）実施したのであれば，2 METs・時の運動量をこなしたこととなる．具体的に自分が行っている運動量を数値化し推奨値と比較することで，過不足を認識しやすく自身の行動目標を定めやすい．目標設定は行動変容技法の一つであり，生活習慣病予防のための適切な行動を促すのに役立つ．

■引用文献

1）厚生労働省保険局医療介護連携政策課データヘルス・医療費適正化対策推進室：特定健康診査・特定保健指導の円滑な実施に向けた手引き．第3版．2018年3月．
https://www.mhlw.go.jp/file/06-Seisakujouhou-12400000-Hokenkyoku/0000173545.pdf
2）盧　昊成ほか：本態性高血圧症女性に対する運動療法の血圧および活力年齢への効果．体力化学 1996；45：91-100.
3）日本動脈硬化学会編：動脈硬化性疾患予防ガイドライン2012年版．日本動脈硬化学会；2012.
4）厚生労働省：健康づくりのための身体活動基準2013（概要）．
https://www.mhlw.go.jp/stf/houdou/2r9852000002xple-att/2r9852000002xppb.pdf
5）厚生労働省：健康づくりのための身体活動基準2013.
https://www.mhlw.go.jp/stf/houdou/2r9852000002xple-att/2r9852000002 xpqt.pdf

■参考文献

1）厚生労働省：健康長寿社会の実現に向けて―健康・予防元年．平成26年度厚生労働白書．
https://www.mhlw.go.jp/wp/hakusyo/kousei/14/dl/1-01.pdf
2）厚生労働省：e-ヘルスネット．https://www.e-healthnet.mhlw.go.jp/

覚えよう！

基礎代謝量と1 MET
基礎代謝量とは，人間が生きていくために最低限必要とされるエネルギー量（kcal）のことで，年齢および体格に依存する．1日あたりの消費エネルギーで表される．METsとは運動強度の単位で，安静座位を1としたときと比べて何倍の強度があるかを示したものである．1 METの運動をしたとき，つまり安静座位時の消費エネルギー（kcal）は，1 MET×時間×体重×1.05で計算される．

MEMO

生活習慣病予防に必要な運動量
アクティブガイドでは，身体活動の強度をMETs，身体活動の量をMETs・時で表している．また，METs・時をエクササイズ（Ex）という単位で表現し，運動量の目安をわかりやすく示している．このエクササイズという単位は，日本で発売されている身体活動量計にも採用されており，国民の健康増進活動の一助となっている．

表9　対象となる身体活動の例

METs	3 METs 以上の生活活動の例
3.0	普通歩行（平地，67 m/分，犬を連れて），電動アシスト付き自転車に乗る，家財道具の片付け，子どもの世話（立位），台所の手伝い，大工仕事，梱包，ギター演奏（立位）
3.3	カーペット掃き，フロア掃き，掃除機，電気関係の仕事：配線工事，身体の動きを伴うスポーツ観戦
3.5	歩行（平地，75～85 m/分，ほどほどの速さ，散歩など），楽に自転車に乗る（8.9 km/時），階段を下りる，軽い荷物運び，車の荷物の積み下ろし，荷づくり，モップがけ，床磨き，風呂掃除，庭の草むしり，子どもと遊ぶ（歩く/走る，中強度），車椅子を押す，釣り（全般），スクーター（原付）・オートバイの運転
4.0	自転車に乗る（≒16 km/時未満，通勤），階段を上る（ゆっくり），動物と遊ぶ（歩く/走る，中強度），高齢者や障がい者の介護（身支度，風呂，ベッドの乗り降り），屋根の雪下ろし
4.3	やや速歩（平地，やや速めに＝93 m/分），苗木の植栽，農作業（家畜に餌を与える）
4.5	耕作，家の修繕
5.0	かなり速歩（平地，速く＝107 m/分），動物と遊ぶ（歩く/走る，活発に）
5.5	シャベルで土や泥をすくう
5.8	子どもと遊ぶ（歩く/走る，活発に），家具・家財道具の移動・運搬
6.0	スコップで雪かきをする
7.8	農作業（干し草をまとめる，納屋の掃除）
8.0	運搬（重い荷物）
8.3	荷物を上の階へ運ぶ
8.8	階段を上る（速く）

METs	3 METs 未満の生活活動の例
1.8	立位（会話，電話，読書），皿洗い
2.0	ゆっくりした歩行（平地，非常に遅い＝53 m/分未満，散歩または家の中），料理や食材の準備（立位，座位），洗濯，子どもを抱えながら立つ，洗車・ワックスがけ
2.2	子どもと遊ぶ（座位，軽度）
2.3	ガーデニング（コンテナを使用する），動物の世話，ピアノの演奏
2.5	植物への水やり，子どもの世話，仕立て作業
2.8	ゆっくりした歩行（平地，遅い＝53 m/分），子ども・動物と遊ぶ（立位，軽度）

METs	3 METs 以上となる運動の例
3.0	ボウリング，バレーボール，社交ダンス（ワルツ，サンバ，タンゴ），ピラティス，太極拳
3.5	自転車エルゴメーター（30～50 ワット），自体重を使った軽い筋力トレーニング（軽・中等度），体操（家で，軽・中等度），ゴルフ（手引きカートを使って），カヌー
3.8	全身を使ったテレビゲーム（スポーツ・ダンス）
4.0	卓球，パワーヨガ，ラジオ体操第1
4.3	やや速歩（平地，やや速めに＝93 m/分），ゴルフ（クラブを担いで運ぶ）
4.5	テニス（ダブルス）*，水中歩行（中等度），ラジオ体操第2
4.8	水泳（ゆっくりとした背泳）
5.0	かなり速歩（平地，速く＝107 m/分），野球，ソフトボール，サーフィン，バレエ（モダン，ジャズ）
5.3	水泳（ゆっくりとした平泳ぎ），スキー，アクアビクス
5.5	バドミントン
6.0	ゆっくりとしたジョギング，ウェイトトレーニング（高強度，パワーリフティング，ボディビル），バスケットボール，水泳（のんびり泳ぐ）
6.5	山を登る（0～4.1 kg の荷物を持って）
6.8	自転車エルゴメーター（90～100 ワット）
7.0	ジョギング，サッカー，スキー，スケート，ハンドボール*
7.3	エアロビクス，テニス（シングルス）*，山を登る（約4.5～9.0 kg の荷物を持って）
8.0	サイクリング（約20 km/時）
8.3	ランニング（134 m/分），水泳（クロール，ふつうの速さ，46 m/分未満），ラグビー*
9.0	ランニング（139 m/分）
9.8	ランニング（161 m/分）
10.0	水泳（クロール，速い，69 m/分）
10.3	武道・武術（柔道，柔術，空手，キックボクシング，テコンドー）
11.0	ランニング（188 m/分），自転車エルゴメーター（161～200 ワット）

METs	3 METs 未満の運動の例
2.3	ストレッチング，全身を使ったテレビゲーム（バランス運動，ヨガ）
2.5	ヨガ，ビリヤード
2.8	座って行うラジオ体操

*試合の場合
（厚生労働省：健康づくりのための身体活動基準 2013[5]）

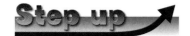

1. 健康増進における環境整備

　1986 年にオタワ憲章において，健康増進（ヘルスプロモーション）とは「人々が自らの健康をコントロールし改善することができるようにするプロセス」と定義された．このオタワ憲章では，健康の前提条件として「平和，教育，食料，環境などについて安定した基盤が必要である」と提唱され，人々の健康を改善するためには，個人だけでなく社会的環境の改善が必要であると述べている．理学療法士が健康増進分野にかかわる場合でも，個人や集団を対象にすることが多く，環境要因の改善を行う機会は少ないが，本来の健康増進には環境要因の改善も含まれているということを頭に入れておく．

　喫煙は健康を害することから禁煙が進められるが，個人が禁煙したとしても，周囲の人が喫煙を続けていれば，自分の意志にかかわらずたばこの煙を吸ってしまう．そこで，望まない受動喫煙を防止するため，日本では法律を定め屋内禁煙と分煙を進めている．これは，社会的環境を整備することで健康の改善を図っている例である．受動喫煙の防止策は，国が政策として進めているものであるが，市町村単位でも環境整備を含めた健康づくりが行われている．例えば，高齢者の健康づくりを目的に，ウォーキング実施者を増やす取り組みを行うとする．この場合における社会環境の整備とは，ウォーキングを行いやすい環境をつくることである．ウォーキングマップを作成・配布したり，市のホームページ上で公開したりすることも環境整備の一つである．また，全市的にウォーキングイベントや講習会を開催し，ウォーキングを始めやすい環境を整えることも重要である．そのように，環境の整備も含めた取り組みを 4 年間実施した結果，「1 日 30 分以上のウォーキングを週 3 日以上行っている人」の割合が，22.5％から 35.9％と 13.4 ポイント増加した[1]．

　病院や施設で働く理学療法士がそのような場にかかわることは少ないが，昨今，理学療法士が地域分野や予防分野において活動する機会が増えてきた．地域には健康増進の対象者が多く存在しており，今後，地域で活躍する理学療法士となるための知識として念頭におくことが望まれる．

2. 行動変容

　健康増進分野における運動は，自分の意志によって継続し続ける必要がある．健康増進分野において行う理学療法は，病院や施設で行う理学療法とは異なり，直接的に運動指導を行う機会が非常に少ない．そのため，対象者の行動（ここでは運動習慣）をよい方向に変えるような支援が必要である．特定保健指導の実践的指導実施者の研修では，病気に関する知識，運動学，運動プログラム，評価法等に加えて，運動行動変容理論が学習内容に組み込まれており，健康増進分野においては欠かせない知識となっている．

　行動変容理論とは，対象者が不適切な行動をやめ適切な行動をとるための理論のことである．さまざまな理論があり，ここでは運動習慣の定着支援においてよく使われるトランスセオレティカルモデルについて紹介する．

　トランスセオレティカルモデルは，1980 年代に DiClemente と Prochaska によって説明された理論である．トランスセオレティカルモデルは，行動変容が一連のステージを経て進んでいくことを表現しており，5 つのステージに分けている（図 1）．ステージごとに支援の方法・内容が異なっており，それに基づいて働きかけることで，対象者の行動変容および適切な行動の維持を支援することができる．

1）無関心期

　近い将来（通常 6 か月以内）に行動を起こすつもりがないというステージである．このステージにいる人は，行動を起こすことによって得られるメリットを知らなかったり，これまでに行動を起こした結果，変化が得られずあきらめたりした人である．次のステージの変容には，健康に対する情報を理解する（意識の高揚）ことや，個人的習慣がその人の社会的環境に影響を与えているか，自分が他者に対してよいロールモデルになっているかを認識する（環境の再評価）ことも重要である．

2）関心期

　近い将来（通常 6 か月以内）に行動を起こすつもりがあるというステージである．変わろうという意思をもっており，行動変容によってもたらされるメリットに対し意識が高まっている状態である．その一方，行動を起こすこ

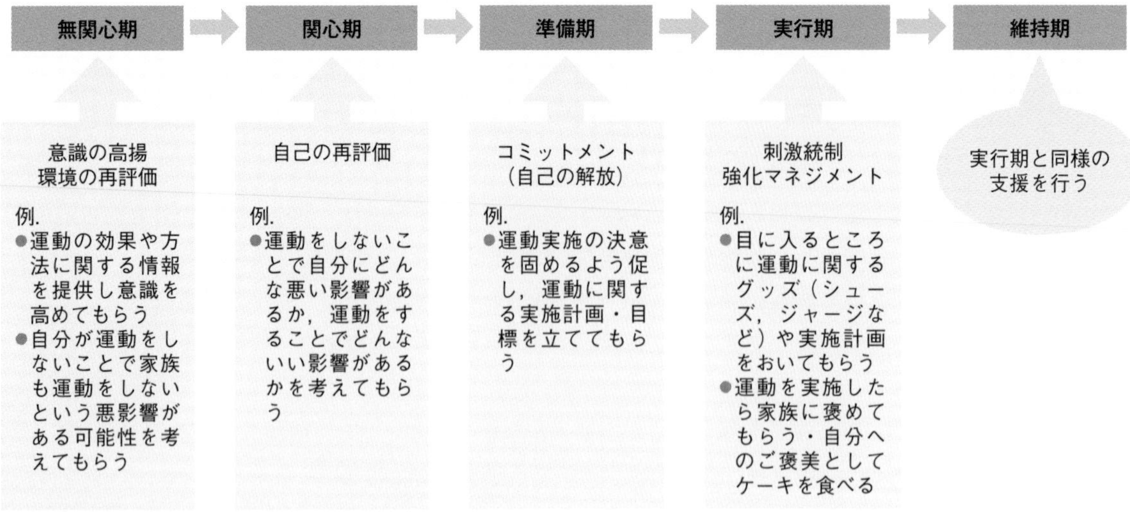

図1 変容のステージとステージごとの支援方法・内容

とによるデメリットにも敏感であり，メリットとデメリットのバランスがとれないと大きなためらいが生じ，行動を先送りしてしまう．働きかけにおいては，行動変容によるメリット，起こさない場合のデメリットについて，自分にとってどう影響を及ぼすのか（自己の再評価）を理解してもらうことが重要である．

3）準備期

近い将来（通常1か月以内）に行動を起こすつもりがあるというステージである．このステージにいる人は，通常，過去1年間に何らかの行動をすでに起こしている．変容のためにはコミットメント（自己の解放）が重要であり，行動を起こすと決意しそれを表明することや自分は変われるという信念をもつことが次のステージへの変容へとつながる．

4）実行期

ここ6か月以内に行動を起こし，一定の変化があったステージである．しかし，まだその変容を維持できていないため，その行動を維持できるよう支援が必要である．行動変容に対して自分自身に褒美を与える強化マネジメント，行動をとるきっかけになる刺激（例：見えるところにジャージとシューズを用意する）を増やす刺激統制などがステージ変容に役立つ．

5）維持期

少なくとも，行動を起こして6か月が経過したステージである．このステージにいる人は，逆戻りしたいという気持ちになることが少なく，その変化を持続できると強く確信できている．実行期に行った強化マネジメントや刺激統制を継続する．

■引用文献

1）遠藤延人，齊藤恭平：市民・地域・関係団体・行政の連携によるウォーキングプロモーション―ウォーキングを中心とした健康のまちづくり．健康社会学研究会編：事例分析でわかるヘルスプロモーションの「5つの活動」．ライフ出版社：2016．p.64-74.

■参考文献

1）Glanz K, Lewis FM ほか編，曽根智史，湯浅資之ほか訳：健康行動と健康教育―理論，研究，実践．医学書院；2006.
2）松本千秋：医療・保健スタッフのための健康行動理論の基礎―生活習慣病を中心に．医歯薬出版：2002.

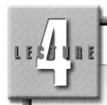

予防理学療法と施策（3）
介護予防とヘルスプロモーション

到達目標

- 介護予防における一次予防，二次予防，三次予防について説明できる.
- ヘルスプロモーションの定義について説明できる.
- ヘルスプロモーションを推進するための活動について説明できる.
- 介護予防にかかわる地域の組織について説明できる.

この講義を理解するために

　介護予防活動とは，地域に積極的に出向き，地域の高齢者が抱える問題や高齢者を取り巻く地域課題を見つけ出し，必要な支援を提供していくアウトリーチ型の活動です. 医療機関のなかで医師からの処方により提供される理学療法とはさまざまな点で異なります. また，介護予防活動にはヘルスプロモーションや地域の組織への理解が重要です. この講義では，地域で介護予防活動を実践していくために必要な知識や考え方について解説します.

　この講義を学ぶにあたり，以下の項目を調べておきましょう.

　　□ 厚生労働省が進める介護予防事業について調べておく.

　　□ ヘルスプロモーションについて調べておく.

　　□ 地域包括支援センターについて調べておく.

講義を終えて確認すること

　　□ 介護予防における一次予防，二次予防，三次予防について理解できた.

　　□ ハイリスク戦略とポピュレーション戦略について理解できた.

　　□ ヘルスプロモーションの定義について理解できた.

　　□ ヘルスプロモーションを推進するための活動について理解できた.

　　□ 地域包括支援センターについて理解できた.

　　□ 社会福祉協議会，民生委員について理解できた.

1. 介護予防と予防理学療法

　自立した生活を送る高齢者が要介護状態に陥ることを防ぐ，または要介護状態にある高齢者の重度化を防ぐことが介護予防の目的である．高齢者が要介護状態に陥る主な原因は，認知症，加齢による衰弱，転倒・骨折，関節疾患，フレイル，サルコペニアなどである．これらの原因に対しては，いずれも運動療法が有効な予防策となる．そのため，介護予防における予防理学療法の役割はきわめて重要であり，社会からのニーズも高い．

　一方，介護予防の対象となる多くの高齢者は，地域のなかで生活を送る在宅高齢者であり，疾病治療やリハビリテーションのために医療機関に入院している高齢者ではない．そのため，介護予防にかかわる活動とは，高齢者が生活している地域に理学療法士が直接出向き，地域の現場で必要な支援活動を行うアウトリーチ型の地域保健活動である．そして，地域の高齢者が抱える健康問題や高齢者を取り巻く地域環境の課題を見つけ出し，その地域の課題（ニーズ）に沿った必要な介護予防を実施する．地域における介護予防活動を実践するには，医療機関で医師からの処方によって行う診療補助行為としての理学療法とは，必要な知識や考え方が大きく異なることを十分に理解する．

　本講義では，地域で介護予防を実践するために必要とされる一般的な予防戦略，ヘルスプロモーションの考え方，連携が必要な地域の組織などについて解説する．

2. 介護予防における予防の段階

1）一次予防，二次予防，三次予防

　一般的に，疾病予防や介護予防には一次予防から三次予防までの段階があり，その段階に応じて，対象者の特性も予防戦略も異なる．一次予防はリスクがまったくない対象者への健康状態の維持・増進，二次予防はリスクを保有する対象者へのリスクの低減，三次予防はリスクにより有害事象が発生した対象者への再発予防を意味する．介護予防に当てはめると**図1**のようになる．一次予防は自立した生活を送る元気な高齢者の健康状態の維持・増進，二次予防はフレイルやサルコペニア状態にある虚弱高齢者への介入，三次予防は要介護状態となっている高齢者の重度化を防ぐためのリハビリテーションである．なお，医療機関で医師の処方により行われるリハビリテーションも三次予防に該当する．

　介護予防における三次予防は，要介護高齢者を対象としたリハビリテーションであるため，実践の場は主に介護施設や医療機関になる．一方，二次予防は要介護リスクがある虚弱高齢者，一次予防は要介護リスクがない元気な高齢者がそれぞれ対象である．虚弱高齢者も元気な高齢者も多くは自宅で生活をしている．そのため，一次予防や二次予防の実践の場は，高齢者が生活を送る地域の現場になる．

2）予防の各段階における対象者の特性

　高齢者の生活機能の観点から，一次予防から三次予防までの各段階における対象者の特性は次のとおりである．一次予防では，生活機能もきわめて高く，趣味活動や社会活動を積極的に行うことができる元気な高齢者が対象である．二次予防では，ADL は自立してはいるが，趣味活動や社会活動を行うことは困難な虚弱高齢者が対象である．三次予防では，認知機能や身体機能に障害があり，ADL にも介助が必要な要介護高齢者が対象となる．三次予防では疾患に対する医学的治療が必要な高齢者

MEMO
アウトリーチ
対象者のもとに直接出向いて話をしたりアセスメントを行ったりすることで，対象者が抱えるさまざまな課題を確認し，ニーズを明確化するための活動手法．対象者がいる場所に直接出向くことを意味する用語．

気をつけよう！
医療機関で行う理学療法を地域の現場で実践することが介護予防ではない．

一次予防
● 自立高齢者の健康増進
● ヘルスプロモーション
● 地域づくり

二次予防
● 虚弱高齢者の機能向上
● 老年症候群への評価と介入
● 要介護の再発予防

三次予防
● 要介護高齢者の重度化予防と機能の向上
● リハビリテーション

図1　介護予防における予防の段階

予防の各段階における高齢者の特性
▶Lecture 5・図1 参照.

ADL（activities of daily living；日常生活動作）

も含まれる.

　一次予防から三次予防に関しては，各段階の対象者の特性が異なることに加え，対象者数も大きく異なる．一次予防の対象となる元気な高齢者は，高齢者全体の80％が該当する．一方，二次予防の対象である虚弱高齢者は高齢者全体の15％，三次予防の要介護高齢者は5％が該当する．高齢者人口を3,500万人とすれば，一次予防は2,800万人，二次予防は525万人，三次予防は175万人が対象人数となる．仮に，10万人の理学療法士がいれば，三次予防では理学療法士1人あたり17.5人の要介護高齢者に介入ができればよいことになる．一方，二次予防では理学療法士1人あたり52.5人，一次予防では理学療法士1人あたり280人の高齢者に介入を行わなければならない．三次予防の対象人数であれば，マンツーマンで理学療法を提供することも可能であり，実際に医療機関で行う保険診療ではマンツーマンで理学療法を実施することが原則である．しかし，二次予防や三次予防の対象人数となると，マンツーマンでの理学療法は困難となるため，介護予防では，予防の段階に応じて介入戦略を変更しなければならない．二次予防では，マンツーマンではなく集団への介入方法を検討したり，一次予防では，地域づくりや住民ボランティアの育成といった間接的な介入方法を検討したりする．

3. ハイリスク戦略とポピュレーション戦略

　介護予防を行っていくうえで，大きく2つの戦略がある．一つは，ハイリスク戦略，もう一つはポピュレーション戦略である（図2）．ハイリスク戦略とは，要介護リスクを有する虚弱高齢者の数を減らすことで，要介護に陥る高齢者の数を減らす予防戦略であり，二次予防を集中的に行う．一方，ポピュレーション戦略とは，高齢者全体に介入を行うことで，高齢者全体の生活機能を向上させて要介護に陥る高齢者の数を減らす予防戦略である．虚弱高齢者と元気な高齢者の両者に対して介入を行う必要があるため，一次予防と二次予防の両者を行う．一次予防を集中的に行うことが，ポピュレーション戦略ではないことに注意する．

　ハイリスク戦略とポピュレーション戦略は，どちらかいずれかを選択して実施するのではなく，両者を一体的に行うことが理想である．地域で介護予防活動を実践していく際には，実施するプログラムや支援内容がハイリスク戦略となるのか，ポピュレーション戦略になるのかを十分に考えて実施する．

📓 MEMO
介護予防と対象者のニーズ
介護予防における三次予防の対象者は，機能障害やADL障害を改善したいという明確なニーズをもっている．対象者自らが，医療機関や介護保険サービスの提供事業者へ直接アクセスする．一方，一次予防や二次予防の対象者は，機能障害は軽度でADL障害がないため，明確なニーズをもっていないことが多い．専門家の視点ではニーズがあるが，対象者自身ではニーズを自覚しにくい状態にある．対象者自らが医療機関や介護事業者に直接アクセスすることは少ないため，対象者が住むコミュニティーへ直接出向き，介護予防の必要性を啓発するなどのアウトリーチ型の活動が必要となる．

📓 MEMO
高齢者の社会的機能の意義
高齢者の生活機能は，社会的役割などの社会的機能から低下し，手段的ADLや基本的ADLの低下につながっていくと考えられている（Lecture 5・図1）．そのため，介護予防における一次予防では，生活機能の最上流にある社会的機能が重要視されている．特に，社会的機能のなかでも，社会参加については介護予防におけるエビデンスが多くの研究で示されつつある．介護予防に携わる理学療法士は，運動機能だけでなく社会的機能についても評価ができる幅広い視野が必要である．

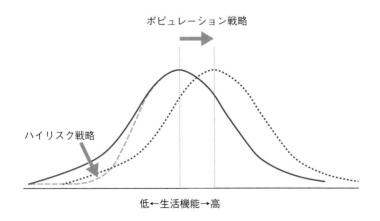

図2　ハイリスク戦略とポピュレーション戦略
生活機能に基づいた高齢者の分布を示す．ハイリスク戦略は，要介護リスクの高い虚弱高齢者を減らす戦略．ポピュレーション戦略は，高齢者全体の生活機能を高め，全体的に分布をシフトさせる戦略．

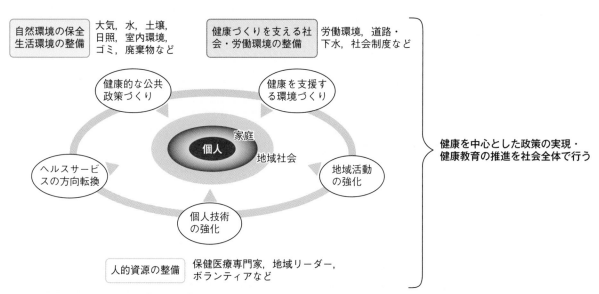

MEMO

●組み入れ基準
（inclusion criteria）
ある母集団から研究参加者を組み入れるときに，個々の特性や，研究参加意思に基づき，対象として適しているかを判断する際の基準．

●除外基準
（exclusion criteria）
ある母集団から研究参加者を組み入れるときに，不適格となる特性，参加許諾が得られないなど，参加者を対象者から除外する際の基準．

●交絡要因
（confounding factor）
従属変数と独立変数の両者に相関する未知（あるいは既知）の潜在変数のこと．真の原因は交絡要因であるのに，独立変数を原因であると早とちりしてしまうことが問題となる．

●無作為化比較対照試験
研究参加者を無作為に2群に振り分け，一方の群に介入し，もう一方の群に介入しないことで，介入による効果を検証する研究手法．

●アクションリサーチ
住民・行政・研究者などの関係者が協働して，問題解決に取り組む研究活動の手法．

4. 介護予防とエビデンス

予防理学療法学各相に対応する研究方法について**表1**[1]に示す．ハイリスク戦略は，リスクが高い対象者をターゲットにするため，場所は病院・施設といった医療モデルの範疇で実施される場合が多い．その研究手法は組み入れ基準および除外基準が厳しく制限され，交絡要因を減少させる手続きが内在する無作為化比較対照試験などにおいて実施される．エビデンスレベルは高いが，対象者選択や介入内容が厳しく限定される中での結果のため，なかなか社会での応用に結びつかない．

一方，ポピュレーション戦略は，地域住民に対して広く浅くかかわる．エビデンスレベルは低いが，アクションリサーチなどにおいて実施されることが散見される．研究者・対象者の協働において地域課題解決に取り組むことは，対象地域での応用は容易ではあるが，交絡要因が統制されていないため対象地域で得られた結果の一般化は難しい．仮説検証作業が必要となる．

5. ヘルスプロモーションと介護予防

1）ヘルスプロモーションの定義

介護予防において，一次予防や二次予防を推進していくためには，医療機関で行われる三次予防とは異なる戦略をとらなければならない．そこで，地域において一次予防や二次予防を実践していくために必要な考え方がヘルスプロモーションである（**図3**）[2]．

ヘルスプロモーションは，1986年に世界保健機関（WHO）においてオタワ憲章として「人々が自らの健康をコントロールし，改善することができるようにするプロセ

表1　研究手法と介入方法の対応

		予防の相		
		三次予防	二次予防	一次予防
介入方法	ハイリスク戦略	無作為化比較対照試験		
	ポピュレーション戦略			アクションリサーチ

（大渕修一：予防理学療法学の定義．吉田　剛ほか編．予防理学療法学要論．医歯薬出版；2017．p.3[1]を参考に作成）

（出所：グリーンほか著，神馬ほか訳「ヘルスプロモーション―PRECEDE-PROCEEDモデルによる活動の展開」〈医学書院〉などをもとに改変・作成）

図3　ヘルスプロモーションの概念図
（健康日本21ホームページ：健康日本21実践の手引き－地方計画策定の前に．p.22[2]）

表2　オタワ憲章（1986年）

- ● ヘルスプロモーションのための3つの戦略
  - ADOVOCATE：唱道・支援する
  - ENABLE：能力を与え，可能にする
  - MEDIATE：調整・調停する
- ● ヘルスプロモーションのための5つの優先課題
  - ・健康公共政策の確立
  - ・保健医療サービスの方向転換
  - ・健康に関する支援的環境の創造
  - ・健康のための地域活動の強化
  - ・個人技術（スキル）の向上

表3　21世紀に向けたヘルスプロモーション（ジャカルタ宣言，1997年）

- ● 21世紀に向けたヘルスプロモーションのための5つの優先課題
  - ・健康に対する社会的責任の促進
  - ・健康改善に向けた投資を増やす
  - ・健康のためのパートナーシップの強化・拡大
  - ・コミュニティの能力を高め，個人の力をひきだす
  - ・ヘルスプロモーションのための基盤を確保する

ス」[3]と定義されている（**表2**）．この定義は，1997年のジャカルタ宣言（**表3**）を経て2005年にバンコク憲章として「人々が自らの健康とその決定要因をコントロールし，改善することができるようにする過程」[4]と再定義されている．ヘルスプロモーションにおいて重要なことは，住民自身が自らの健康づくりのための行動が起こせるように支援することである．介護予防においては，高齢者自身が要介護リスクとなりうる要因について理解し，自ら要介護リスクを是正するための行動を起こすことで健康状態や生活機能を改善できるように支援することである．三次予防のリハビリテーションでは，理学療法士などの専門家のもとで治療が行われるため，対象となる患者は自らの健康状態の改善を専門家に委ねる形態になりやすい．一次予防や二次予防では，高齢者が健康状態や生活機能の改善を専門家に委ねる形態で支援を行うことは適切ではない．三次予防とは異なるアプローチで支援を行う必要がある．

2) ヘルスプロモーションを実践するための活動

(1) 実践のための5つの活動

ヘルスプロモーションに基づいて，一次予防や二次予防にあたる介護予防活動を実践するには，①健康的な公共政策づくり，②健康を支援する環境づくり，③地域活動の強化，④個人技術の開発，⑤ヘルスサービスの方向転換，の5つの活動が重要となる（**図4**）[3,5]．

(2) 健康的な公共政策づくり

健康的な公共政策づくりでは，予防理学療法の領域を越える場合もある．しかし，高齢者が自ら介護予防につながるような健康づくりに取り組めるように支援するには，適切な環境や健康づくりを支援する公共サービスが必要不可欠である．地域のなかで運動するには体育館が必要になり，地域の高齢者が集まって活動するには公民館が必要となる．体育館や公民館へのアクセシビリティ（利用しやすさ）も重要である．加えて，介護予防に関する相談窓口や支援を行う組織が公共サービスとして整備されていれば，介護予防に取り組みやすくなる．このような環境整備や公共サービスづくりには，それらを推進するための政策立案が不可欠である．政策立案は行政の役割であるが，地域で高齢者が介護予防に取り組みやすくなるよう，必要な環境整備や公共サービスがあれば，高齢者に代わって行政側に提案していく．

(3) 健康を支援する環境づくり

健康を支援する環境づくりでは，自然環境や地域環境など高齢者が生活するなかでかかわるすべての環境に対して，住民の健康づくりに役立つように整備が必要となる．ここでは，公共施設やインフラなどの物理的な環境だけでなく，公共サービスや住民同士の関係性などソフト的な要素の環境も含まれる．これらの環境と健康は密接かつ複雑に関連しており，人々の健康づくりには環境の影響を無視できない．これは高齢者の生活機能においても同様である．環境を変えることは容易ではないが，高齢者の健康に影響を与えうる環境要因について注意を払うことは重要である．

WHO
(World Health Organization)

MEMO
ジャカルタ宣言
1986年のオタワ憲章と2005年のバンコク憲章のあいだで，1997年に開催されたヘルスプロモーション国際会議においてジャカルタ宣言が発表されている．ジャカルタ宣言は，オタワ憲章を基盤として，21世紀におけるヘルスプロモーション活動のための5つの優先課題を定めている（表3）．また，健康の前提要因となる住居，教育，食物，生活習慣，社会保障，人間関係，環境，貧困など，「健康の決定要因」の重要性についても述べており，その後のバンコク憲章におけるヘルスプロモーションの定義の変更へとつながっている．

高齢者における環境と生活機能との関連性のエビデンス
▶Step up 参照．

LECTURE
4

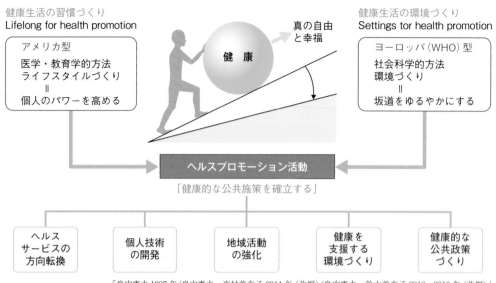

健康生活の習慣づくり
Lifelong for health promotion

アメリカ型
医学・教育学的方法
ライフスタイルづくり
＝
個人のパワーを高める

健　康

真の自由
と幸福

健康生活の環境づくり
Settings tor health promotion

ヨーロッパ（WHO）型
社会科学的方法
環境づくり
＝
坂道をゆるやかにする

ヘルスプロモーション活動

「健康的な公共施策を確立する」

ヘルス サービスの 方向転換	個人技術 の開発	地域活動 の強化	健康を 支援する 環境づくり	健康的な 公共政策 づくり

「島内憲夫 1987 年/島内憲夫・高村美奈子 2011 年（改編）/島内憲夫　鈴木美奈子 2018　2019 年（改編）」

図 4　ヘルスプロモーション活動の概念図
（ヘルスプロモーション学会ホームページ：ヘルスプロモーションとは[5]）

（4）地域活動の強化

　地域活動の強化は，予防理学療法において重要な視点である．近年，高齢者における社会参加が生活機能の低下に対して保護的に作用することが示されている．社会参加の定義には諸説あるが，「自発的な集団活動への参加を狭義の社会参加とし，家庭外での社会活動や対人活動を広義の社会参加」[6]と考えると，自発性や対人活動の要素に欠ける個人的な旅行や就業は原則として社会参加には含まれない．高齢者の社会参加を促すには，地域における集団活動や地域住民とのかかわりの場が必要となる．

　集団活動や地域住民とのかかわりの場を確保するには，地域の住民組織の活動が鍵となる．地域の高齢者が主体的に活動できるようなさまざまな住民組織の活動を活性化させ，積極的に高齢者が参加していけるように支援していくことで，高齢者の健康度や生活機能を高めていくことができる．高齢者が自主的かつ主体的に地域活動に参加し，地域の住民とかかわっていくことが健康づくりの観点では重要であるため，専門家主導で組織化されているグループに受動的に参加することは本来の目的ではない．ヘルスプロモーションに基づいて地域で介護予防活動を実践していくには，高齢者が主体的に活動する住民グループを組織化し，その活動を継続できるような支援を行うことが予防理学療法における専門家の役割である．

（5）個人技術の開発

　ヘルスプロモーションでは，住民が自ら健康や健康の関連要因をコントロールできるようにすることが目的であり，介護予防においては，高齢者一人ひとりが生活機能をコントロールできるようにすることが目的となる．高齢者一人ひとりが自ら健康状態や生活機能をコントロールするには，健康づくりや介護予防に関する知識や技術を身につける必要がある．専門家は，地域の高齢者に対して健康や介護予防に関する教育や情報提供を積極的に行い，健康づくりや介護予防に取り組むために必要な知識や技術を高齢者一人ひとりが身につけられるように支援する．

（6）ヘルスサービスの方向転換

　医療保険などのヘルスサービスは，これまで主に疾病発症後のための支援として構築されてきた．しかし，ヘルスプロモーションでは，住民，専門家，サービス提供者，行政関係者のすべてが，ヘルスサービスに対する責任を共有し，健康づくりのた

MEMO

ヘルスリテラシー

ヘルスプロモーションに関連して発達した概念で，良好な健康を維持するために必要な情報を得て，かつそれを理解し，適切に活用するための能力とされている．近年では，メディアやインターネットなどを通じて，健康に関する膨大な情報が簡単に得られる．一方，膨大な情報から誤った情報に従って行動すると，むしろ健康を害することもある．信頼できる情報を選択して，適切に行動ができる能力が健康増進や介護予防において重要である．

めのサービスへと再構築をしていく必要がある．ヘルスサービスの方向性も，健康に関する研究，専門的教育やトレーニングを行うように再構築が求められる．理学療法士は健康づくりにかかわる専門家の一員として，健康づくりに必要な知識や技術を習得し，住民の健康づくりのために還元していけるような役割が求められる．

6. 介護予防にかかわる地域の組織

　地域で介護予防にかかわるさまざまな活動を実践していくためには，介護予防に関連する地域の組織についての知識が必要である．地域の組織と有機的かつ密接に連携を図らなければ，その地域に根差した実行可能な介護予防活動を行うことはできない．

1）地域包括支援センター

　地域包括支援センターは，介護保険法によって定められた，地域住民の保険医療の向上と福祉の増進を包括的に支援するための施設である．地域包括ケアシステム（**図5**）[7]における中核的な機関として，市町村が設置している．地域住民の主に介護に関する困りごとに対する地域の相談窓口であるとともに，その支援を行う機関である．センターの設置者や職員，具体的な事業内容の詳細については**表4**のとおりである．一つのセンターがカバーする区域は市町村によって差異はあるものの，おおむね中学校区に一つ設置されるように計画されている．

　センターの事業内容は多岐にわたり，介護予防に関する事業を行う主要な施設である．特に，介護予防事業のうち，フレイルなどの虚弱高齢者の把握，介護予防に関する普及啓発，介護予防活動にかかわるボランティアなどの人材の育成，地域の住民組

LECTURE
4

MEMO

地域包括支援センターの設置者
地域包括支援センターは，介護保険法に基づいて市町村が設置することができる．なお，市町村は地域包括支援センターに関する事業を外部の法人に委託して設置することもできる．実際に事業委託を受けている法人としては，社会福祉法人，社会福祉協議会，医療法人などが多い．市町村が直接設置・運営している場合を行政直営型，法人に委託して設置している場合を委託型とよんでいる．実情としては，行政直営型よりも委託型の地域包括支援センターのほうが多い．地域包括支援センターと協働して介護予防活動を行う場合，行政直営型か委託型かでセンターの権限が異なる場合もあるため，あらかじめ設置者を確認しておく．

地域包括ケアシステム

- ●団塊の世代が75歳以上となる2025年を目途に，重度な要介護状態となっても住み慣れた地域で自分らしい暮らしを人生の最後まで続けることができるよう，住まい・医療・介護・予防・生活支援が一体的に提供される地域包括ケアシステムの構築を実現していきます．
- ●今後，認知症高齢者の増加が見込まれることから，認知症高齢者の地域での生活を支えるためにも，地域包括ケアシステムの構築が重要です．
- ●人口が横ばいで75歳以上人口が急増する大都市部，75歳以上人口の増加は緩やかだが人口は減少する町村部等，高齢化の進展状況には大きな地域差が生じています．
地域包括ケアシステムは，保険者である市町村や都道府県が，地域の自主性や主体性に基づき，地域の特性に応じて作り上げていくことが必要です．

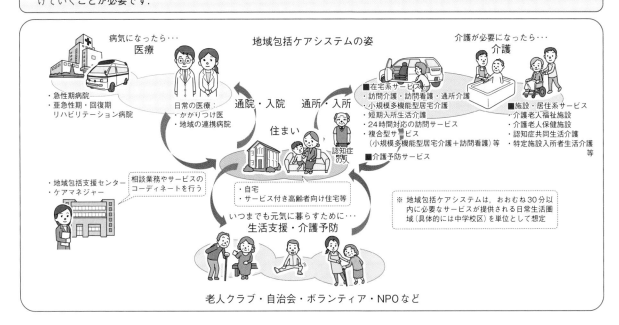

図5　地域包括ケアシステムのイメージ
（厚生労働省：地域包括ケアシステム[7]をもとに作成）

**表4 地域包括支援セン
ターの詳細**

設置者
市町村
市町村から委託された法人

職員
社会福祉士
保健師
主任介護支援専門員
上記職種に準ずる者
＊人口規模により配置職員 　は異なる

事業内容（役割）
包括的支援事業
①介護予防ケアマネジメン 　ト事業
②総合相談．支援事業
③権利擁護事業
④包括的・継続的ケアマネ 　ジメント支援事業
指定介護予防支援
介護予防・日常生活支援総 合事業

📝**MEMO**

サロン活動
サロン活動とは，地域住民同士の仲間づくりや集いの場を作るための事業である．地域の高齢者の社会参加を促すためには，社会福祉協議会のサロン活動が活用できる．

織の支援，介護予防事業の評価などの事業を行う．したがって，地域で高齢者の体力を把握するための測定会，介護予防に関する講演，住民による体操グループへの支援など，理学療法士がかかわりうる介護予防活動に関しては，地域包括支援センターの事業でもあり，センターとの連携・協働は必須である．センターにはリハビリテーション職種は原則的に配置されていないため，理学療法士としての専門性を活かして地域包括支援センターと協働して介護予防活動を実践していくことが期待される．

2）社会福祉協議会

社会福祉協議会は，地域福祉の推進を図ることを目的とした，社会福祉法において位置づけられた，自主性，公共性，非営利性を基礎とした民間組織である．地域福祉の推進にかかわる事業はきわめて多岐にわたる．介護予防と密接に関連する事業として，住民ボランティアの育成や活動支援，地域のサロン活動がある．介護予防活動にかかわるボランティアの育成や介護予防事業へのボランティアの協力は，介護予防事業を推進していくうえでは重要な要件である．

ヘルスプロモーションに基づく介護予防では，地域活動の強化が重要な活動であり，そのためには住民ボランティアやサロン活動は重要な地域資源となる．さらに，市町村社会福祉協議会や地区社会福祉協議会の構成員には，住民や住民組織がかかわっている．社会福祉協議会は地域の住民という当事者がかかわる組織でもある．地域住民を巻き込む介護予防活動のためには当事者組織でもある社会福祉協議会との協力関係の構築は重要である．

3）民生委員

民生委員は，民生委員法に基づき，都道府県知事の推薦により厚生労働大臣から委嘱される無給・特別職の地方公務員である．民生委員の職務は，住民の生活状況を必要に応じて適宜把握すること，生活に関する相談や援助を行うこと，社会福祉に関する事業の活動を支援すること，福祉事務所などの行政機関の業務に協力することなどとされている．地域住民が抱える日常生活のさまざまな課題に対する地域の世話役・相談役といった役割である．地域の高齢者が抱える健康問題や生活課題，地域そのものが抱える問題について，最もよく把握しているのが民生委員といえる．地域の高齢者や地域そのものが抱える課題（ニーズ）を十分に把握して，その地域にあった介護予防活動を展開していくには，民生委員との連携も重要である．

■引用文献

1）大渕修一：予防理学療法学の定義．吉田 剛ほか編．予防理学療法学要論．医歯薬出版；2017．p.2.
2）健康日本21：地域における健康日本21実践の手引き—地方計画策定の前に．p.22.
　　http://www.kenkounippon21.gr.jp/kenkounippon21/jissen/index.html
3）World Health Organization：The Ottawa Charter for Health Promotion.
　　https://www.who.int/healthpromotion/conferences/previous/ottawa/en/
4）World Health Organization：The Bangkok Charter for Health Promotion in a Globalized World.
　　https://www.who.int/healthpromotion/conferences/6gchp/bangkok_charter/en/
5）ヘルスプロモーション学会：ヘルスプロモーションとは．
　　http://plaza.umin.ac.jp/~jshp-gakkai/intro.html
6）上出直人：社会参加の促進．島田裕之ほか編．高齢者理学療法学．医歯薬出版；2017．p.571-7.
7）厚生労働省：地域包括ケアシステム．
　　https://www.mhlw.go.jp/stf/seisakunitsuite/bunya/hukushi_kaigo/kaigo_koureisha/chiiki-houkatsu/

**LECTURE
4**

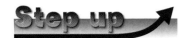

1．環境と健康

　ヘルスプロモーションにおいて，地域の環境づくりは重要な活動の一つである．地域で効果的な介護予防活動を展開していくためには，活動を行う当該地域の環境に対しても評価を行い，地域環境における課題を把握しておくことが望ましい．ヘルスプロモーションにおける環境づくりでは，ハード面とソフト面の両者の環境要因が含まれており，最初に地域の公共施設や道路，交通機関の整備状況などのハード面の環境要因について述べる．

　近年，ハード面の環境要因が健康を規定する因子となりうることを示すエビデンスが示されつつある．カナダで行われた20～85歳までの住民約660万人を対象とした大規模コホート研究では，主要幹線道路の近くに居住している住民では認知症の発症リスクが高いことが報告されている[1]．この結果は，年齢や性別，生活習慣，慢性疾患，教育歴など，他に認知症の発症に影響しうる交絡要因を調整した結果であり，居住地の幹線道路への近さと認知症の発症との関連性については，疫学的にはエビデンスが高い．しかし，両者の関連性のメカニズムについてはよくわかっておらず，空気中のPM2.5や窒素酸化物の濃度の影響，騒音による影響，身体活動量の影響などが示唆されている．

　身体活動量と環境との関連については，徒歩で10～15分圏内の近隣環境が地域高齢者の歩行時間と関連することを示す研究もある[2]．この研究では，International Physical Activity Questionnaire Environmental Module（IPAQ-E）という質問紙を用いて対象者の居住している地域の近隣環境を評価しており，近所にレクリエーション施設があること，近所で運動している人をよく見かけること，近所にきれいな景観がたくさんあることなどが，日常の歩行時間と関連していたことを報告している．ウォーキングなどを行って，高齢者の身体活動量を維持・向上させることは，介護予防として意義のある戦略にはなりえるが，一方，身体活動量の維持・向上を図るために適した環境でなければ，実行可能性の高い戦略にはならない．IPAQ-Eなどの質問紙を用いて環境要因の評価を行うことは，地域にあった介護予防活動を企画・展開するための有益な情報になりうる．

2．ソーシャルキャピタル（社会関係資本）と健康

　環境に関しては，ハード面だけでなくソフト面の環境要因も健康へ影響を与えることが示されている．ソフト面の環境要因には，地域の人とのつながりや人間関係，地域活動などの要因も含まれる．ソフト面の環境要因を考えるうえでは，ソーシャルキャピタル（社会関係資本）とよばれる概念（図1）が重要な要素の一つである．社会関係

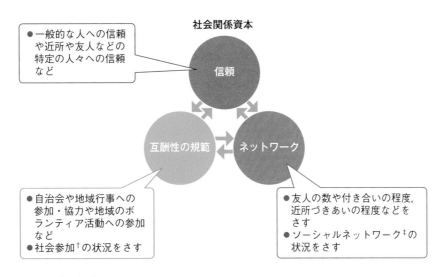

図1　社会関係資本の概念図
†社会参加・地域社会の中における組織だった集団で行う諸活動への自発的な参加を意味する．
‡ソーシャルネットワーク：対人関係における構造的・量的側面．家族や友人などの周囲の人々と個人との個々の関係性を意味する．親族や友人の数，他者と連絡を取り合う頻度などで評価される．

資本とは「調整された諸活動を活発にすることによって社会の効率性を改善できる，信頼，規範，ネットワークといった社会組織の特徴をいう」[3]とされている．ここで述べられている規範とは，規則や基準といった意味ではなく，互酬性の規範とよばれる地域の人間関係のあるべき姿を意味している．日本的にわかりやすく表現すれば，近所の住民同士の「お互い様の意識」と「助け合いの気持ち」といえる．社会関係資本が良好な地域とは，住民同士に信頼関係があり，お互いに結束して助け合うことができる仕組みができあがっている地域であることを意味する．

　社会関係資本には，資本（お金）と同じように，生産性があり，ある目標を達成しうる力があると考えられている．地域住民の運動習慣を高めて健康増進を図ることを考えてみよう．社会関係資本が脆弱な地域では，運動習慣の改善は個人の努力に委ねられ，個人が地域で利用可能なスポーツ施設やスポーツジムなどを探して，個人的に運動を実施・継続していくほかない．一方，社会関係資本が良好な地域では，近所の住民で体操グループを組織し，お互いに励まし合いながら運動を実施・継続していくような取り組みが創出される場合もある．実際，日本の地域高齢者約15,000人を対象とした大規模コホート調査において，生活習慣や運動習慣などと独立して，社会関係資本が高齢者の生命予後と関連することが報告されている[4]．介護予防活動を展開していくうえで，地域の社会関係資本を意識しておく必要がある．

3．社会参加の介護予防におけるエビデンス

　近年の介護予防では，高齢者全体の健康度を上げるポピュレーション戦略的な考え方が推進されている．一つの方法論として，高齢者の社会参加を高めることが重視されている．これは，高齢者における社会参加の状況が，その後の要介護状態の発生と関連するという疫学研究の結果が影響している．事実，日本の地域高齢者約13,000人を対象とした大規模コホート調査でも，社会参加の状況が将来の要介護状態の発生に対して保護的に作用することが実証されている[5]．

　この研究では，社会参加の状況として，自治会などの地域活動，趣味活動，スポーツ活動，宗教活動，業界団体の活動，ボランティア活動，政治活動，市民運動に関する団体活動の有無について調査し，4年間における要介護状態の新規発生との関連を解析している．研究の結果では，少なくとも各種の団体活動への参加が一つ以上ある高齢者では，要介護状態の発生リスクが約2〜4割程度低かったことが示されている．団体活動の種類では，地域活動，趣味活動，スポーツ活動に関する団体活動が要介護状態の新規発生に保護的に作用していたことも示されている．地域活動を強化することは，高齢者の社会参加を促進し，介護予防につながる．

■引用文献

1) Chen H, Kwong JC, et al.：Living near major roads and the incidence of dementia, Parkinson's disease, and multiple sclerosis：a population-based cohort study. Lancet 2017；389（10070）：718-26.
2) Inoue S, Ohya Y, et al.：Perceived neighborhood environment and walking for specific purposes among elderly Japanese. J Epidemiol 2011；21（6）：481-90.
3) ロバート・D・パットナム著，河田潤一訳：社会資本と制度の成功．哲学する民主主義―伝統と改革の市民的構造．NTT出版；2001．p.200-31.
4) Aida J, Kondo K, et al.：Assessing the association between all-cause mortality and multiple aspects of individual social capital among the older Japanese. BMC Public Health 2011；11：499.
5) Kanamori S, Kai Y, et al.：Social participation and the prevention of functional disability in older Japanese：The JAGES Cohort Study. PLoS One 2014；9（6）：e99638.

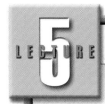

老年医学と予防理学療法（1）
老年症候群

この講義を理解するために

　日本は，少子高齢化および人口減少社会という，世界が経験したことのない人口・疾病構造急変のただ中にあります．このような右肩下がりの時代背景において死を見据えた持続的で多様な日々を生きるためにはどのような処方箋が考えられるでしょう．生まれてから死ぬまでの期間である寿命（疾病モデル）から住み慣れた地域で活き活きと生活できる期間の健康寿命（生活機能モデル）への価値の転換が進む現代，老年症候群と健康手段としての予防活動を深く理解し実践することが希求されています．この講義が，日本が抱える喫緊の課題と対峙する，新しい世代の理学療法士は何をすべきなのかについて考える契機となることを願います．

　この講義を学ぶにあたり，以下の項目を学習しておきましょう．

　　□ 予防の定義について復習しておく（Lecture 1 参照）.

　　□ 加齢とともに生じる機能低下について調べておく.

　　□ フレイルについて学習しておく.

講義を終えて確認すること

　　□ 予防理学療法学の定義・範囲・研究手法を理解できた.

　　□ 老年症候群の定義・範囲・評価を理解できた.

　　□ 老年症候群とフレイルの違いを理解できた.

　　□ 老年学の視点から生涯発達を理解できた.

　　□ 加齢に伴い低下する機能と維持される機能について理解できた.

ロートン（Lawton MP）

1. 予防理学療法学と加齢

　正常加齢と予防理学療法との概念図を**図 1**[1]に示す．老年学者のロートンが示した枠組み「生活機能の 7 段階の階層モデル」の横軸について，生活機能レベルから死に至る時間軸に置き換えたものである．高齢者が有する生活機能は，「社会的役割」から「生命維持」の順に低下することが実証研究により明らかにされている．矮小化して病院をとらえると「生命維持」（救命救急機能）に該当し，「生命維持」よりも上位に位置する生活機能は，当事者および家族，看護師，リハビリテーション専門職などが対応することになる．

　リハビリテーション専門職が得意とする基本的 ADL（BADL）の一段階上位機能である手段的日常生活活動（IADL）に何らかの障害を有する状況がフレイル（Frailty ＝老年症候群）に該当している．

2. 老年症候群の定義

1）定義

　老年症候群の定義は「虚弱な高齢者 frail elderly に特有の一連の症候で，しばしば日常生活の阻害因子となるものをいう．それぞれの症候は単一の原因では説明しにくく，虚弱状態 frailty やさまざまな疾患，臓器の機能低下などの多くの原因が複合していることが特徴である」[2]や「原因はさまざまであるが，放置すると QOL や ADL を阻害する，高齢者に多くみられる一連の症候」[3]など諸説存在し，「老年症候群に明確な定義は存在しないが，高齢者医療・介護の現場においては老年症候群という病態に関する概念や近年では老年科医のみならず，看護・介護スタッフの間にも認識されるに至った」[4]といわれている．

2）範囲

　主なものとして褥瘡，せん妄，失禁，抑うつ気分，認知機能，低栄養状態，転倒，閉じこもり，口腔機能，生活機能などが含まれる．

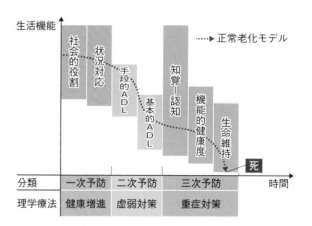

図 1　正常加齢と予防理学療法との概念図
(Lawton MP：Assessing the competence of older people. In：Kent DP, et al（eds）.：Research, planning, and action for the elderly：the power and potential of social science. Behavioral Publications；1972. p.144-65[1]をもとに作成)

MEMO
リハビリテーション専門職
理学療法士，作業療法士，言語聴覚士が該当する．

基本的 ADL
(basic-activities of daily living：BADL)
手段的日常生活活動
(instrumental-activities of daily living：IADL)

老年症候群
(geriatric syndrome)

（1）褥瘡

褥瘡の発生要因は圧迫と組織耐久性の2つに大別される．圧迫には，①可動性減少，②活動性の低下，③知覚の認知の低下，が関連し，組織耐久性には，④湿潤の増加，⑤摩擦とずれの増加，⑥栄養状態の低下，が関連している[3]．これらの6つの発生要因を点数化して，褥瘡発生リスクを評価する尺度であるブレーデンスケールが開発され世界的に利用されている．

（2）せん妄

せん妄は意識障害の一種で，軽度の意識混濁を背景にして，注意力，集中力，認知機能，記憶力，判断力，見当識などが障害される病態である．高齢者では，さまざまな疾患に伴う非特異的な症候としてせん妄が生じることが多く，もっとも重要な老年症候群の一つである．高齢者におけるせん妄の危険因子には，高齢，視力低下，重篤な基礎疾患，認知機能低下，脱水などがある．発症の直接の契機は，身体拘束，栄養状態の悪化，4種類以上の薬物の追加，膀胱カテーテル留置，医原性の出来事，外科手術，断眠，環境変化などである．いずれの場合にも複数の要因の相乗効果によってせん妄が発生する[2]．

（3）失禁

失禁とは，尿失禁と便失禁を含む言葉である．高齢者における尿失禁の頻度は，在宅生活者で5〜15%，施設入所者で30〜80%といわれている．尿失禁は自尊心を傷つけたり，社会参加を制限したりするため，高齢者の生活の質（QOL）を著しく損なう．高齢者の尿失禁は，多彩な原因が複合して生じることから老年症候群の一つとして対応を考える必要がある．尿路に何らかの異常がある場合でも，認知機能障害や運動機能障害および環境不備などに関連する機能性尿失禁や，心不全による夜間多尿，各種薬物など，ほかの原因にも注意を払う[2]．

（4）抑うつ気分

高齢者では，うつ病・うつ状態は生命予後や機能予後を悪化させる独立した危険因子である．QOLの低下や自死にもつながるのできわめて重要な課題である．高齢者のうつ病・うつ状態はさまざまな背景を有していて，たびたび身体疾患を合併していることが特徴の一つである．がんや心疾患，神経疾患，代謝性疾患，関節炎，感覚障害などが高齢者のうつに関与している．また，脳血管障害やアルツハイマー病，パーキンソン病などの器質性脳疾患にうつ病・うつ状態を合併する頻度も高い[2]．

（5）認知機能

認知機能は，加齢とともに個人差が大きくなるのが最大の特徴といえる．その要因として，遺伝的要因，環境要因，身体的健康要因，精神的健康要因，脳の生物学的変化などがある．米国精神医学会の診断基準（DSM-5）によると，認知症と軽度認知障害をまとめて神経認知障害群とよび，6つの認知領域（①複雑性注意，②実行機能，③学習と記憶，④言語，⑤知覚‐運動，⑥社会的認知）のうち一つ以上の認知領域で以前の行為水準から有意な低下があり，毎日の活動において認知欠損が自立を阻害していれば「認知症」，自立を阻害していなければ「軽度認知障害」とよぶことが提唱されている（①〜③は加齢の影響を受ける）[5]．

（6）その他

上記のほかに，低栄養状態，転倒，閉じこもり，口腔機能，生活機能があげられる．それぞれの詳細は，厚生労働省の各マニュアルを確認することが有効である．

3）疾病と生活機能

表1[6]は，疾患と症候群そして老年症候群の違いを，原因，メカニズム，症状・徴候の3項目ごとに示している．国際疾病分類（ICD）で分類される疾患は3項目につ

MEMO

ブレーデンスケール
（Braden scale）
6つの項目をそれぞれ1〜4点（「摩擦とずれ」のみ1〜3点）とし合計点で評価する．合計点が低いほど褥瘡の発生リスクは高くなる．17点以下は注意を要するとされる．

生活の質（quality of life：QOL）

MEMO

DSM-5（Diagnostic and Statistical Manual of Mental Disorders-5）
アメリカ精神医学会から刊行されている精神疾患の診断基準・診断分類であり，精神疾患の診断・統計マニュアル．第5版は2013年に刊行された（日本語版は，2014年に刊行）．

調べてみよう

厚生労働省ホームページに「介護予防マニュアル（改訂版）」が出されている．低栄養状態，転倒，閉じこもり，口腔機能，生活機能について，それぞれ「栄養改善マニュアル」「運動器の機能向上マニュアル」「閉じこもり予防・支援マニュアル」「口腔機能向上マニュアル」「介護予防のための生活機能評価に関するマニュアル」で確認しておこう．
https://www.mhlw.go.jp/topics/2009/05/tp0501-1.html

MEMO

国際疾病分類（International Classification of Disease：ICD）
世界保健機関（World Health Organization：WHO）が作成する国際的に統一した基準で定められた死因および疾病の分類．最新版は国際疾病分類の第11回改訂版（ICD-11）となる．主に医師，薬剤師，看護師などが利用する分類．

LECTURE
5

表1　疾患，症候群と老年症候群の違い

	原因	メカニズム	症状・徴候
疾患	明らか	明らか	明らか（大多数では）
症候群	不明	不明	合意によって決める
老年症候群	幾つかのリスク要因	相互作用による増悪	褥瘡，失禁など

（高橋龍太郎：日本臨床 2018；76（5）：533-7[6]）をもとに作成）

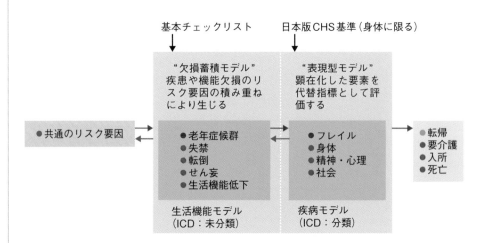

図2　老年症候群における統一概念モデル
（Inouye SK, et al.：J Am Geriatr Soc 2007；55（5）：780-91[7]）

いておおよそ明らかになっている．一方，国際生活機能分類（ICF）で分類される老年症候群は，雑多なリスクの寄せ集めが原因となり，各リスクの増加に伴い生活機能低下に至るメカニズムとなる．

4）統一概念

老年症候群における統一概念モデルを**図2**[7]に示す．老年症候群は「共通のリスク要因」と「転帰」のあいだに位置する加齢に伴う悪循環のプロセスである．

ICD に分類されるフレイルは疾病モデル，ICF に分類される老年症候群は生活機能モデルといえる．老年症候群は，能力の有無が前提である疾患や機能欠損のリスク要因の積み重ねの欠損蓄積モデルであり，フレイルは，基準が前提の顕在化した一部の要素のみを代替指標として操作的に定義する表現型モデルである．老年症候群との比較において操作化のしやすさはフレイルではあるが，両者は同じ対象を異なる観点で見ている．生活機能モデルである老年症候群から発展させた概念が疾病モデルのフレイルであり[8]，疾病モデル下のフレイルから得られたエビデンスを実際の生活場面で応用するには自ずと限界があることを理解する．

3. 老年症候群の評価と介入方法

1）評価

（1）基本チェックリスト（表2）

要介護状態に移行する可能性が高いハイリスク高齢者（二次予防事業対象者）を抽出するためのスクリーニングに用いられ，介護保険制度が改正された2006年に介護予防把握事業の一部として導入された．評価方法は自己記入式で，7領域25項目の質問群から成り，各領域において二次予防事業対象者の選定基準が設けられている．

項目番号1〜5は日常生活関連動作，6〜10は運動器の機能，11，12は低栄養状態，13〜15は口腔機能，16，17は閉じこもり，18〜20は認知機能，21〜25は抑うつ気分に関する質問となっている．

表2 基本チェックリスト

	質問項目	回答		得点	質問項目の趣旨
1	バスや電車で1人で外出していますか	0. はい	1. いいえ		家族などの付き添いなしで，1人でバスや電車を利用して外出しているかどうかを尋ねます．バスや電車のないところでは，それに準じた公共交通機関に置き換えて回答してください．なお，1人で自家用車を運転して外出している場合も含みます
2	日用品の買い物をしていますか	0. はい	1. いいえ		自ら外出し，何らかの日用品の買い物を適切に行っているかどうか（例えば，必要な物品を間違いなく購入しているか）を尋ねます．頻度は，本人の判断に基づき回答してください．電話での注文のみで済ませている場合は「いいえ」となります
3	預貯金の出し入れをしていますか	0. はい	1. いいえ		自ら預貯金の出し入れをしているかどうかを尋ねます．銀行などでの窓口手続きも含め，本人の判断により金銭管理を行っている場合に「はい」とします．家族などに依頼して，預貯金の出し入れをしている場合は「いいえ」となります
4	友人の家を訪ねていますか	0. はい	1. いいえ		友人の家を訪ねているかどうかを尋ねます．電話での交流や家族・親戚の家への訪問は含みません
5	家族や友人の相談にのっていますか	0. はい	1. いいえ		家族や友人の相談にのっているかどうかを尋ねます．面談せずに電話のみで相談に応じている場合も「はい」とします
6	階段を手すりや壁をつたわらずに昇っていますか	0. はい	1. いいえ		階段を手すりや壁をつたわらずに昇っているかどうかを尋ねます．時々，手すりなどを使用している程度であれば「はい」とします．手すりなどを使わずに階段を昇る能力があっても，習慣的に手すりなどを使っている場合には「いいえ」となります
7	椅子に座った状態から何もつかまらずに立ち上がっていますか	0. はい	1. いいえ		椅子に座った状態から何もつかまらずに立ち上がっているかどうかを尋ねます．時々，つかまっている程度であれば「はい」とします
8	15分くらい続けて歩いていますか	0. はい	1. いいえ		15分くらい続けて歩いているかどうかを尋ねます．屋内，屋外の場所，杖の使用の有無は問いません
9	この1年間に転んだことがありますか	0. はい	1. いいえ		この1年間に転倒したことがあるかどうかを尋ねます
10	転倒に対する不安は大きいですか	0. はい	1. いいえ		現在，転倒に対する不安が大きいかどうかを，本人の主観に基づき回答してください
11	6か月間で2～3kg以上の体重減少がありましたか	0. はい	1. いいえ		6か月間で2～3kg以上の体重減少があったかどうかを尋ねます．6か月以上かかって減少している場合は「いいえ」となります
12	身長，体重			BMI18.5未満該当	身長，体重は，整数で記載してください．体重は1か月以内の値を，身長は過去の測定値を記載して構いません
13	半年前に比べて固いものが食べにくくなりましたか	0. はい	1. いいえ		半年前に比べて固いものが食べにくくなったかどうかを尋ねます．半年以上前から固いものが食べにくく，その状態に変化が生じていない場合は「いいえ」となります
14	お茶や汁物などでむせることがありますか	0. はい	1. いいえ		お茶や汁物などを飲むときに，むせることがあるかを，本人の主観に基づき回答してください
15	口の渇きが気になりますか	0. はい	1. いいえ		口の中の渇きが気になるかどうかを，本人の主観に基づき回答してください
16	週に1回以上は外出していますか	0. はい	1. いいえ		週によって外出頻度が異なる場合は，過去1か月の状態を平均してください
17	昨年と比べて外出の回数が減っていますか	0. はい	1. いいえ		昨年の外出回数と比べて，今年の外出回数が減少傾向にある場合は「はい」となります
18	周りの人から「いつも同じことを聞く」などの物忘れがあると言われますか	0. はい	1. いいえ		本人は物忘れがあると思っていても，周りの人から指摘されることがない場合は「いいえ」となります
19	自分で電話番号を調べて，電話をかけることをしていますか	0. はい	1. いいえ		何らかの方法で，自ら電話番号を調べて，電話をかけているかを尋ねています．誰かに電話番号を尋ねて電話をかける場合や，誰かにダイヤルをしてもらい会話だけする場合には「いいえ」となります
20	今日が何月何日かわからないときがありますか	0. はい	1. いいえ		今日が何月何日かわからないときがあるかどうかを，本人の主観に基づき回答してください．月と日の一方しかわからない場合には「はい」となります
21	（ここ2週間）毎日の生活に充実感がない	0. はい	1. いいえ		
22	（ここ2週間）これまで楽しんでやれていたことが楽しめなくなった	0. はい	1. いいえ		
23	（ここ2週間）以前は楽にできていたことが今ではおっくうに感じられる	0. はい	1. いいえ		ここ2週間の状況を，本人の主観に基づき回答してください
24	（ここ2週間）自分が役に立つ人間だと思えない	0. はい	1. いいえ		
25	（ここ2週間）わけもなく疲れたような感じがする	0. はい	1. いいえ		

【共通的事項】
①対象者には，深く考えずに，主観に基づき回答してもらう．妥当性の判断は，基本チェックリストの評価者が行う．
②期間を定めていない質問項目については，現在の状況について回答してもらう．
③習慣を問う質問項目については，頻度も含め，本人の判断に基づき回答してもらう．
④質問項目の趣旨は，各地域の実情に応じて適宜解釈するのは構わないが，各質問項目の表現は変えないこと．
（厚生労働省作成の基本チェックリストをもとに作成）

LECTURE
5

表3　日本版 CHS 基準

項目	評価基準
体重減少	6か月で2～3kg以上の体重減少（基本チェックリスト：項目番号11）
筋力低下	握力（男性：26kg未満，女性：18kg未満）
疲労感	（ここ2週間）わけもなく疲れたような感じがする（基本チェックリスト：項目番号25）
歩行速度	通常歩行速度（＜1.0m/秒）
身体活動	①軽い運動・体操をしていますか？ ②定期的な運動・スポーツをしていますか？ 上記のいずれにも「1週間に1度もしていない」と回答

（Satake S, et al.：Geriatr Gerontol Int 2017；17（12）：2629-34[9]）をもとに作成）

表4　従来の医療と老年症候群に対する介入方法の比較

	介入方法
従来の医療	診断と治療
老年症候群	リスク要因の評価と削減

（Carlson C, et al.：Med Clin North Am 2015；99（2）：263-79[10]）をもとに作成）

日本版 CHS 基準（Japanese version of the Cardiovascular Health Study Criteria：J-CHS 基準）

💡 ここがポイント！
基本チェックリストを利用し生活機能のうちどの要因が維持されているのか，また低下している要因は何であるかを見極め，リスク要因に対応した介入を実施する必要がある。

📖 MEMO
● ポピュレーション戦略
高齢者全体を対象とし，生活機能などを向上させて，要介護に陥る高齢者の数を減らす予防戦略のこと。研究手法は，アクションリサーチが中心となる。
● ハイリスク戦略
要介護リスクを要する虚弱高齢者を対象とし，身体機能などを向上させて，虚弱高齢者の数を減らす予防戦略のこと。研究手法は，無作為化比較対照試験が中心となる。
▶ Lecture 4 参照。

📖 MEMO
生涯発達
ドイツ人の心理学者ポール・バルテス（Baltes PB）は生涯発達（life-span development）を「個体発生的な発達は生涯にわたるプロセスである。発達の本質調整のために，特定の年齢層が優位になることはない。寿命のすべての段階で，連続的（累積的）および非連続的（革新的）プロセスの両者が作用する」と整理している[13]。

選定基準としては，①1～20までの20項目のうち10項目以上に該当，②6～10までの5項目のうち3項目以上に該当，③11，12の2項目すべてに該当，④13～15の3項目のうち2項目以上に該当，の4つの基準を設け，このなかで一つでも該当すれば，要介護状態に移行する可能性が高いと判断し，介護予防に向けた対応がなされる。加えて，⑤16，17の2項目のうち16に該当，⑥18～20の3項目のうちいずれか一つに該当，⑦21～25の5項目のうち2項目以上に該当する場合には，それぞれ閉じこもり，認知症，うつ病予防・支援が必要とされる。

(2) 日本版 CHS 基準（J-CHS 基準）（表3）[9]

身体的フレイルを代表する判断法と位置づけられ，基本チェックリストの質問を取り入れた日本版 CHS 基準である。5つの項目のうち該当数0項目は健常，1～2項目はプレフレイル，3項目以上はフレイルと判断される。

2) 介入方法

疾病と老年症候群に対する介入方法は異なる（表4）[10]。従前の医療は，生活機能上障害があることを前提としたネガティブな対応と言い換えられ，診断と治療が原則となる。一方，老年症候群では，リスク要因の評価およびその後のリスク要因削減と同時に，実施できることに焦点をあてるポジティブな対応といえる。

4. 老年症候群と予防理学療法

予防理学療法は，周産期から終末期までと人生の生涯にわたる。老年症候群の視点で予防理学療法を再定義すると，対象は高齢者一般であり，その内訳は，自立高齢者，虚弱高齢者，障害高齢者の3つに分類できる。予防3相と高齢者の3分類の関係としては，一次予防は自立高齢者，二次予防は虚弱高齢者，三次予防は障害高齢者が主な対象となる[11]。

1) 一次予防

リスクのない自立した高齢者への健康維持・増進が該当する。介入方法としては，ポピュレーション戦略に含まれる。理学療法にかかわる介入としては，啓発事業，健康教育などがあげられる。

2) 二次予防

フレイルやサルコペニアなどリスクが顕在化した虚弱高齢者が該当する。ポピュレーション戦略とハイリスク戦略の両方で対応する。理学療法にかかわる介入としては，健康調査，健康診断などがあげられる。

3) 三次予防

要介護状態となっている高齢者の重症化の予防および再発予防が該当する。介入方法としては，ハイリスク戦略の範疇に含まれる。理学療法にかかわる介入としては，病院・施設・地域における治療や現疾患の再発予防などがあげられる。

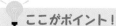

5. 生涯発達と予防—老年学の視点から

　生涯発達は，人間の一生涯を見通しながら発達を考えること[12]と要約できる．

1）獲得と喪失からみた生涯発達

（1）獲得と喪失の比率

　人口の多数を占める高齢者は，成人期以降，知能は低下するペシミズム（悲観主義）ではなく，知能は向上するオプティミズム（楽観主義）を好む傾向にある．

（2）獲得，喪失と生涯発達

　加齢と発達は連続体としてとらえ，一生涯を見通したうえで獲得と喪失の相互作用の総体として発達をとらえる必要がある（**図3**）[16]．獲得過程を見逃すことなく成人期以降の生涯にわたり発達することを想定することが老年学の視点では重要である．

2）知的能力の加齢による変化

　ホーンとキャッテルは生涯発達の観点から，知的能力を流動性知能と結晶性知能の2つに分類している．流動性知能は成人期をピークとして徐々に低下する．一方，結晶性知能は成人期以降も維持（向上）していくのが特徴である（**図4**）[17]．

（1）流動性知能

　流動性知能とは，過去の学習経験以外の新しい学習や環境に適応し柔軟に対応するための問題解決能力であり，偶発的な学習と関連した知的能力である．基本的情報処理としての知能であり，記憶，問題解決（記号や図形）などがこれに該当する．

（2）結晶性知能

　結晶性知能とは，過去の学習経験の積み重ねにより獲得される能力であり，意図的な学習に関連した知的能力である．文化知識としての知能であり，言語・社会的知能などがこれに該当する．

3）生涯発達への影響因子

　バルテスらは生涯発達に影響する因子が世代ごとに異なるととらえ，3つの影響力の変化を示した（**図5**）[18]．標準的・年齢関連的影響は少年期をピークとし，青年期以降は相対的にわずかな上昇がみられる．生涯発達は暦年齢のみで一律に決定されるのではなく，成人期以降については，他の要因から多大な影響を受ける．

（1）標準年齢的影響

　生物学的個体発生に由来する影響と年齢段階にほぼ対応した社会化の影響である．

✎ MEMO

獲得と喪失
バルテスは，獲得（gains）と喪失（losses）が統合された連続体として，生涯発達をとらえることが現実的とした．獲得と喪失，あるいは成長（growth）を衰退（decline）の混在したダイナミックととらえ[14]，高齢期の獲得と喪失を「発達プロセスは，成長といった単純かつ効率的変化だけでは説明できない．発達は，むしろ生涯を通じて常に獲得（成長）と喪失（衰退）の連鎖において構成される」と整理している[15]．

ホーン（Horn J）
キャッテル（Cattell R）

💡 ここがポイント！
高齢者には，単純な計算や短期記憶といった流動性知能を強制するアクティビティの提供ではなく，個別の生活歴および目標を設置し，結晶性知能につながる予防活動の導入など，工夫が必要といえる．

💡 ここがポイント！
発達は，誕生から成人までが獲得，高齢期以降は喪失という二分法ではなく，誕生直後から喪失は始まり，死に近接していても獲得しうるものがあるという理解が必要である．対象者に対しては生活歴の能動的な聴取とともに，他動的な傾聴を取り混ぜ，時々刻々変化する獲得と喪失を理解したうえでの予防活動を提供する必要がある．

LECTURE 5

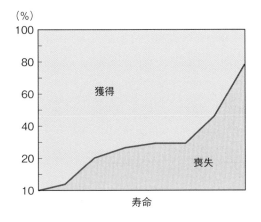

図3　加齢は「喪失」体験を増加させる
（Baltes PB：Am Psychol 1997：52：366-80[16]）

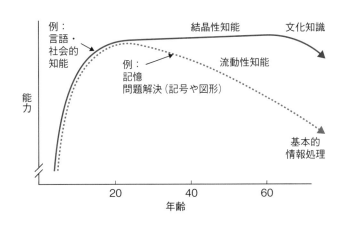

図4　生涯発達に伴う「喪失」を補うメカニズム
（Schaie KW, et. al.：Neuropsychol Dev Cogn B Aging Neuropsychol Cogn 2004：11（2-3）：304-24[17]をもとに作成）

LECTURE
5

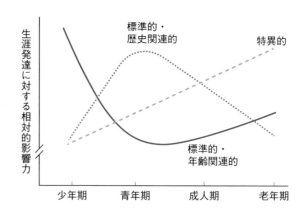

図5　生涯発達に対する影響力の年齢変化
(Baltes PB, et. al.：Annu Rev Psychol 1980；31：65-110[18])

（2）標準歴史的影響

　歴史および世代に関連する歴史的文脈に結びついている生物学的および環境的な影響である．また，物質的，環境的，社会的変化や，戦争，経済不況のような大規模な社会的動乱，社会階層，家族構成や職業構成などの変化でもある．疾病の大流行，育児様式の歴史的変化，その他のコホート差などである．

（3）非標準的（特異的）影響

　個人特有の生物学的，環境的な生活や事柄の影響である．

■引用文献

1) Lawton MP：Assessing the competence of older people. In：Kent DP,et al (eds).：Research, planning, and action for the elderly：the power and potential of social science. Behavioral Publications；1972. p.144-65.

2) 鳥羽研二：老年症候群．飯島　節編：老年学テキスト．南江堂．2006．p.53, 59, 61.

3) 日本老年医学会：老年症候群．日本老年医学会編：改訂版　健康長寿診療ハンドブック―実地医家のための老年医学のエッセンス．第2版．メディカルビュー社；2019．p.4, 90-1.

4) 井口昭久：老年症候群．井口昭久編：これからの老年学―サイエンスから介護まで．第2版．名古屋大学出版会；2008．p.53.

5) 島田裕之総編集，牧迫飛雄馬，山田　実編：高齢者理学療法学．医歯薬出版；2017．p.30-1.

6) 高橋龍太郎：高齢者の症候―老年症候群．日本臨床 2018；76（5）：533-7.

7) Inouye SK, Studenski S, et al.：Geriatric syndromes：clinical, research, and policy implications of a core geriatric concept. J Am Geriatr Soc 2007；55（5）：780-91.

8) 柴田　博：介護予防の複合プログラムで―社会老年学の立場から．合同シンポジューム，第30回日本老年学会総会；2017.

9) Satake S, Shimada H, et al.：Prevalence of Frailty Among Community-Dwellers and Outpatients in Japan as Defined by the Japanese Version of the Cardiovascular Health Study Criteria. Geriatr Gerontol Int 2017；17（12）：2629-34.

10) Carlson C, Merel SE, et al.：Geriatric Syndromes and Geriatric Assessment for the Generalist. Med Clin North Am 2015；99（2）：263-79.

11) 大渕修一，浦辺幸夫監：予防理学療法学要論．医歯薬出版；2017．p.2-7.

12) 高橋恵子，波多野誼余夫：生涯発達の心理学．岩波新書；1990．p. iii.

13) Baltes PB：Theoretical propositions of life-span developmental psychology：On the dynamics between growth and decline. Developmental Psychology 1987；23（5）：611-26.

14) 堀　薫夫：ポール・バルテスの生涯発達論．大阪教育大学紀要　第4部門　教育科学 2009；58（1）：173-85.

15) 岡本祐子：生涯発達心理学の動向と展望―成人発達研究を中心に．教育心理学年報 1994；33：132-43.

16) Baltes PB：On the incomplete architecture of human ontogeny. Selection, optimization, and compensation as foundation of developmental theory. Am Psychol 1997；52（4）：366-80.

17) Schaie KW, Willis SL, et. al.：The Seattle longitudinal study：relationship between personality and cognition. Neuropsychol Dev Cogn B Aging Neuropsychol Cogn 2004；11（2-3）：304-24.

18) Baltes PB, Reese HW, et al.：Life-span developmental psychology. Annu Rev Psychol 1980；31：65-110.

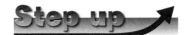

老年学と死生学

1) 不老不死の再考

　老年症候群の対象は高齢者である．その高齢者が介護状態に至るのを予防すること（不老）は，現代では環境変化や介護予防の社会への浸透により不健康寿命の短縮が実現され可能となった．一方，すべての人は疾病の有無に関係なく死に至り最期を迎えるため，死期の予防（不死）はできない．リハビリテーション専門職も，いつ最期のときを迎えるかわからない高齢者と対面していることを適宜意識しておく必要がある．ここでは高齢者を主な対象とする老年学と加齢の帰結である死を扱う死生学について考察する．

　高齢者の「老年症候群」の評価尺度として，講義では基本チェックリストと日本版CHS基準の2つを紹介した．フレイルの判断基準として感度・特異度などは優れているが，残念ながら死までを見据えるには足りない．そこで臨床フレイル・スケール（**巻末資料・表1**）を紹介する．暦年齢のみで判断することなく（年齢による差別：ageism），フレイルの段階的な評価基準で「7. 重度のフレイル」あるいは「8. 非常に重度のフレイル」に該当した場合は，心肺停止者への心肺蘇生法（具体的には，胸骨圧迫，人工呼吸，自動体外式除細動器（AED）は不適応であるとされている[1]．臨床利用することで対象者の人生の理解を助けるためのツールとなるだろう．

2) 老年学と死生学

(1) 領域

　老年学（gerontology）も死生学（thanatology, death studies）も学問体系としての歴史は浅く100年ほどである．ロシアの免疫学者メチニコフは「死生学（thanatology）は，1903年老年学とともに創出された用語である．2つの学問は，科学（自然，社会）および人文学（哲学，宗教，文学など）の双方の分野から成る学際的な学問である」と，扱う領域に共通する部分が多いとした[2]．死生学とは「死にかかわりのあるテーマに対して学際的に取り組む学問．現代の私たちは，例えば哲学・医学・心理学・民俗学・文化人類学・宗教・芸術など，人類文化のあらゆる面から，これにアプローチする」と定義される[3]．なお，老年学の扱う領域を**表1**[4]に示す．

(2) 死生学の系譜

　1967年にイギリスにおいて女医のシシリー・ソンダースが，現代のホスピス（hospice）のもととなるセント・クリストファー・ホスピスを設立した．1970年代には，死学や死の研究（thanatology, death studies）などと訳される領域が急速に成長した．

　日本では，1904年に加藤咄堂の著書である「死生観」によって用いられた[5]．1981年には長谷川保により聖隷三方原病院において末期患者などのためのホスピス（緩和ケア病棟）が開設され，1984年には柏木哲夫により淀川キリスト教病院にも，ホスピスが設立された．

3) アドバンスケアプランニング（ACP）とは

　アドバンスケアプランニング（advance care planning：ACP）に至るまでの経緯について重要な事項を紹介する．

(1) 緩和ケア（palliative care）の定義（WHO〈2002年〉）

　緩和ケアとは，生命を脅かす病に関連する問題に直面している患者とその家族のQOLを，痛みやその他の身体的・心理社会的・スピリチュアルな問題を早期に見出し的確に評価を行い対応することで，苦痛を予防し和らげることを通して向上させるアプローチである．

(2) 高齢者の終末期の医療およびケアに関する立場表明（日本老年医学会〈2012年〉）

　この立場表明は「…医療者に対する指針となるだけでなく，終末期を迎えつつある高齢者に最善の医療およびケアを提供し，その家族の心の平安を保障するうえでの指針…」と記され，本指針は医療者のみならず患者およびその家族の利用を想定している．なお，「終末期」とは，病状が不可逆的かつ進行性で，その時代に可能な限りの治療によっても病状の好転や進行の阻止が期待できなくなり，近い将来の死が不可避となった状態，「最善の医療およびケア」とは，単に診断・治療のための医学的な知識・技術のみではなく，他の自然科学や人文科学，社会科学を含めた，すべての知的・文化的成果を還元した，適切な医療およびケア，「ケア」とは，フォーマルかインフォーマルかを問わず，患者とその家族を対象として行われる介護・看護・医療・その他の支援と定義されてい

表1 老年学の領域
1. 加齢の科学的研究（生物学的，心理学的，社会学的）
2. 高齢社会の問題の発見と解決のための研究
3. 人文学的研究（哲学，歴史，文学，宗教等）
4. 1.2.3. の応用（産業老年学，教育老年学）
5. 世代間の問題

（柴田 博ほか編：老年学要論―老いを理解する．建帛社：2007.
p.5[4] をもとに作成）

表2 「高齢者の終末期の医療およびケア」に関する日本老年医学会の「立場表明」2012

立場1	年齢による差別（エイジズム）に反対する
立場2	個と文化を尊重する医療およびケア
立場3	本人の満足を物差しに
立場4	家族もケアの対象に
立場5	チームによる医療とケアが必須
立場6	死の教育を必修に
立場7	医療機関や施設での継続的な議論が必要
立場8	不断の進歩を反映させる
立場9	緩和医療およびケアの普及
立場10	医療・福祉制度のさらなる拡充を
立場11	日本老年医学会の役割

（日本老年医学会：日本老年医学会の「立場表明2012」〈2012年1月28日理事会承認〉）

る．日本老年医学会が示す11項目の立場[6] について表2に示す．出典を読み，終末期の医療やケアについて思索を深めることが重要である．

(3) 高齢者ケアの意思決定プロセスに関するガイドライン―人工的水分・栄養補給の導入を中心として（日本老年医学会〈2012年〉）

人工的水分・栄養補給（artificial hydration and nutrition：AHN）は，経腸栄養法（胃ろう栄養法，経鼻経管栄養法，間欠的口腔食道経管栄養法），非経腸栄養法（中心静脈栄養法，末梢静脈栄養法，持続皮下注射）から成る．本ガイドラインは医療・介護・福祉従事者たちと患者本人・家族・代理人との意志決定プロセスのためのガイドラインである．1. 医療・介護における医師決定のプロセス，2. いのちについてどう考えるか，3. AHN導入に関する医師決定プロセスにおける留意点，の3項目から構成される[7]．人工的水分・栄養補給の導入に関する意思決定プロセスのフローチャートは，**巻末資料・図1** に示す．

(4) 人生の最終段階における医療・ケアの決定プロセスに関するガイドライン（厚生労働省〈改訂2018年〉）

本ガイドラインは医療，ケアチーム（医師，看護師，ソーシャルワーカー，介護支援専門員などの介護従事者など）が最善の医療・ケアを作り上げるプロセスを示すガイドラインである．1. 人生の最終段階における医療・ケアの在り方，2. 人生の最終段階における医療・ケアの方針の決定手続き，の2項目から構成される．

(5) ACP推進に関する提言（日本老年医学会倫理委員会〈2019年〉）

ACPは「将来の医療・ケアについて，本人を人として尊重した意思決定の実現を支援するプロセスである」と定義される．厚生労働省は，日本においてなじみやすい愛称として2018年11月「人生会議」を選定した．本提言は，主体はすべての世代の医療・ケアを受けるすべての人であり，本人，家族など，そして多職種の医療・ケア従事者に対して利用実践が想定されている．

2020年度の診療報酬改定では，地域包括ケア病棟入院料の施設基準において「適切な意思決定支援に関する指針（ACP）を定めていること」が要件とされる．政策としてのACPが現実社会に組み込まれることと言い換えられる．リハビリテーション専門職はこれを自分事としてとらえ，対象者とのかかわり方について目をそらすことなく熟考すべきときである．

■引用文献

1) 会田薫子：超高齢社会のエンドオブライフ・ケアの動向―フレイルとエンドオブライフ・ケア．Geriatric Medicine 2015；53（1）：73-6.
2) 柴田 博：学際的な学問としての死生学．医療と社会 2015；25（1）：9-20.
3) アルフォンス・デーケン：死とどう向き合うか．NHK出版；2011.
4) 柴田 博，長田久雄，杉澤秀博編：老年学要論―老いを理解する．建帛社；2007.
5) 島薗 進，竹内整一編：死生学1 死生学とは何か．東京大学出版会；2008.
6) 日本老年医学会：「高齢者の終末期の医療およびケア」に関する日本老年医学会の「立場表明」2012．日老医誌 2012；49（4）：381-6.
https://jpn-geriat-soc.or.jp/proposal/pdf/jgs_tachiba2012.pdf
7) 日本老年医学会：高齢者ケアの意思決定プロセスに関するガイドライン―人工的水分・栄養補給の導入を中心として．2012.
https://jpn-geriat-soc.or.jp/info/topics/pdf/jgs_ahn_gl_2012.pdf

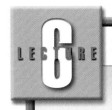

老年医学と予防理学療法（2）
認知症

到達目標

- 認知症について理解する.
- 認知機能の測定方法について理解する.
- 認知機能の維持・改善における運動の有効性を理解する.
- 認知症で予防を行う理由を一次予防, 二次予防, 三次予防別に理解する.

この講義を理解するために

　この講義では, 認知症について知っておくべき基礎的な事項として, 疫学や原因と背景, 治療について最初に学び, 次に, 代表的な認知機能の測定方法について学びます. そして, 認知症においてなぜ予防が必要なのか, なぜ認知症の予防に運動が効果があるのかを学ぶとともに, 理学療法が認知症の予防に果たす役割について一次予防, 二次予防, 三次予防に分けて, それぞれ学習します.

　この講義を学ぶにあたり, 以下の項目を学習しておきましょう.

- □ 脳の機能・解剖について学習しておく.
- □ 認知機能の測定方法について学習しておく.
- □ 一次予防, 二次予防, 三次予防の違いを学習しておく.
- □ 運動禁忌について学習しておく.

講義を終えて確認すること

- □ 認知症について理解できた.
- □ 認知機能の測定方法について理解できた.
- □ 認知機能の維持・改善における運動の有効性を理解できた.
- □ 認知症で予防を行う理由を一次予防, 二次予防, 三次予防別に理解できた.

1. 認知症とは

認知症とは，一度正常に達した認知機能が後天的な脳の障害によって持続的に低下し，日常生活や社会活動に支障をきたすようになった状態をいい，それが意識障害のないときにみられる．認知症の診断基準は世界保健機関による国際疾病分類第10版（ICD-10）や，米国国立老化研究所/アルツハイマー病協会（NIA-AA），米国精神医学会による『精神疾患の診断・統計マニュアル』第5版（DSM-5）がある．ICD-10において認知症は「通常，慢性あるいは進行性の脳疾患によって生じ，記憶，思考，見当識，理解，計算，学習，言語，判断等多数の高次脳機能の障害からなる症候群」と定義されている．

認知症や認知症様症状をきたす疾患は数多くあり，ICD-10では認知症をアルツハイマー型認知症，血管性認知症，「他」に分類されるその他の疾患の認知症，特定不能の認知症に分類している．

2. 疫学

認知症の有病率は高齢化に伴い増加傾向にある．2012年の調査において65歳以上の認知症高齢者数は462万人で，65歳以上高齢者の約7人に1人（有病率15.0%）であったが，2025年には約5人に1人になると推計されている[1]．世界における認知症者数は2015年時点で4,680万人，2030年には7,470万人，2050年には1億3,500万人に達すると推計され，発展途上国での増加が著しい．一方，先進国においては認知症者数が減少に転じていると報告されている[2]．

日本の全国調査（2011〜2012年度）における認知症の病型別有病率は，アルツハイマー型認知症が67.6%で最も多く，次に血管性認知症が19.5%，レビー小体型認知症が4.3%と続いている[3]．その後も，これらの有病率の順位に変化はないが，血管性認知症やその他の認知症に比べアルツハイマー型認知症が顕著に増加することが報告されている[4]．

3. 病気の原因と背景

認知症の原因は，中枢神経系の認知機能にかかわるさまざまな部位の神経細胞・ネットワークの消失や機能低下である．臨床症状はそれらの部位や程度にもよるが，記憶や思考能力がゆるやかに障害され，最終的には基本的な日常生活動作の能力が低下する．

アルツハイマー型認知症は変性性（脳の神経細胞が原因不明に減少する病態）の認知症で，病理学的に，脳内に老人斑（アミロイドβの斑状蓄積）と神経原線維変化（タウ蛋白の線維状凝集体）が生じている場合が多く，その変化は発症の10年以上前から起こると考えられている．老人斑や神経原線維変化が多くみられると，脳の中の神経細胞・ネットワークのつながりがうまくいかなくなり，最終的には脳全体が萎縮する．症状には脳の細胞が壊れて起こる中核症状と，周囲の人とのかかわりのなかで起きる行動・心理症状（BPSD）がある（**表1**）．

血管性認知症は脳の血管障害で生じる脳梗塞や脳出血の結果起こる認知症である．脳梗塞は脳の血管がつまり，脳の一部に血流がなくなった結果，その部分の脳の働きが消失する．脳出血は脳の血管が破れて出血し，たまった血液によって圧迫され，さまざまな症状が現れる．主な症状は，アルツハイマー型認知症と同じく，日常生活に

表1　アルツハイマー型認知症の症状

	中核症状	行動・心理症状
原因	脳の神経細胞が壊れることによって起こる症状	周囲の人とのかかわりのなかで起きてくる症状
症状	記憶障害 見当識障害 理解・判断力の障害 実行機能障害 失語 失認 失行	不安や抑うつ 徘徊 幻覚 暴言や暴力 異食 睡眠障害 せん妄 妄想 失禁や弄便

支障をきたすような記憶障害，見当識障害，実行機能障害である．しかし，症状の現れ方は特徴的であり，突然出現したり，落ち着いていると思うと急に悪化することを繰り返したりする．また，ある分野のことはしっかりできるのに，ほかのことでは何もできないなど，まだら様認知症とよばれる特徴がある．

　レビー小体型認知症は，アルツハイマー型認知症と同じように変性性の認知症である．記憶力の低下注意障害，動作が遅くなり転びやすくなるパーキンソン症状，繰り返す幻視がみられるが，本人には病気であるという認識がない（初期から中期にかけては記憶障害が目立たない場合も多い）．その他に，認知機能はよいときと悪いときの変動があり，大声での寝言や行動化（レム睡眠行動障害）などの特徴がある．男性のほうが女性の約2倍発症しやすく，他の認知症と比べて進行が早いのが特徴である．

4. 認知症の治療

　アルツハイマー型認知症や血管性認知症により失われた記憶能力や実行機能を回復する治療法はまだ開発されていない．そのため，薬物療法を通じた適切な治療によって症状の進行を遅らせ，本人らしく生きることのできる時間を長くし，家族・介護者の負担を軽減することが主な目標となる．血管性認知症は脳血管疾患を再発すると症状が悪化することが多いため，リスクである高血圧，糖尿病，心疾患を薬物や食事・運動療法により適切にコントロールすることが再発予防に重要となる．

5. 臨床における認知機能測定

　認知機能は多面的であり各機能を測定するには，数多くの検査を組み合わせて行う必要がある．「どの機能を測るか」を明確にしないと，被検者に負担をかけすぎることとなる．そのため，一般的には各認知機能の検査を少しずつ組み合わせ，全般的な認知機能を測定する尺度が開発されている．代表的なものは改訂長谷川式簡易知能評価スケール（HDS-R：**図1**），MMSEである．

　HDS-Rは年齢，見当識，3単語の即時記銘と遅延再生，計算，数字の逆唱，物品記銘，言語流暢性の9項目から成り，0～30点の範囲で判定する．カットオフ点は20/21であり，20点以下の場合に認知症の疑いが高くなる[5]．

　MMSEは時間の見当識，場所の見当識，3単語の即時再生と遅延再生，計算，物品呼称，文章復唱，3段階の口頭命令，書字命令，文章書字，図形模写の計11項目から構成され，0～30点の範囲で判定する．カットオフ点は23/24であり，23点以下で認知症が疑われる．

　近年，認知機能がやや低下しているが症状はまだ軽く，正常な状態と認知症の中間

■ MEMO

レビー小体型認知症
パーキンソン病に似た運動障害がみられる患者も多く，固縮，振戦，突進現象などがみられる．そのため，転倒の危険が高く，寝たきりにもなりやすい．また，アルツハイマー型認知症より摂食嚥下障害がみられる患者が多い．症状の中でも特に多いのは「食事中にむせこむこと」であり，誤嚥性肺炎を繰り返す．

LECTURE
6

HDS-R（Development of the revised version of Hasegawa's Dementia Scale）

MMSE（Mini-Mental State Examination）

MEMO

改訂長谷川式簡易知能評価スケール

長谷川式簡易知能評価スケールは，精神科医の長谷川和夫先生によって1974年に開発された．しかし，その質問項目が現代社会に適合していない部分があること，質問項目のなかで統一性に欠ける点があることなどの問題が指摘され，1991年に一部改訂された．全般的な認知機能の評価指標のひとつとして国内での使用頻度は高い．

LECTURE 6

1	お歳はいくつですか？（2年までの誤差は正解）		0 1
2	今日は何年何月何日ですか？何曜日ですか？（年月日，曜日が正解でそれぞれ1点ずつ）	年	0 1
		月	0 1
		日	0 1
		曜日	0 1
3	私たちがいまいるところはどこですか？（自発的にでれば2点，5秒おいて家ですか？病院ですか？施設ですか？のなかから正しい選択をすれば1点）		0 1 2
4	これから言う3つの言葉を言ってみてください．あとでまた聞きますのでよく覚えておいてください．（以下の系列のいずれか1つで，採用した系列に○印をつけておく） 1：a）桜　b）猫　c）電車，　2：a）梅　b）犬　c）自動車		0 1 0 1 0 1
5	100から7を順番に引いてください．（100－7は？，それからまた7を引くと？と質問する．最初の答えが不正解の場合，打ち切る）	（93） （86）	0 1 0 1
6	私がこれから言う数字を逆から言ってください．（6-8-2，3-5-2-9を逆に言ってもらう．3桁逆唱に失敗したら，打ち切る）	2-8-6 9-2-5-3	0 1 0 1
7	先ほど覚えてもらった言葉をもう一度言ってみてください．（自発的に回答があれば各2点，もし回答がない場合以下のヒントを与え正解であれば1点） a）植物　b）動物　c）乗り物		a: 0 1 2 b: 0 1 2 c: 0 1 2
8	これから5つの品物を見せます．それを隠しますのでなにがあったか言ってください．（時計，鍵，タバコ，ペン，硬貨など必ず相互に無関係なもの）		0 1 2 3 4 5
9	知っている野菜の名前をできるだけ多く言ってください．（答えた野菜の名前を右欄に記入する．途中で詰まり，約10秒間待っても出ない場合には，そこで打ち切る）0〜5＝0点，6＝1点，7＝2点，8＝3点，9＝4点，10＝5点		0 1 2 3 4 5
		合計得点	

図1　改訂長谷川式簡易知能評価スケール（HDS-R）
（https://www.jpn-geriat-soc.or.jp/tool/pdf/tool_05.pdf）

MCI（mild cognitive impairment）

MoCA（Montreal Cognitive Assessment）

である軽度認知障害（MCI）を判定する評価尺度して，日本語版MoCAが使用されている（**図2**）．視空間・遂行機能，命名，記憶，注意力，復唱，語想起，抽象概念，遅延再生，見当識からなり，0〜30点の範囲で判定する．カットオフ点は25/26であり，25点以下でMCIの可能性が高い[6]．

6. 認知症と予防理学療法

認知症の大部分を占めるアルツハイマー型認知症の根本治療はいまだ開発されておらず，進行してからは対症療法が中心となる．そのため，発症前からの対処が重要である．特に認知症の前駆症状であるMCIは，アルツハイマー型認知症へ発展する反面，症状的に異常のない状態に戻る可能性がある．MCIは1996年にピーターセンらによって定義され，記憶障害に重点のおかれた診断基準であったが，2003年には新たな診断基準が提唱され（**表2**），記憶障害の有無やその他の認知機能低下の有無によりサブタイプも提唱されている．海外のレビューによると，MCIから認知機能異常なしに戻る割合は地域在住住民の約31％と報告している．日本においては，島田ら

ピーターセン（Petersen）

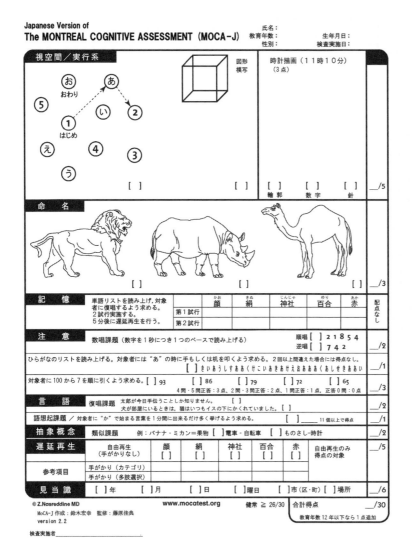

図2　日本語版 MoCA
（https://www.mocatest.org/wp-content/uploads/2015/tests-instructions/MoCA-Test-Japanese_2010.pdf）

表2　MCI の判定基準

1	本人や家族から認知機能低下の訴えがある
2	認知機能は正常とはいえないが認知症の診断基準も満たさない
3	複雑な日常生活動作に最低限の障害はあっても，基本的な日常生活機能は正常

MEMO

日本語版 MoCA
日本語版 MoCA は記憶としては3単語ではなく5単語の想起を行う点，前頭葉機能の検査を含んでいる点から，軽度認知機能低下を評価するツールとして活用されている（感度93%，特異度87%）．MMSE や HDS-R では判定が困難である軽度認知機能低下の検出に適しているとされる．検査時間は個別面接で10分程である．

LECTURE 6

が地域在住住民を対象とした調査において MCI と判断された743人を4年間追跡調査し，そのうち約46%が認知機能異常なしとなったと報告している[7]．MCI の段階で適切に対処すれば，認知症への進行を抑えるだけでなく，異常のない状態に戻せる可能性がある．また認知症で2番目に多いのは血管性認知症である．血管性病変は高血圧，糖尿病といった生活習慣病をコントロールすることで脳梗塞や脳出血の発生を予防できる可能性がある．

　認知症の発症リスクを高めるさまざまな危険因子のうち，改善可能な9つの危険因子が2017年に公表された（**図3**）．これらについて対策を講じれば約35%の認知症が予防可能といわれている[8]．認知機能が軽度低下している高齢者1,260人（平均69.3歳）を対象とした介入研究では，食事，運動（筋力トレーニング＋有酸素運動），認知トレーニング，生活習慣病に対する教育といった複合的な介入が，神経心理学的検査の遂行機能，処理速度，総合得点に有意な変化をもたらしたと報告された[9]．これにより認知症予防に対する多因子に対する多面的な介入が有効であることが示された．

1）認知症予防における運動の可能性

　図3に示した認知症の発症リスクを高めるさまざまな危険因子のうち，高血圧，肥満，うつ，糖尿病の4項目は運動によって改善可能な要因である．運動不足の1項目と合わせ認知症の発症リスクを高めるさまざまな危険因子のうち5項目は運動により

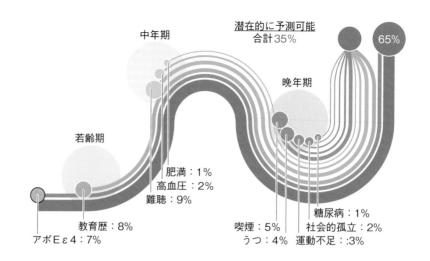

中年期

潜在的に予測可能
合計35%

65%

晩年期

若齢期

肥満：1%
高血圧：2%
難聴：9%

糖尿病：1%

教育歴：8%

喫煙：5%
うつ：4%

社会的孤立：2%
運動不足：3%

アポＥε4：7%

図3　認知症の予防可能要因
（認知症のリスク因子について．認知症施策推進のための有識者会議（第2回）参考資料2）

改善可能であり，運動は認知症予防において最も予防効果が高い可能性がある．

認知機能がおおむね正常に保たれている時期からの運動の認知機能改善効果については多くの研究がなされており，筋力トレーニングや有酸素運動，複合運動は少なくとも認知機能の1つ以上を改善する効果がある．なかでも複合運動（筋力トレーニングや有酸素運動などの組み合わせ）が認知機能に最もよい影響を与えるといわれている．

MCIにおける運動の効果に対する報告はそれほど多くない．鈴木らは地域で生活をしているMCI患者100人（平均75歳）を対象に約90分の筋力トレーニングや二重課題を含んだ複合運動を週2回6か月実施した群と，期間中2回の健康教育のみを実施したコントロール群を比較した[10]．記憶機能低下を主症状としたMCIでは，全般的記憶機能の尺度であるMMSEの評価が介入群では維持されていたが，コントロール群では低下していた．さらに，ウェクスラー記憶検査（WMS-R）で測定した記憶機能は介入群で有意に改善した．これらのことは，MCIにおいても運動により認知機能低下を予防改善できることを示した．

このように，認知機能が正常の時期，MCIの時期ともに運動が認知機能低下を予防できる可能性は高い．しかし，認知機能低下を確実に予防する明確な運動はなく，運動しか予防効果はないというものではない．

2）認知症予防を実践するために

（1）一次予防：地域在住住民に対する予防理学療法

認知機能が正常の時期の認知症予防にとって運動は，脳機能だけでなく，高血圧や糖尿病などの認知症危険因子の予防の観点から重要である．そのため，フィットネスジムなどでの筋力トレーニング，ウォーキングなどの有酸素運動，ヨガや太極拳といったスポーツなどさまざまな運動が推奨される．近年，認知機能改善に対する運動として，二重課題運動が提唱されている．これは，運動課題と認知課題を2つ同時に行うものである．運動課題は「歩行」や「ステップ」など有酸素運動の要素が強く，認知課題は「九九計算」「しりとり」「引き算」などがあり，その組み合わせは多い．**図4**はリズムに合わせてステップ台を昇降するという運動課題と，数字を数えながら3の倍数で手をたたくという認知課題を同時に行った二重課題運動である．

有酸素運動における運動強度はボルグスケールなどから，13（ややきつい）を目途に行うのがよい．また，心拍数は酸素摂取量とほぼ比例して直線的に増加するので，心拍数を用いて運動強度を算出する方法もある（カルボーネン法）．これらのことか

💡 **ここがポイント！**

二重課題運動
前頭葉の働きが重要な役割を担っているといわれている．向けられる注意量は限界があるため，限りある注意資源の中で注意を適切に配分しながら動作を遂行することとなる．

WMS-R（Wechsler memory scale-revised）

👁 **覚えよう！**

ボルグ（Borg）スケール
運動の強度について自分の感覚で表し，6〜20までの15ポイントで示す．自分で選んだ6〜20のポイントに10をかけると，そのときの心拍数に相当する．

👁 **覚えよう！**

カルボーネン（Karvonen）法
目標心拍数＝{（220−年齢）−安静時心拍数}×運動強度（%）＋安静時心拍数，で求められる．70歳の人が60%の運動強度を行いたい場合，安静時心拍数が60/分であれば目標とする心拍数は{（220−70）−60}×0.6＋60＝114である．運動中に心拍数が114/分まで上がっていれば60%強度の運動ができていることになる．

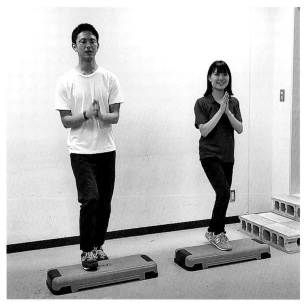

図4 二重課題運動の例

LECTURE
6

表3 アンダーソン基準の土肥変法

Ⅰ. 運動を行わないほうがよい場合	Ⅱ. 途中で運動を中止する場合	Ⅲ. 次の場合は運動を一時中止し，回復を待って再開する
1）安静時脈拍数 120/ 分以上 2）拡張期血圧 120 以上 3）収縮期血圧 200 以上 4）労作性狭心症を現在有するもの 5）新鮮心筋梗塞 1 か月以内のもの 6）うっ血性心不全の所見の明らかなもの 7）心房細動以外の著しい不整脈 8）運動前すでに動悸，息切れのあるもの	1）運動中，中等度の呼吸困難，めまい，嘔気，狭心痛などが出現した場合 2）運動中，脈拍が 140/分を超えた場合 3）運動中，1 分間 10 個以上の期外収縮が出現するか，または頻脈性不整脈（心房細動，上室性または心室性頻脈など）あるいは徐脈が出現した場合 4）運動中，収縮期血圧 40 mmHg 以上または拡張期血圧 20 mmHg 以上上昇した場合	1）脈拍数が運動時の 30％を超えた場合，ただし，2 分間の安静で 10％以下にももどらぬ場合は，以後の運動は中止するかまたはきわめて軽労作のものにきりかえる 2）脈拍数が 120/分を超えた場合 3）1 分間に 10 回以下の期外収縮が出現した場合 4）軽い動悸，息切れを訴えた場合

ら，一次予防における理学療法士の役割は適切な運動の選択と，強度の確認，リスク管理である．一方，地域住民に対しての認知症予防は「病気になって（≒症状が出て）困っている」わけではない．そのため，「何をするか」ではなく「何なら続けられるか」という視点が大切になる．

　厚生労働省は課長通知にて「理学療法士が，介護予防事業等において，身体に障害のない者に対して，転倒防止の指導等の診療の補助に該当しない範囲の業務を行うことがあるが，このように理学療法以外の業務を行うときであっても，『理学療法士』という名称を使用することは何ら問題ない」（平成 25 年 11 月 27 日，厚生労働省課長通知）ことが確認されている．認知症予防がその範疇に明確に入っているかについては議論の余地があるが，地域在住住民の予防活動に理学療法士が担う役割は大きい．

（2）二次予防：入院または通院患者に対する予防理学療法

　高齢社会を迎えている日本において，高齢の入院患者は多い．そのため，高齢入院患者は現疾患に対する理学療法も必要であるが，起こる可能性のある認知症（または認知機能が低下し始めている状態）について早期に発見し，対策を行う視点も大切である．

　二次予防における理学療法士の役割は，担当症例に対する幅広い視点での観察，認知機能低下に対する早期の気づき，そしてその情報共有と早期の対策である．入院や

気をつけよう！
リスク管理
運動開始時の血圧や脈拍の測定，体調変化の気づきが大切である．運動開始や中止に関しては，アンダーソン基準の土肥変法（表3）が参考になる．また，万が一のために AED の設置や場所の確認をしておく．

外来患者は一定期間が経過すると理学療法が終了となる．そのため，理学療法士は個人の障害レベルに合わせた運動メニューの選択，それを在宅においても継続するための工夫が重要となる．一方，入院または通院において理学療法を提供する場合は医師の指示が必要なため，医師との情報共有を行い，実施可能な運動メニューの選択と工夫を行う．

（3）三次予防：認知症の重度化と介護負担軽減に対する予防理学療法

アルツハイマー型認知症といった進行性の認知症においては，診断後の認知機能低下が有酸素運動や筋力トレーニングにより，予防できたり低下を緩やかにするという臨床研究結果は報告されていない．一般的に，認知症患者は転倒の発生率が高いことが知られており，運動がその減少に有効であるとされている．また，筆者らの調査では，身体的なフレイルの状態にあるアルツハイマー型認知症患者は異常行動が多く，介護者の介護負担感が増加しており，特に食事や入浴に関する ADL 能力低下は介護負担感の増加と関係していた．認知機能そのものではなく，フレイルの改善，そして ADL の自立により介護負担を減らすことは可能かもしれない．

MEMO

フレイル
加齢とともに運動機能や認知機能等が低下し，複数の慢性疾患の併存などの影響もあり，生活機能が障害され，心身の脆弱性が出現した状態で，適切な介入・支援により，生活機能の維持向上が可能な状態像．健康な状態と介護状態の中間を意味している．
▶Lecture 8 参照．

LECTURE
6

■引用文献

1) 内閣府：平成 29 年版高齢社会白書（概要版）．高齢化の状況．
   https://www8.cao.go.jp/kourei/whitepaper/w-2017/html/gaiyou/s1_2_3.html
2) Satizabal CL, Beiser AS, et al.：Incidence of Dementia over Three Decades in the Framingham Heart Study. N Engl J Med 2016；374（6）：523-32.
3) 厚生労働科学研究費補助金認知症対策総合研究事業：都市部における認知症有病率と認知症の生活機能障害への対応．平成 23 年度〜平成 24 年度総合研究報告書．2013.
   http://www.tsukuba-psychiatry.com/wp-content/uploads/2013/06/H24Report_Part1.pdf
4) 厚生労働科学研究費補助金（厚生労働科学特別研究事業）：日本における認知症の高齢者人口の将来推計に関する研究．平成 26 年度総括・分担研究報告書．
   https://mhlw-grants.niph.go.jp/niph/search/NIDD00.do?resrchNum=201405037A#selectHokoku
5) 加藤伸司，下垣　光ほか：改訂長谷川式簡易知能評価スケール（HDS-R）の作成．老年精神医学雑誌 1991；2（11）：1339-47.
6) 鈴木宏幸，藤原佳典：Montreal Cognitive Assessment（MoCA）の日本語版作成とその有効性について．老年精神医学雑誌 2010；21（2）：198-202.
7) Shimada H, Makizako H, et al.：Conversion and Reversion Rates in Japanese Older People With Mild Cognitive Impairment. J Am Med Dir Assoc 2017；18（9）：808.e1-808.e6.
8) Livingston G, Sommerlad A, et al.：Dementia prevention, intervention, and care. Lancet 2017；390（10113）：2673-734.
9) Ngandu T, Lehtisalo J, et al.：A 2 year multidomain intervention of diet, exercise, cognitive training, and vascular risk monitoring versus control to prevent cognitive decline in at-risk elderly people（FINGER）：a randomised controlled trial. Lancet 2015；385（9984）：2255-63.
   http://www.kantei.go.jp/jp/singi/ninchisho_kaigi/yusikisha_dai2/siryou5.pdf
10) Suzuki T, Shimada H, et al.：A randomized controlled trial of multicomponent exercise in older adults with mild cognitive impairment. PLoS One 2013；8（4）：e61483.

■参考文献

1) Malek-Ahmadi M：Reversion From Mild Cognitive Impairment to Normal Cognition：A Meta-Analysis. Alzheimer Dis Assoc Disord 2016；30（4）：324-30.
2) Allan LM, Ballard CG, et al.：Incidence and prediction of falls in dementia：a prospective study in older people. PLoS One 2009；4（5）：e5521.
3) Sugimoto T, Ono R, et al.：Physical Frailty Correlates With Behavioral and Psychological Symptoms of Dementia and Caregiver Burden in Alzheimer's Disease. J Clin Psychiatry 2018；79（6）：17m11991.
4) Kawaharada R, Sugimoto T, et al.：Impact of loss of independence in basic activities of daily living on caregiver burden in patients with Alzheimer's disease：A retrospective cohort study. Geriatr Gerontol Int 2019；19（12）：1243-7.

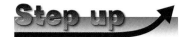

認知機能の評価方法

1）認知機能とは

　認知とは精神医学では知的機能（理解，判断，論理など）をさし，心理学では知覚を中心とした概念（知覚，判断，想像，推論，決定，記憶，言語理解など）をさしている．これらには加齢によって変化しやすいものと，しにくいものがある．加齢に伴って低下し，認知症の症状としてあげられる認知機能に記憶機能，実行機能，注意機能，言語機能がある．

　認知機能の低下とは，記憶機能，実行機能，注意機能，言語機能といった認知機能にかかわる能力が低下している状態のことである．認知機能が低下してくると，日常生活にさまざまな影響を及ぼすが，この認知機能の低下が特に著しく，日常生活に影響を及ぼしている状態が続くと認知症とよばれる．加齢によるもの忘れは，もの忘れを自覚しており，体験した一部を忘れているが，ヒントがあれば思い出し，日常生活に支障がない．一方，認知症によるもの忘れは，もの忘れの自覚がなく，体験したこと自体を忘れ，ヒントがあっても思い出せないため，日常生活に支障がある．

2）記憶機能

　記憶は，情報を符号化（記銘）し，貯蔵（保持）し，検索（想起，再生）する複雑な過程を含んでいる．記銘とは，外部の刺激がもつ情報を，人間の内部の記憶に取り込める形に変換することであり，貯蔵は記銘されたことを保持し，検索は必要に応じて貯蔵された情報を想起・再生する．記憶は容量に限度があり，数秒から数分のあいだ保持される短期記憶と，永続的に長期間保持される長期記憶がある（図1）．長期記憶の中に意味記憶，エピソード記憶，手続き記憶，プライミング記憶がある．意味記憶が障害されると，言葉の意味を忘れてしまい，適切な単語や人名が出てこなくなり，会話の中で「あれ」「それ」などの表現が多くなる．エピソード記憶が障害されると，エピソード（体験したこと）そのものを忘れてしまい，学歴や職業など自分が生活してきたこと，家族や友人と体験したこと自体の記憶が抜け落ちるため，周囲と話がかみ合わなくなる．手続き記憶が障害されると，身体が自然に覚えていること，例えば，家事（料理，洗濯，アイロン）など今まで当たり前にできていたことができなくなる．本人はショックを受ける傾向にあるが，身体で覚えたこと（自転車に乗る，泳ぐなど）は比較的保たれている傾向にある．記憶障害は認知症の最も中核的症状であり，評価は必須となる．代表的な評価方法はウェクスラー記憶検査（WMS-R），レイ聴覚性言語学習検査（Rey auditory verbal learning test：RAVLT），レイ複雑図形検査（Rey-Osterrieth complex figure test：ROCF），ベントン視覚記銘検査（Benton visual retention test：BVRT）などがある．

3）実行機能

　実行機能（遂行機能）とは，目標を設定しそれを達成するために必要な計画，実行，修正を含んだ高次の機能で

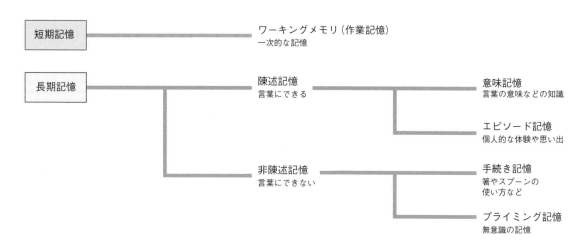

図1　記憶の分類

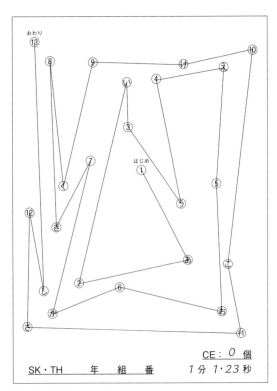

図2　TMT part B
数字とひらがなを「1 →あ→ 2 →い…」のように交互に線を結ぶ.
課題の所要時間，誤反応数（CE）で判断する.

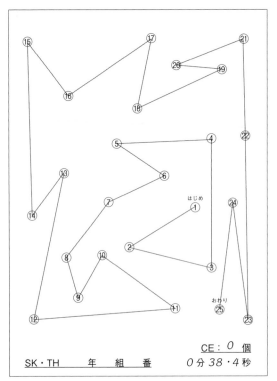

図3　TMT part A
数字を小さいほうから順に結んでいき，25までを線で結ぶ.
課題の所要時間，誤反応数（CE）で判断する.

ある．そのため，この機能が障害されると物事を行うときに計画を立て，順序立てて効率よく行うことが難しくなり，食事の準備などに支障が出てくる．実行機能にはワーキングメモリー（作業記憶）が含まれることもある．ワーキングメモリーは，単に情報を短期間記憶しているだけでなく，情報を維持しながら，操作または処理するという随意的な要素が含まれている．代表的な評価方法は Frontal Assessment Battery（FAB），ストループ課題，ウィスコンシンカード分類課題，Trail Making Test（TMT）part B（図2），Symbol Digit Substitution Test（SDST）などがある．

4）注意機能

注意機能は，日常生活を送るうえでの基盤となる機能で，適切に作用することにより認知機能が適切にその役割を果たす．「集中力がない」「覚えられない」「ぼんやりしている」「取り組みが長続きしない」「2つ以上のことを同時にできない」などはその代表的な認知的活動の支障である．注意機能は，全般的注意機能と方向性注意機能に分類される．全般的注意は，①注意の選択機能，②覚度ないしは注意の維持機能，③注意による制御，の3つの要素から構成されている．方向性注意は，空間における方向性を重視した注意のことであり，代表的な障害に半側空間無視がある．代表的な評価方法は TMT part A（図3），視覚性抹消課題，Continuous Performance Test（CPT），Symbol Digit Modalities Test（SDMT）などがある．

5）言語機能

言語機能が障害されると，言語記号の適切な理解，表現が難しくなり，社会の中で生活を送るのが困難になる．言語機能の一般的な検査方法には標準失語症検査（SLTA），言語流暢性課題（Verbal Fluency Task：VFT），Boston Naming Test などがある．

■参考文献

1) 鈴木高雄監：基礎からわかる軽度認知障害（MCI）―効果的な認知症予防を目指して．医学書院；2015.
2) 牧迫飛雄馬編：どう向き合う!?　高齢者の認知機能．文光堂；2019.

LECTURE
6

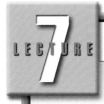

老年医学と予防理学療法（3）
転倒・骨折

到達目標

- 高齢者における転倒および骨折の疫学について説明することができる.
- 高齢者における転倒および骨折の危険因子について説明することができる.
- 骨粗鬆症の定義や診断基準について説明することができる.
- 運動療法による骨粗鬆症および転倒予防への効果について説明することができる.

この講義を理解するために

　高齢者において，転倒はけっしてまれな健康有害事象ではありません．転倒は骨折を引き起こす重要な危険因子でもあります．したがって，予防理学療法において高齢者の転倒予防は重要な役割の一つといえます．この講義では，転倒および骨折の疫学と危険因子について学び，さらに，転倒・骨折と関連の深い疾患として骨粗鬆症についても解説します．最後に，転倒予防のための運動療法の効果とプログラムについて解説します．

　この講義を学ぶにあたり，以下の項目を調べておきましょう.

- □ 高齢者の転倒発生頻度について調べておく.
- □ 高齢者の転倒の危険因子について調べておく.
- □ 高齢者に多い骨折について調べておく.
- □ 骨粗鬆症とはどのような疾患であるか調べておく.

講義を終えて確認すること

- □ 日本における高齢者の転倒発生頻度について理解できた.
- □ 日本における大腿骨近位部骨折の発生状況について理解できた.
- □ 高齢者の転倒および骨折の危険因子について理解できた.
- □ 骨粗鬆症の定義と診断基準について理解できた.
- □ 運動療法による骨密度への効果について理解できた.
- □ 運動療法による転倒予防効果について理解できた.
- □ 転倒予防のための運動プログラムについて理解できた.

1. 介護予防と転倒

高齢者人口が総人口の約3割を占める超高齢社会の日本において，高齢者の健康寿命の延伸は喫緊の課題である．厚生労働省が定期的に実施・公表している国民生活基礎調査の2016年度の内容をみると，高齢者の要介護原因の第4位に転倒・骨折があり，転倒・骨折の予防は健康寿命の延伸のための主要課題の一つである．本講義では，転倒・骨折予防に対する予防理学療法の重要性と役割について学ぶ．

2. 高齢者における転倒・骨折の疫学

1）転倒の定義

つまずいただけでも転倒になるのか，つまずいて手を床についたときに転倒となるのか，個人によって認識は異なる．多くの研究では，転倒の定義を「意図せずに，地面や床などのより低い位置に倒れること」または「意図せずに，地面や床などに足底以外の身体の一部が接触すること」としている．したがって，一般的に「単につまずいただけ」や「バランスを崩して壁や家具に手をついた」といった状態は転倒とは判断されない．つまずいても足が出てバランスを保持できれば転倒ではなく，床に手をついた時点で転倒となる．問診で転倒歴を聴取する際には，転倒した際の状況についても聴取し，転倒に当てはまる事象であるか否かをよく確認する．

2）転倒の疫学

高齢者において転倒や骨折はADLやIADLといった生活機能を低下させ，主要な要介護原因となっている．地域で生活を送る高齢者の転倒発生頻度については，これまでに数多くの報告がなされている．『大腿骨頸部/転子部骨折診療ガイドライン改訂第2版』では，「欧米では，65歳以上の在宅高齢者の1/4～1/3が毎年転倒すると報告されている．わが国では，在宅高齢者の1/5～1/4が毎年転倒し，その割合は欧米より低い」と記している[1]．ただし，日本で地域高齢者を対象としたコホート調査において，さらに低い転倒頻度の報告も多い．したがって，日本の地域高齢者では1/5（20％）前後が1年間に少なくとも1回以上の転倒を経験していると考えられる．また，転倒頻度に関しては，年齢と性別により差異があり，男性よりも女性のほうが転倒頻度は高く，また前期高齢者（65～75歳未満）よりも後期高齢者（75歳以上）のほうが転倒頻度は高い．

日本の地域高齢者の転倒頻度が20％で，高齢者人口を約3,500万人，そのうち地域高齢者を80％と想定すると，少なくとも560万人の地域高齢者が1年間に1回以上は転倒していることになる．転倒はADLが自立した高齢者においても必ずしもまれな事象ではない．転倒予防の対象者は，虚弱高齢者のみならず，ADLが自立している高齢者まで幅広いという認識が必要である．

転倒に関しては，転倒が起こりやすい状況についても熟知しておくことが予防の観点からは重要である．高齢者の転倒時の状況に関する調査結果[2]をみると，転倒時の活動は圧倒的に歩行中が多く，次に階段昇降が続く（図1）．立位や立ち上がりにおける転倒はきわめて少ない．また，転倒を引き起こす直接的な原因は，つまずきやスリップといった外的要因が圧倒的に多く，めまいなどによる内的要因の転倒は比較的少ない．高齢者の転倒予防においては，歩行の安定性またはバランス能力が重要であり，転倒予防を図るうえで，歩行やバランスの評価が不可欠である．

また，転倒を経験することで，転倒に対する恐怖感（転倒恐怖）が生じることがあ

LECTURE 7

MEMO
転倒歴と記憶の問題
高齢者に転倒歴を聴取する際には，どこまで過去の転倒歴を正確に思い出すことができるかが問題となる．転倒歴を調査している研究では，過去6か月以内や1年以内などの期間における転倒歴を聴取している場合が多いが，もっと長期間の転倒歴を聴取している研究もある．明確なエビデンスはないが，多くの先行研究の結果から総合的に判断すると，過去1年以内までが妥当な期間ではないかと思われる．なお，転倒の発生を正確に把握するためには，対象者にカレンダーを渡して，転倒したらカレンダーに記録をするように依頼する方法が最も信頼性が高い．

ADL（activities of daily living；日常生活活動）

IADL（instrumental activities of daily living；手段的日常生活活動）

MEMO
転倒とバランス能力
バランス能力に関しては，重心と支持基底面との関係性から，片脚立位保持時間などの静的要素，Functional Reach Testなどの動的要素，Timed Up and Go testなどの機能的要素，Pull Testなどの外乱負荷応答の要素に分類できる．そのうち，転倒に関しては，機能的要素や外乱負荷応答の要素の影響が大きいと考えられている．したがって，転倒リスクを評価する際は，機能的要素や外乱負荷応答の要素を含むバランス検査を実施することが望ましい．

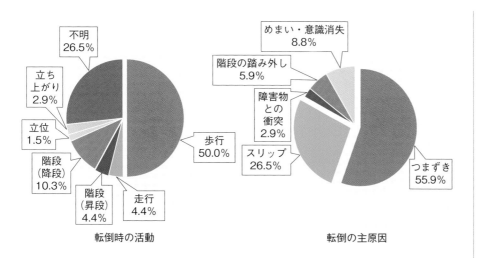

図1　転倒時の詳細な状況
60歳以上の日本人の地域高齢者への調査結果.
(Niino N, et al.：J Epidemiol 2000；10 (Suppl 1)：90-4[2])

る．転倒による受傷がなくても，転倒恐怖が生じることで，身体活動量の低下や活動範囲の狭小化などが起こり，生活機能の低下に結びつく．転倒恐怖を有する高齢者の割合については，転倒恐怖の判断方法や人種などによって異なるものの，約30〜50％の高齢者に転倒恐怖が認められる可能性がある．過去1年間に転倒経験を有する高齢者の割合よりも，転倒恐怖を有する高齢者の割合のほうが圧倒的に多い．この転倒後症候群ともいえる転倒恐怖に関しても評価することが望ましい.

転倒恐怖の評価方法
▶Step up 参照.

3）骨折の疫学

　転倒によって引き起こされる有害事象で最も注意が必要なものが骨折である．高齢者の骨折の多くは転倒が原因であることが知られている．高齢者の転倒による骨折で多いのは，大腿骨近位部骨折（大腿骨頸部骨折，大腿骨転子部骨折；図2），椎体骨折，橈骨遠位端骨折，上腕骨近位端骨折で，そのうちADLに対する影響が最も大きいのが大腿骨近位部骨折である．日本における大腿骨近位部骨折の患者数については，全国調査による推計結果が報告されている[3]．この調査では，大腿骨近位部骨折の患者数は2007年時点で約15万人と推計されている．なお，調査では1987年から5年ごとに患者数の推計結果が報告されているが，男女ともに患者数は増加し続けている．さらに，大腿骨近位部骨折の発生率（単位人数当たりの骨折発生数）も2007年まで経年的に増加傾向にある．大腿骨近位部骨折は，年齢が高いほど，また男性よりも女性において骨折の発生率が高くなる．そのため，高齢者人口が増加し，女性の平均寿命が延伸していくことで，患者数が増え，さらに発生率が増加傾向にあることは注意が必要である．また，大腿骨近位部骨折が増えていることは明らかであり，骨折予防が喫緊の課題である．大腿骨近位部骨折に対しては，観血的固定術や人工骨頭置換術が一般的に施行される．しかし，術後に理学療法（三次予防）を実施したとしても，完全に受傷前の機能レベルにまで回復しないことも多い．したがって，大腿骨近位部骨折は，骨折そのものが起こらないように予防に努めることがきわめて重要である.

　大腿骨近位部骨折に加えて，椎体骨折にも注意する．椎体骨折は，大腿骨近位部骨折と比較すると，ADLへの影響は小さい．高齢者の椎体骨折の特徴は，椎体骨折の多くが疼痛などの臨床症状を呈さない無症候性であることである．よって，胸腰椎のX線画像によってはじめて椎体骨折の存在がわかることも少なくない．そのため，椎体骨折の罹患率については正確な数は不明である．ただし，高齢者の1/5〜2/5は椎体骨折を有しているとの報告もあり，大腿骨近位部骨折と比較すると高い割合で発生

MEMO
大腿骨近位部骨折は図2のように分類されている.

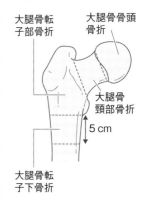

図2　大腿骨近位部骨折の分類

調べてみよう
橈骨遠位端骨折（コレス〈Colles〉骨折，スミス〈Smith〉骨折）について調べてみよう.

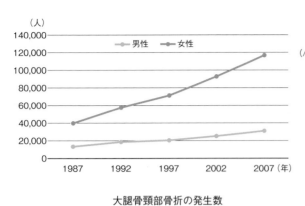

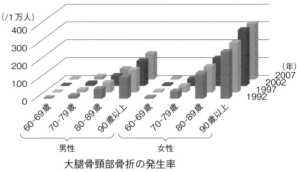

大腿骨頸部骨折の発生数

大腿骨頸部骨折の発生率

図2 日本における大腿骨頸部骨折の発生状況
日本における大腿骨近位部骨折の発生状況に関する全国調査の結果.
(Orimo H, et al.：Arch Osteoporos 2009；4 (1-2)：71-7[3])

している．椎体骨折は ADL への影響は小さいが，椎体骨折のない高齢者と比較すると，椎体骨折を有する高齢者では運動能力が低下していることがある．そのため，椎体骨折を有している高齢者は，転倒リスクが高い可能性がある．また，椎体骨折を有する高齢者では，その後に大腿骨近位部骨折を起こすリスクが高い．椎体骨折を有する可能性がある高齢者は，特に転倒予防の必要性が高い対象である．

3. 転倒・骨折と予防理学療法

一次予防から三次予防までの概念を，転倒・骨折における予防理学療法に当てはめて考えた場合，次のように整理される．

一次予防は，転倒・骨折に関する危険因子を有さない対象者への普及啓発や健診などを行う．歩行能力やバランス能力などの運動機能低下や骨粗鬆症がない健康状態のよい対象者に対して，転倒・骨折予防の意義や重要性，予防方法についての講演会，体力測定や骨量測定といった健診などを通じて，対象者に転倒・骨折予防のための行動変容を促すことが目的となる．

二次予防は，転倒・骨折リスクを有するが骨折は受傷したことがない対象者への介入を行う．運動機能低下や骨粗鬆症を有する対象者に対して，転倒予防や骨粗鬆症に対する運動プログラムの作成・指導を行い，転倒・骨折の発生リスクを低減させることが目的となる．

三次予防は，転倒により骨折を受傷した対象者への機能回復や再発予防のための理学療法である．転倒により大腿骨近位部骨折を受傷した患者に対して，術後の運動療法や環境設定，介護サービスの調整などを行い，生活機能の回復を図るとともに，転倒・骨折の再発リスクを低減することが目的となる．

4. 高齢者における転倒・骨折の危険因子

1）転倒の危険因子

転倒予防には，①リスクの評価，②適切な介入，の2点が重要である．リスクの評価のためには，転倒の危険因子を確認する．転倒の危険因子にはさまざまな因子が関与しており，さらに危険因子同士にも関連性がある（**図3**）．したがって，転倒リスクを評価する際には多面的な評価が重要である．運動機能に関しては，歩行能力，バランス能力，筋力が重要な危険因子となる．転倒予測における歩行能力やバランス能力の評価については，歩行速度や Timed Up and Go Test の測定が簡便かつ有用なテス

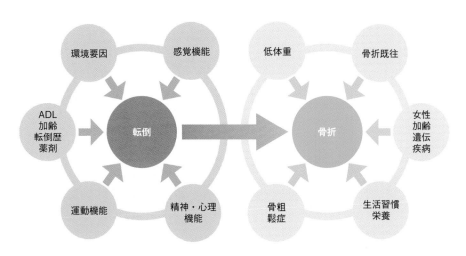

図3　転倒・骨折の危険因子

トである．バランス能力については，片足立ち時間やFunctional Reach Testなども
あるが，地域高齢者の転倒予測におけるエビデンスはない．筋力については，ハンド
ヘルドダイナモメーターを使った膝伸展筋力や握力の評価があるが，機器がないこと
も少なくない．簡便に下肢筋力を評価する方法としては，椅子からの起立テストがあ
る．精神・心理機能では，抑うつ，認知機能，転倒恐怖が危険因子として知られてい
る．認知機能に関しては，Trail Making Testなどの遂行機能に関する報告が多い．
視覚や固有覚などの感覚機能の低下も危険因子となりうる．さらに，照明や床材，障
害物などの環境要因も看過できない危険因子である．加えて，過去に転倒歴を有する
場合には再度転倒を起こすリスクが高い．ただし，過去1年以内の転倒歴が1回だけ
であればリスクは高くないが，2回以上の転倒歴がある場合には，再転倒のリスクは
高い．そのため，転倒歴の聴取の際には，転倒の有無だけでなく，転倒の回数も確認
する．加えて，薬剤についても転倒の危険因子となるため，5または6種類以上の服
薬をしているポリファーマシーやベンゾジアゼピン系の薬剤の服用については注意す
る．転倒リスクの評価は，地域でも実践可能な内容が多い．危険因子を熟知し適切な
評価を行うことで，転倒ハイリスク者をスクリーニングできることが理想である．

2) 骨折の危険因子

高齢者の骨折は，その大部分が転倒によって引き起こされるため，転倒は最も重要
な骨折の危険因子である．さらに，骨粗鬆症，低体重，生活習慣や低栄養などの危険
因子が加わることで，骨折リスクは増大する（図3）．また，これらの骨折の危険因子
同士も互いに影響している．したがって，転倒と同様に，骨折リスクの評価も多面的
に行うことが重要である．ただし，骨折リスクに関しては，転倒と骨粗鬆症の2点が
きわめて重要な危険因子である．転倒予防と骨粗鬆症に対する介入が，骨折予防の基
本である．生活習慣については，運動習慣，喫煙，飲酒などが関与する．また，栄養
については，カルシウムやビタミンDの摂取が影響する．その他，骨折の家族歴や
既往歴も危険因子となる．特に，骨折の既往歴については，大腿骨近位部骨折，椎体
骨折，橈骨遠位端骨折，上腕骨近位端骨折の既往がある高齢者は，骨折の再発率が高
い．したがって，骨折の既往歴がある高齢者の転倒・骨折予防は特に重要である．一
方，転倒リスクの評価に比べると，骨折リスクの危険因子の評価は，地域では実施・
把握できない内容もある．転倒リスクの評価を行ったうえで，得られる範囲で骨折リ
スクのための情報収集も重要である．

椅子からの起立テスト
（5 times chair stand test）

📷 MEMO

ポリファーマシー
日本語では多剤併用を意味する．処方されている薬剤の種類が多い場合に，多剤併用（ポリファーマシー）とされる．ポリファーマシーは薬剤の種類のことをさしており，服用している薬剤の数が多くても，種類が同じであれば一般的にはポリファーマシーとはいわない．ただし，具体的に何種類以上をポリファーマシーとするという明確な定義はない．多くの研究では，5〜6種類以上の処方がある場合にポリファーマシーとすることが多い．高齢者では，複数の慢性疾患を有することも多く，ポリファーマシーになりやすいため注意が必要である．加えて，ポリファーマシーはフレイルとの関連も指摘されている．

📷 MEMO

ベンゾジアゼピン系薬剤
中枢神経系に作用する薬剤の一種で，抗不安薬や睡眠薬として使用される．副作用として，過鎮静，認知機能低下，せん妄，運動機能低下，転倒・骨折があり，高齢者に対しては慎重な投与が必要な薬剤の一つと考えられている．高齢者では不眠の訴えも多いため，処方される可能性がある薬剤である．ベンゾジアゼピン系の薬剤はフレイルとの関連性についても可能性が示唆されている薬剤の一つである．

LECTURE
7

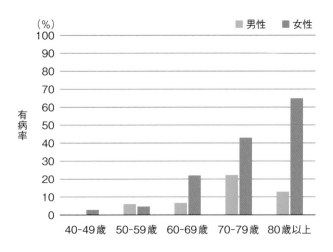

図4 性別・年代別の骨粗鬆症罹患率
日本における大規模コホート調査の結果.
（Yoshimura N, et al.：J Bone Miner Metab 2009；27（5）：620-8[5]）

表1 原発性骨粗鬆症の診断基準（2012年度改定版）

Ⅰ．脆弱性骨折あり
1．椎体骨折または大腿骨近位部骨折あり
2．その他の脆弱性骨折あり，骨密度がYAMの80％未満
Ⅱ．脆弱性骨折なし
骨密度がYAMの70％以下または−2.5SD以下

YAM：若年成人平均値（腰椎では20〜44歳，大腿骨近位部では20〜29歳）.
（骨粗鬆症の予防と治療ガイドライン作成委員会編：骨粗鬆症の予防と治療ガイドライン2015年版. ライフサイエンス出版：2015. p.17-38[4]）

5. 骨粗鬆症

1）骨粗鬆症の定義

骨折に対する重要なリスクは転倒と骨粗鬆症である.『骨粗鬆症の予防と治療ガイドライン2015年版』において「骨粗鬆症とは，低骨量と骨組織の微細構造の異常を特徴とし，骨の脆弱性が増大し，骨折の危険性が増大する疾患である」[4]と定義されており，骨折は骨粗鬆症の合併症の一つとされている. 一方，骨密度を測定することで骨量は評価できるが，骨の微細構造といった骨質は評価できない. 一般的に，骨の強度は骨密度によって70％が説明できるため，骨密度によりある程度は骨の強度が推定できる. しかし，骨密度によって骨の強度が完全に説明でるわけではないことにも注意する. 骨質の評価として骨代謝マーカーなどの測定がある.

2）骨粗鬆症の疫学

日本における40歳以上の骨粗鬆症の患者数は，大規模コホート調査の結果から1,070万人（男性260万人，女性810万人）と推計されている[5]. 骨密度は20歳代でピークとなり，その後40歳ごろから加齢とともに低下する. さらに，女性は閉経後にエストロゲンが減少するため，骨密度の低下は男性よりも閉経後に加速する. そのため，骨粗鬆症は高齢になるほど多く，男性よりも女性のほうが多いことが特徴である. 一方，性別，年代別の骨粗鬆症有病率をみると，70歳以上の女性では約半数が骨粗鬆症となっている（**図4**）. このことからも，転倒・骨折予防の対象者が多いことが示されている.

3）骨粗鬆症の診断基準

原発性骨粗鬆症の診断基準（2012年改定版）は**表1**のように定められている[4]. **表1**中の脆弱性骨折とは，転倒などの軽微な外力による非外傷性骨折をさす. また，骨密度の測定は，腰椎または大腿骨近位部骨折の骨密度を基準とし，二重X線吸収法（DXA）による測定が推奨されている.

4）骨粗鬆症に対する運動療法の効果

骨密度の増加は，骨折予防のために重要である. 理論的には，ジョギングやダンスなどの骨への荷重運動は，骨のリモデリングを促進し骨密度を増加させる. 閉経後の女性に対して，ジョギング，ダンス，ジャンプ運動，エアロビクス，高負荷レジスタンストレーニングなどの荷重運動を行うことで，腰椎や大腿骨近位部の骨密度が1〜

 MEMO
本講義で述べる骨粗鬆症とは，骨量低下をきたす疾患や原因がない原発性骨粗鬆症を意味している.

 MEMO
二重X線吸収法（dual energy X-ray absorptiometry：DXA）
2種類の異なるエネルギーのX線を照射し，骨と軟部組織の吸収率の差で骨密度を測定する方法.

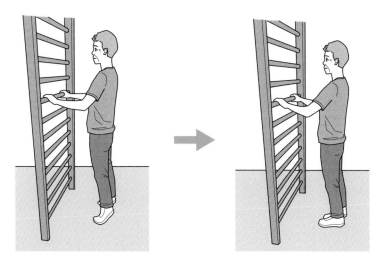

図5　高齢者のための骨への荷重運動
ヒールドロップ運動：爪先立ちの状態から，両膝を伸展位のまま，勢いよく踵を地面に降ろす運動．

2％増加する．したがって中年期であれば，ジョギングやダンス，または最大筋力の60％以上の負荷をかける高負荷レジスタンストレーニングなどの実施は骨粗鬆症への介入として有効である．一方，地域の高齢者への運動プログラムとしては，ジョギングやダンスなどの高負荷の荷重運動の実施は困難なことが多い．また怪我の可能性もあるため，避けることが望ましい．高齢者に対して骨への荷重運動を考える場合は，効果は限定的であるが**図5**のようなトレーニング方法がある．

6. 転倒予防と運動療法

1）運動療法の有効性

　骨折予防において，転倒予防と骨粗鬆症への介入が重要である．骨粗鬆症への介入である骨密度に対する運動療法の効果は，高齢者において限定的である．しかし，転倒予防においては運動療法の効果は非常に高く有効である．『大腿骨頸部/転子部骨折診療ガイドライン改訂第2版』『骨粗鬆症の予防と治療ガイドライン2015年版』，また，転倒予防に関する多くのメタ分析においても運動療法における効果はほぼ一貫して認められており，介入手段として推奨されている．したがって，予防理学療法においては運動療法による転倒予防を図り，転倒予防を介して骨折予防につなげることが重要な役割ととなる．一方，転倒によって生じる転倒恐怖が，身体活動やADLの低下を引き起こすこともあるため，転倒予防を介して生活機能を維持することも予防理学療法の重要な役割である．

2）転倒予防のための運動プログラム

　転倒予防のために有効な運動プログラムは，ストレッチ，レジスタンストレーニング，バランストレーニング，歩行トレーニングなど，複数種目で構成される運動プログラムである．特に，バランストレーニングや歩行トレーニングといった機能的な運動プログラムを必ず含むことが重要である（**図6**）．しかし，レジスタンストレーニングは，単独で実施しても転倒予防には効果がないことが示されている．そのため，運動プログラムの中にレジスタンストレーニングを含むことは重要ではあるが，レジスタンストレーニング単独での運動プログラムを作成してはならない．また，地域の公民館や在宅などでの運動実施を考慮すると，特別な道具を使用しなくても実施することのできる運動内容を考えることが重要である．地域における運動指導では，複数の高齢者を対象にグループでの運動指導を行う方法（グループエクササイズ）や，個別に在宅で運動を行えるようホームエクササイズを指導する場合が想定される．グルー

MEMO
運動の頻度と期間による転倒予防効果
運動介入の転倒予防に対するエビデンスは明確にされているが，最も効果的な運動介入の実施頻度や期間については不明な点が多い．ただし，先行研究における結果から総合的に考えると，週2～3回の実施頻度で3か月間実施した場合では，歩行・バランス能力などの運動機能の改善は得られるが，実際に転倒頻度が減少するまでの効果には至らないことが多い．少なくとも，転倒予防の効果が得られるまでには，週2～3回の頻度で6か月間程度は継続することが必要であると考えられる．また，週1回の運動介入でも年単位で継続すれば転倒頻度の減少につながる可能性がある．運動介入による転倒予防では，継続的な実施をどのように支援するかが重要である．

ここがポイント！
運動の継続性の観点では，ホームエクササイズよりもグループエクササイズのほうが運動継続率がよい．ホームエクササイズの場合，運動実施状況をなんらかの形で定期的にモニタリングすれば継続率を維持できる．

運動療法による具体的な転倒予防効果
▶Step up 参照.

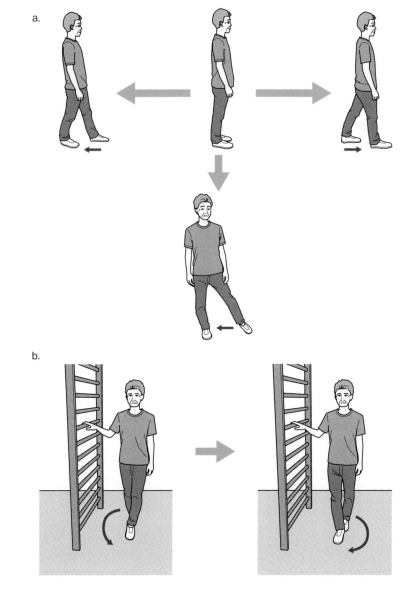

図6 転倒予防のためのバランストレーニングの例
a. 両足を軽く開いて立ち，片側の足を「前」「後ろ」「横」へ踏み出しては元に戻すステッピング運動.
b. 踵とつま先を前後一直線にして歩くタンデム歩行.

プエクササイズにおいても，ホームエクササイズにおいても，複数種目で構成される運動プログラムであれば，転倒予防効果は認められている．したがって，対象者や対象地域によって，導入可能な方法を選択する.

■引用文献

1) 日本整形外科学会診療ガイドライン委員会，大腿骨頸部/転子部骨折診療ガイドライン策定委員会編：大腿骨頸部/転子部骨折の危険因子．大腿骨頸部/転子部骨折診療ガイドライン改訂第2版．南江堂；2011．p.27-46.

2) Niino N, Tsuzuku S, et al.：Frequencies and Circumstances of Falls in the National Institute for Longevity Sciences, Longitudinal Study of Aging (NILS-LSA). J Epidemiol 2000；10 (Suppl 1)：90-4.

3) Orimo H, Yaegashi Y, et al.：Hip fracture incidence in Japan：estimates of new patients in 2007 and 20-year trends. Arch Osteoporos 2009；4 (1-2)：71-7.

4) 骨粗鬆症の予防と治療ガイドライン作成委員会編：骨粗鬆症の定義・疫学および成因．骨粗鬆症の予防と治療ガイドライン2015年版．ライフサイエンス出版；2015．p.1-38.

5) Yoshimura N, Muraki S, et al.：Prevalence of knee osteoarthritis, lumbar spondylosis, and osteoporosis in Japanese men and women：the research on osteoarthritis/osteoporosis against disability study. J Bone Miner Metab 2009；27 (5)：620-8.

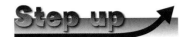

1. 転倒恐怖の評価

　転倒恐怖は，精神・心理面の転倒リスクであるとともに，身体活動，IADL，ADLの制限因子にもなる．一方，転倒恐怖とともに，転倒関連自己効力感という概念がある．両者は，類似概念であると考える研究者もいるが，異なる概念であり区別すべきとする意見もある．両者の概念整理については，今後の研究が待たれ，本項では類似概念として説明する．

　転倒恐怖の評価方法としては，はい/いいえで回答できる単一の質問で聴取する方法と，構造化されたいくつかの質問で構成される質問紙を使って点数化する方法がある．単一の質問では「転ぶかもしれないという不安がありますか？」「転ぶことが怖いですか？」などの質問が用いられる．ただし，標準化された質問がないため，信頼性や妥当性には根拠がない[1]．一方，質問紙による方法は，信頼性や妥当性が検証されている．したがって，正確に転倒恐怖を評価するためには，単一の質問ではなく，質問紙を使用することが推奨される．代表的な質問紙として，Falls Efficacy Scale（FES），modified FES（mFES），FES-International（FES-I）などがある．ただし，FESやmFESはADLが自立し，活動性や生活機能が高い高齢者への使用には適していない．FES-Iは機能が高い高齢者にも適応可能で，日本語版の妥当性も検証されている[2]．FES-Iは全16項目の質問に対して4件法で回答する．質問項目がやや多いのが難点であるが，質問が7項目に限定された短縮版FES-I（Short FES-I）もある．Short FES-Iは日本の地域高齢者への妥当性も検証されているため[2]，地域で行う評価としては実施しやすく有用な尺度である（表1）[2]．

表1　短縮版 FES-I

あなたが，普段どのくらい転ばないように気を遣って行動しているのかをお聞きします．以下の質問にある行動に対して，あなたがどのくらい "転ぶかもしれない" と気を遣いながら行っているのか，最も当てはまると思われるものに丸をしてください．ただし，あなたの普段の状態を考えてお答えください．質問内容が，あなたが現在行っていない内容であった場合，もし，あなたが行った場合に，どのくらい気を遣うかを想定してお答えください．				
質問1	着替えをする（普段の衣服の着脱）	□1	□2	□3 □4
質問2	自宅の浴槽への出入りをする	□1	□2	□3 □4
質問3	椅子から立つ，または椅子に座る	□1	□2	□3 □4
質問4	階段の昇り降り（家の階段に限らない）	□1	□2	□3 □4
質問5	床の上の物，または頭上の物を取る	□1	□2	□3 □4
質問6	坂道を登る，または下りる	□1	□2	□3 □4
質問7	家族以外との活動や会合に参加する（親戚の集まりや老人クラブなどに参加する）	□1	□2	□3 □4

回答：1．まったく気を遣わない，2．どちらかというと気を遣う，3．かなり気を遣う，4．とても気を遣う
（Kamide N, et al.：Aging Clin Exp Res 2018；30（11）：1371-7[2]をもとに作成）

2. 椎体骨折のスクリーニング

　椎体骨折の確認は，骨粗鬆症の診断および骨折のリスク因子として重要である．加えて，椎体骨折を有する高齢者は，歩行能力や生活機能が低下し，転倒率も高いことが報告されている[3]．したがって，椎体骨折を有する高齢者は，転倒リスクも高く，骨折リスクも高いハイリスクの対象者といえる．しかし，椎体骨折は無症候性であることも多いため，椎体骨折を有するか否かの判断は地域の現場では難しい．そこで，地域でも簡便に椎体骨折の有無をスクリーニングする方法として「壁-後頭間距離」がある（図1）．壁-後頭間距離が陽性の場合，椎体骨折を有する可能性が高い[4]．骨粗鬆症患者を対象とした壁-後頭間距離の感度は60％，特異度は87％とされている[4]．

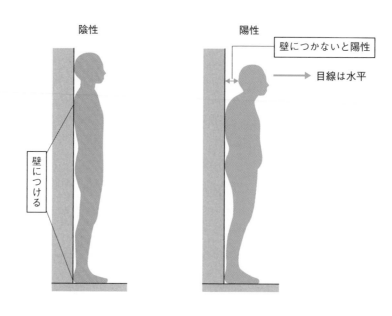

陰性

陽性

壁につかないと陽性

目線は水平

壁につける

図1　壁-後頭間距離

3. 運動療法による転倒予防効果

　運動療法における高齢者に対する転倒予防効果については，メタ分析による報告がある[5]．メタ分析とは複数の無作為化比較対照試験（randomized controlled trial：RCT）の結果を統計学的に統合して，一つの結果を導く手法である．メタ分析の結果から，複数種目で構成される運動プログラムでは，グループエクササイズとして実施した場合の相対リスク比が0.78（95％CI：0.71-0.86），個別にホームエクササイズと実施した場合の相対リスク比が0.66（95％CI：0.53-0.82）と算出されている．グループエクササイズを行うことで平均22％（最大29％，最低14％），ホームエクササイズで平均34％（最大47％，最低18％），それぞれ転倒率を減少させることができる．また，歩行・バランストレーニングを行うグループエクササイズでは相対リスク比が0.73（95％CI：0.54-0.98）であるが，レジスタンストレーニングを行うグループエクササイズでは転倒率は減少しない．歩行・バランストレーニングに加えて，ストレッチ，レジスタンストレーニング，ウォーキングなどの有酸素運動などの複数種目で構成される運動プログラムを作成・指導することで，地域高齢者の転倒率を2〜3割減少させることが期待できる．

■引用文献

1) Jørstad EC, Hauer K, et al.：Measuring the Psychological Outcomes of Falling：A Systematic Review. J Am Geriatr Soc 2005；53（3）：501-10.
2) Kamide N, Shiba Y, et al.：Reliability and validity of the Short Falls Efficacy Scale-International for Japanese older people. Aging Clin Exp Res 2018；30（11）：1371-7.
3) 上出直人，隅田祥子ほか：骨粗鬆症患者における脊椎骨折と身体機能との関連．理学療法学 2007；34（1）：10-5.
4) Green AD, Colon-Emeric CS, et al.：Does this woman have osteoporosis? JAMA 2004；292（23）：2890-900.
5) Gillespie LD, Robertson MC, et al.：Interventions for preventing falls in older people living in the community. Cochrane Database Syst Rev 2009；2：CD007146.

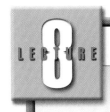

老年医学と予防理学療法（4）
フレイル，サルコペニア

到達目標

- フレイルおよびサルコペニアの定義について説明することができる．
- フレイルおよびサルコペニアの判断基準または診断基準について説明することができる．
- フレイルおよびサルコペニアの危険因子について説明することができる．
- フレイルおよびサルコペニアに対する予防策について説明することができる．

この講義を理解するために

　近年，フレイルおよびサルコペニアという概念が注目されています．高齢者の介護予防において，この両者の定義や予防策を理解しておくことはきわめて重要です．フレイルやサルコペニアを呈する高齢者は，死亡，入院，転倒・骨折，要介護状態の発生など，さまざまな健康有害事象が起こりやすいことが知られています．この講義では，フレイルとサルコペニアの定義，判断基準または診断基準，予防策について解説をします．

　この講義を学ぶにあたり，以下の項目を調べておきましょう．

□ フレイルの定義について調べておく．

□ サルコペニアの定義について調べておく．

□ 老年症候群について調べておく（Lecture 5 参照）．

講義を終えて確認すること

□ フレイルの定義と判断基準について理解できた．

□ サルコペニアの定義と診断基準について理解できた．

□ フレイルおよびサルコペニアの危険因子について理解できた．

□ フレイルおよびサルコペニアにより起こる健康有害事象について理解できた．

□ フレイルおよびサルコペニア予防における運動療法の効果について理解できた．

1. 老年症候群とフレイル，サルコペニア

高齢者が要介護状態に至る主要原因は，認知症，高齢による衰弱，転倒・骨折，関節疾患である（**図1**）。これらは老年症候群とよばれる。老年症候群とは，加齢に伴って生じるさまざまな機能の低下や慢性疾患の総体である。その特徴は，致命的なものではないが，生活機能を低下させる原因になりうることである。一方，老年症候群と考えられる症状や状態，慢性疾患は多種多様であり，その評価や判断は難しい。フレイルやサルコペニアは，老年症候群によって生活機能低下のリスクが高まっている状態の一つの特徴的な形態である。したがって，フレイルやサルコペニアへの理解を深めることは，高齢者の介護予防においてきわめて重要である。本講義では，フレイル，サルコペニアに対する予防理学療法の意義と果たすべき役割について学ぶ。

2. フレイルの定義と判断基準

1）定義

フリード（Fried）

フレイルには統一された定義がないのが現状であるが，『フレイル診療ガイド2018年版』では「フレイルは，要介護状態に至る前段階として位置づけられるが，身体的脆弱性のみならず精神・心理的脆弱性や社会的脆弱性などの多面的な問題を抱えやすく，自立障害や死亡を含む健康障害を招きやすいハイリスク状態を意味する」と記している[1]。また，フレイルの代表的な判断基準の一つを示したフリードらは「筋量，筋力，持久力，歩行能力，活動量の低下を主たる臨床症候として，生理機能や回復力の低下により，ストレスに対する恒常性の予備力が低下し，脆弱になった状態」と定義している[2]。以上の定義より，フレイルとは，老年症候群により身体機能，精神・心理機能，社会機能の低下が進行し，要介護などの健康状態が悪化する前段階に陥った状態である（**図2**）。理論的には，フレイル状態にある高齢者をスクリーニングし，該当者に適切な介入ができれば健康状態の悪化を予防できる。予防理学療法において，フレイルは重要な概念である。

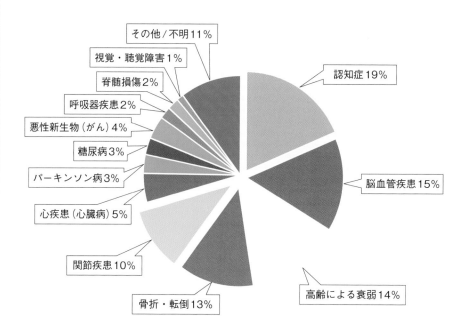

図1 高齢者の要介護原因
（国民生活基礎調査（2016年度）の調査結果より作成）

2) 判断基準

　フレイルの判断基準についても統一された基準はない．現在，判断基準として2つの異なるモデルがある．1つ目は欠損累積モデルとよばれ，老年症候群と考えられるさまざまな症状や慢性疾患の有無を評価し，該当数が多い状態をフレイルと判断する方法である．2つ目は表現型モデルとよばれ，特徴的な臨床徴候をとらえてフレイルと判断する方法である．

　欠損累積モデルによる代表的なフレイルの評価法には Frailty Index がある（図3）[3]．厚生労働省の基本チェックリスト

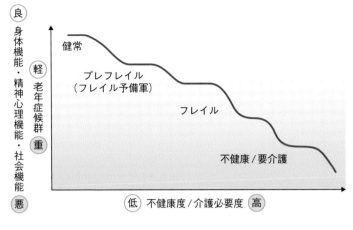

図2　フレイルの概念図

もこれに含まれる．ただし，Frailty Index には40の評価項目があり，地域の医療機関外で簡便に評価できる方法とは言い難い．一方，基本チェックリストは，日常生活機能，運動器の機能，栄養・嚥下機能，閉じこもり，認知機能，抑うつの6領域における老年症候群の有無に関する全25項目の自記式の質問紙であり，はい/いいえで回答できる簡便な調査票である．したがって，医療機関外での実施も十分可能である．

基本チェックリスト
▶ Lecture 5・表2参照.

	項目	得点		項目	得点
1	入浴の介助	1：必要，0：不要	21	何事にも労力を感じる	1：ほとんど，0.5：たまに，0：まれ
2	更衣の介助	1：必要，0：不要	22	抑うつ気分がある	1：ほとんど，0.5：たまに，0：まれ
3	椅子の立ち座りの介助	1：必要，0：不要	23	幸福感がある	1：ほとんど，0.5：たまに，0：まれ
4	屋内歩行の介助	1：必要，0：不要	24	孤独を感じる	1：ほとんど，0.5：たまに，0：まれ
5	食事の介助	1：必要，0：不要	25	外出における困難	1：ほとんど，0.5：たまに，0：まれ
6	整容の介助	1：必要，0：不要	26	高血圧	1：有り，0.5：疑い，0：無し
7	トイレの介助	1：必要，0：不要	27	心筋梗塞	1：有り，0.5：疑い，0：無し
8	階段昇降の介助	1：必要，0：不要	28	慢性心不全	1：有り，0.5：疑い，0：無し
9	重量物（4.5kg）の運搬の介助	1：必要，0：不要	29	脳卒中	1：有り，0.5：疑い，0：無し
10	買い物の介助	1：必要，0：不要	30	がん	1：有り，0.5：疑い，0：無し
11	家事の介助	1：必要，0：不要	31	糖尿病	1：有り，0.5：疑い，0：無し
12	食事の準備の介助	1：必要，0：不要	32	変性性関節症	1：有り，0.5：疑い，0：無し
13	服薬管理の介助	1：必要，0：不要	33	慢性肺疾患	1：有り，0.5：疑い，0：無し
14	財産管理の介助	1：必要，0：不要	34	MMSE	1：<10点，0.75：10-17点，0.5：18-20点，0.25：21-23点，0：≧24点
15	体重減少（1年で4.5kg以上）	1：有り，0：なし	35	呼気流速（L/m）	（男性）1：≦340，0：>340 （女性）1：≦310，0：>310
16	主観的健康感	1：悪い，0.75：普通，0.5：良い，0.25：とても良い，0：非常に良い	36	肩関節筋力（kg）	（男性）1：≦12，0：>12 （女性）1：≦9，0：>9
17	健康状態の変化	1：悪化，0：改善/不変	37	BMI*	1：<18.5／≧30，0.5：25-30未満，0：18.5-25未満
18	健康の問題による1日の臥床時間	1：半分以上，0：半分未満	38	握力（kg）	（男性）1：≦29，0：>29 （女性）1：≦17，0：>17
19	活動量の減少	1：有り，0：なし	39	通常歩行時間（3m往復）（秒）	1：>16，0：≦16
20	屋外歩行の頻度	1：>3日，0：≦3日	40	最速歩行時間（3m往復）（秒）	1：>10，0：≦10

＊男性はBMI24以下，女性は23以下の場合の基準点を提示．それ以上のBMIでの基準点は割愛．

図3　Frailty Index

全40項目について0～1点で採点し，平均点（0～1点）を算出する．0.2点以上をフレイルに近い状態（プレフレイル），0.3点以上でフレイルと判断する．

(Searle SD, et al.：BMC Geriatr 2008；8：24[3])

　表現型モデルによる代表的な方法は，フリードらのCHS基準である[2]．CHS基準では，①体重減少，②倦怠感，③活動性低下，④筋力低下，⑤歩行速度低下，の5つを特徴的なフレイルの臨床徴候と定義して評価するものである．3つ以上に該当する場合をフレイル，1つか2つ該当する場合をプレフレイルと判断する．地域でフレイルの評価を行う際には，CHS基準をもとに作成された日本版CHS基準（J-CHS基準）[5]が有用である．

3. サルコペニアの定義と診断基準

1）定義

　サルコペニアの定義についても，フレイルと同様に世界的に統一された定義はない．日本の『サルコペニア診療ガイドライン2017年版』にておいては，「サルコペニアは高齢期にみられる骨格筋量の減少と筋力もしくは身体機能（歩行速度など）の低下により定義される」[6]と記している．他の定義においても，骨格筋量の低下に加えて，筋力低下や身体機能低下を伴う状態をサルコペニアと定義している．したがって，現状では診療ガイドラインの定義をサルコペニアの定義とする．

2）診断基準

　サルコペニアの診断基準についても世界的に統一されたものはない．最も代表的な診断基準はEWGSOPが提唱している基準である．しかし，日本人に対してはAWGSがEWGSOPの基準をアジア人用に改変した診断基準[7]を適用することが推奨されている．AWGSの診断基準では握力，歩行速度，骨格筋量を測定し，診断する（図4）[7]．骨格筋量は四肢の骨格筋量を測定し，身長の2乗で除して補正した値（ASMI）を用いて評価する．握力，歩行速度，ASMIにおけるカットオフ値は図4[7]のとおりである．しかし，サルコペニア診断における骨格筋量の測定については，地域の現場では実施が難しいことも多い．2019年に改訂されたAWGSの診断基準では，地域の評価と医療施設などでの評価に分けて，診断アルゴリズムを作成していることが特徴である（図5）[8,9]．

4. フレイル，サルコペニアと予防理学療法

　一次予防から三次予防までの概念を，フレイルおよびサルコペニアにおける予防理学療法に当てはめて考えた場合，次のように整理される．

　一次予防は，フレイルやサルコペニアと判定されない対象者への普及啓発や健診などを行う．プレフレイル，フレイル，サルコペニアのいずれにも該当しない対象者に対して，フレイルやサルコペニアについての講演会，体力測定や筋量測定などの健診を通じて，対象者にフレイルやサルコペニア予防のための行動変容を促すことが目的となる．

　二次予防は，フレイルやサルコペニアのリスクを有する対象者への介入である．フレイルに関しては，フレイル状態ではないがプレフレイル状態にある対象者が該当する．サルコペニアに関しては，筋量は正常であるが握力や歩行速度に低下があるか，握力や歩行速度は正常であるが筋量低下がある対象者が該当する．対象者には，運動プログラムの作成・指導や栄養指導などの適切な介入を行い，フレイルやサルコペニアへ移行するリスクを低減させることが目的となる．

　三次予防は，フレイルやサルコペニアの状態にある対象者への運動介入や栄養介入である．フレイルやサルコペニアの状態を改善することが重要となる．入院患者や施

CHS（Cardiovascular Health Study）

日本版CHS基準
▶Lecture 5・表3参照．

EWGSOP（European Working Group on Sarcopenia in Older People）

AWGS（Asia Working Group for Sarcopenia）

💡 ここがポイント！
EWGSOPは2018年に，AWGSは2019年に，これまで使用された診断基準の改訂版を発表している．

✍ MEMO
骨格筋量の評価方法
骨格筋量の評価指標には，四肢骨格筋量を身長の2乗で除したASMIが一般的に用いられている．しかし，ASMIは，握力などの筋力との関連性は認められるが，歩行速度などのパフォーマンス能力とは関連しないことが知られている．そこで，筋量とパフォーマンス能力の両者と関連性のある筋力の評価指標として，四肢骨格筋量をBMIで除して補正する方法が報告されている．ただし，BMIでの補正値については，現状ではASMIのような明確なカットオフ値はない．

ASMI（appendicular skeletal muscle index；四肢骨格筋量の身長補正値）

地域でも簡便に実施可能なスクリーニング方法
▶Step up 参照．

EWGSOPの診断基準の改訂版
▶Step up 参照．

💡 ここがポイント！
フレイルやサルコペニアといった用語は，一般の高齢者には馴染みがないことも多い．フレイルやサルコペニアとは何かを発信していくことはきわめて重要である．

LECTURE **8**

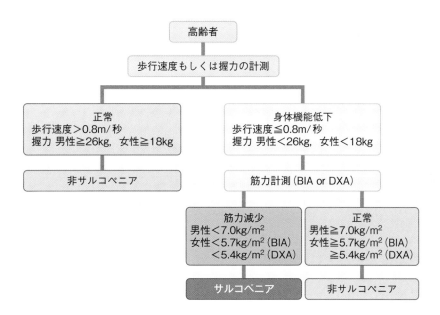

図4　サルコペニアの診断アルゴリズム（AWGS）
（Chen LK, et al.：J Am Med Dir Assoc 2014；15〈2〉：95-101[7]）
欧米人とアジア人の骨格は異なるため，2014年にAWGSによって日本人の体格でも対応できるアジア人特有の診断基準がつくられた．

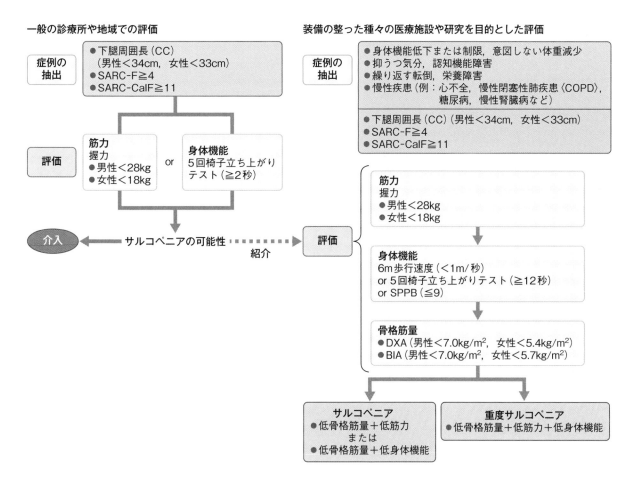

図5　AWGS2019によるサルコペニア診断基準
（Chen LK, et al.：J Am Med Dir Assoc 2020；21〈3〉：300-7[8]，日本サルコペニア・フレイル学会[9]）

設入所者ではフレイルやサルコペニアの罹患率が高く，機能回復に難渋する要因となることも多い．入院患者や施設高齢者に対して，理学療法や栄養指導を行い，状態を改善し機能回復につなげていくことも三次予防に含まれる．

COPD（chronic obstructive pulmonary disease）

MEMO
身体活動
身体活動とは，体力の維持・向上を目的とした運動に加え，日常の生活活動を含む．

LECTURE
8

5．フレイル，サルコペニアの危険因子

1）フレイルの疫学と危険因子

CHS 基準に基づいてフレイルを判定したコホート調査では，地域の高齢者の約10％程度がフレイルの状態にあり，さらに50％はプレフレイルの状態にあると報告している[5]．慢性疾患を有して外来通院をしている高齢者では約20％がフレイルであり，一般的な地域高齢者よりもフレイルの割合は高い．入院高齢患者を対象とした調査も近年では報告がみられるが，それらの報告ではフレイル高齢者の割合はさらに高い．また，フレイルの割合は加齢により上昇するため，フレイルはすべての高齢者に起こりうる問題であり，疾患を有することでリスクは倍増する．

フレイルの危険因子は，加齢，身体活動量や運動習慣，食習慣や栄養状態，5〜6種類以上の服薬をしているポリファーマシー，糖尿病，慢性腎臓病，心疾患などの疾患，難聴，抑うつなどがある（**図6**）[1]．ポリファーマシーに関しては，フレイルによってポリファーマシーとなり，さらにフレイルが重症化するという悪循環も考えられる．同様に疾患に関しても，フレイルの危険因子になるとともに，フレイルが疾患の予後を悪化させるという双方向の関係性がある．特に，糖尿病，慢性腎臓病，慢性心不全，慢性閉塞性肺疾患（COPD）を有する高齢者に対しては，外来や入院に限らずフレイルについて定期的に評価し，予防に注意を払うことが予後の改善に有益である．

フレイルの危険因子のなかでも，身体活動量や運動習慣は特に影響の大きい因子である．運動習慣がまったくない高齢者，外出頻度が少ない閉じこもりがちな高齢者，日中は主にテレビなどを視聴して過ごす座位時間が長い高齢者などは，フレイルの発生や重症化のリスクが高い．運動習慣がない，または身体活動量が低いと考えられる高齢者に対しては，フレイルの評価を行うことに加え，活動性を高められるような支援を行うことが重要である．地域の体操グループの紹介や，自宅で実施可能な運動を指導したりすることは有用である．自覚症状に乏しいため，地域の高齢者に対して体力測定などを通して啓発を行うことも予防において重要である．

2）サルコペニアの危険因子

サルコペニアの有病率は，調査によって差異がある．地域の高齢者よりも施設入所高齢者や入院高齢患者のほうが有病率は圧倒的に高い．また，人種による差異や，適

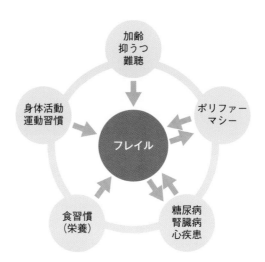

図6　フレイルの危険因子
（要介護高齢者，フレイル高齢者，認知症高齢者に対する栄養療法，運動療法，薬物療法に関するガイドライン作成に向けた調査研究班編：フレイル診療ガイド2018年版．ライフ・サイエンス；2018．p.1-14[1]）

用する診断基準や骨格筋量の測定方法（DXA か BIA か）の違いによっても有病率は異なる．『サルコペニア診療ガイドライン2017年版』においても「地域在住の65歳以上の高齢者の1～29％がサルコペニアに該当，施設入所高齢者では，14～33％がサルコペニアに該当する」[6]と記されており，有病率には幅がある．地域在住の日本人高齢者における EWGSOP や AWGS 基準によるサルコペニアの有病率に限定すると10％前後と考えられ，サルコペニアもまれに起こる疾患ではない．

　サルコペニアの危険因子については，加齢，不活動，疾患，栄養が主な危険因子となる．加齢によって生じたサルコペニアは一次性サルコペニアとよばれる．一方，不活動，栄養，疾患を原因とするサルコペニアを二次性サルコペニアとよぶ．一次性サルコペニアが生じる病理的メカニズムについては多くの報告がある．不活動による二次性サルコペニアは，廃用症候群によるもので，施設入所高齢者や入院高齢患者においてサルコペニアの有病率が高いのは，不活動による廃用症候群の影響である．したがって，施設入所高齢者や入院高齢患者に対しては，入所中または入院中にサルコペニアが発症しないように，評価や予防的介入を行う．また，栄養による二次性サルコペニアは，摂取エネルギーや総タンパク質の摂取不足に起因する．

　高齢者では，食事量が減少したり，肉食を避けたりする傾向があるため，直近6か月間で2～3 kg 以上の体重減少がある高齢者や BMI が18.5未満の高齢者については，低栄養によるサルコペニアに注意が必要である．地域高齢者に対しては，食事量や肉食制限をしていないか，また，入院高齢患者であれば，血清アルブミン値に注意する．疾患による二次性サルコペニアとは，重症臓器不全，炎症性疾患，悪性腫瘍，内分泌疾患に付随して生じる．

3）フレイルとサルコペニアの関連

　フレイルとサルコペニアの両者は，完全に無関係の概念ではない．フリードは，フレイルの臨床徴候の背景には加齢性の骨格筋量低下が関与していると考えている[2]．そして，骨格筋量低下の結果として筋力低下や歩行速度低下が引き起こされ，さらに活動性の低下や疲労感などが加わっていくことでフレイルとなり，サルコペニアはフレイルの発生リスクを高める重要な危険因子の一つである．フレイルとサルコペニアの合併頻度は明確にはなっていないが，フレイルの高齢者はサルコペニアも合併していることが多い傾向にある．フレイルとサルコペニアの関連性については，両者は合併しやすい可能性が高く，さらに両者が合併することで，健康有害事象が起こる可能性も高くなる．したがって，フレイルとサルコペニアについてはどちらか一方ではなく，両者をともに評価し，リスクを把握していくことが予防理学療法学的観点では重要である．フレイルの CHS 基準とサルコペニアの EWGSOP および AWGS による診断基準では，歩行速度と握力の測定が共通している．共通の評価項目を考慮してフレイルとサルコペニアの評価を行えば，効率的に実施することも可能である．

6．フレイル，サルコペニアによる有害事象

　フレイルやサルコペニアを有する高齢者における健康有害事象の発生について，多くの報告がある．フレイルによる健康有害事象として，転倒・骨折，要介護状態，認知症，予期せぬ入院，死亡などが起こりやすい[1]．サルコペニアを有する高齢者に関しても，転倒・骨折，入院，死亡が起こりやすい[6]．また，フレイルおよびサルコペニアともに，高齢入院患者の術後の生命予後や合併症の発症とも関連する．フレイル，サルコペニアについては，地域における予防のみならず，病院や施設においても予防が重要である．

DXA（dual energy X-ray absorptiometry；二重X線吸収法）

BIA（bioelectrical impedance analysis；生体インピーダンス法）

BMI（body mass index）

LECTURE 8

MEMO
ロコモティブシンドローム
（locomotive syndrome）
フレイルやサルコペニアと関連して，ロコモティブシンドロームという概念も使われている．日本整形外科学会が2007年に提唱した概念であり，「運動器の障害により，起立動作や歩行などの移動能力が低下した状態」とされている．ロコモティブシンドロームが進行すると ADL 障害につながると考えられている．ロコモティブシンドロームは，①立ち上がりテスト，②2ステップテスト，③自記式質問紙票（ロコモ25），の3つの評価で判定を行う．ロコモティブシンドロームは，下肢の運動機能や移動能力に特化した概念であり，全身の状態を反映しているサルコペニアやフレイルよりも概念的には限局的なものであると考えられる．

7. フレイル，サルコペニアに対する予防策

1）運動療法による予防

　フレイルは危険因子として運動習慣や身体活動が重要であるため，運動療法の効果はきわめて大きい．『フレイル診療ガイド2018年版』では，「フレイルに対する運動介入は，歩行，筋力，身体運動機能，日常生活活動度を改善し，フレイルの進行を予防し得るため推奨される（エビデンスレベル：1，推奨レベル：A）」[1]としている．フレイルに対する運動療法の効果はエビデンスレベルが高く，予防策として強く推奨されている．一方，サルコペニアに対する運動介入の効果については，『サルコペニア診療ガイドライン2017年版』にて「運動習慣ならびに豊富な身体活動量はサルコペニアの発症を予防する可能性があり，運動ならびに活動的な生活を推奨する（エビデンスレベル：低，推奨レベル：強）」[6]とされている．介入研究の不足により，エビデンスレベルは低くなっているが，推奨度は高い．したがって，フレイル，サルコペニアに対する予防策の第一選択は運動療法である．

　フレイル，サルコペニアに対して運動療法を行う際は，ストレッチ，レジスタンストレーニング，バランストレーニング，歩行トレーニングなどの複数種目で構成される運動プログラムがよい．転倒予防のための運動プログラム立案と考え方は共通する．骨格筋量および筋力の増加を目指す場合には，レジスタンストレーニングの負荷は漸増的に行う．しかし，地域在住の高齢者に対し漸増的なレジスタンストレーニングを実施することは容易ではない．低負荷でのトレーニングでも，長期的に行うことで骨格筋量や筋力を維持し，サルコペニアの発症予防には有効である可能性もあるため，エビデンスについては今後の研究が必要である．

2）運動療法以外の予防策

　フレイル，サルコペニアの予防において，運動療法以外に考えられる予防策として栄養への介入がある．ただし，現状では栄養介入単独でのフレイル，サルコペニアの予防効果については，エビデンスは確立されていない．一方，運動療法に栄養介入を加えることで，予防効果が高まるとされている．栄養に関する評価および介入は理学療法士単独では難しいため，栄養士と協働して行うことで，より効果的な予防策を実施することができる．

■引用文献

1) 要介護高齢者，フレイル高齢者，認知症高齢者に対する栄養療法，運動療法，薬物療法に関するガイドライン作成に向けた調査研究班編：フレイル診療ガイド2018年版．ライフ・サイエンス；2018．p.1-14, p.27-36..
2) Fried LP, Tangen CM, et al.：Frailty in older adults：evidence for a phenotype. J Gerontol A Biol Sci Med Sci 2001；56（3）：M146-56.
3) Searle SD, Mitnitski A, et al.：A standard procedure for creating a frailty index. BMC Geriatr 2008；8：24.
4) Satake S, Senda K, et al.：Validity of the Kihon Checklist for assessing frailty status. Geriatr Gerontol Int 2016；16（6）：709-15.
5) Satake S, Shimada H, et al.：Prevalence frailty among community-dwellers and outpatients in Japan as defined by the Japanese version of the Cardiovascular Health Study Criteria. Geriatr Gerontol Int 2017；17（12）：2629-34.
6) サルコペニア診療ガイドライン作成委員会編：サルコペニア診療ガイドライン2017年版．ライフサイエンス出版；2017．p.1-43.
7) Chen L-K, Liu L-K, et al.：Sarcopenia in Asia：Consensus Report of the Asian Working Group for Sarcopenia. J Am Med Dir Assoc 2014；15（2）：95-101.
8) Chen LK, Woo J, Assantachai P, et al.：Asian Working Group for Sarcopenia：2019 Consensus Update on Sarcopenia Diagnosis and Treatment. J Am Med Dir Assoc 2020；21（3）：300-7.
9) 日本サルコペニア・フレイル学会：AWGS2019によるサルコペニア診断基準．
jssf.umin.jp/pdf/revision_20191111.pdf

MEMO

高負荷レジスタンストレーニング
1回最大挙上筋力（1 Repetition Maximum：1 RM）の60〜70%以上の負荷強度でレジスタンストレーニングを行う場合を，高負荷レジスタンストレーニングという．高負荷レジスタンストレーニングは，負荷強度の低いレジスタンストレーニングよりも筋力増強や骨格筋量の増加に対する効果は高い．そのため，漸増的なレジスタンストレーニングにおいても，最終的に目標とする負荷強度は60〜70%が理想である．一方，高負荷レジスタンストレーニングでは，筋痛や関節痛などの骨格筋系における有害事象が起こりやすく，トレーニングからの脱落も起こりやすい．対象者の運動習慣や運動能力のレベルをふまえて，効果・安全性・持続性のバランスを考えて負荷強度を設定する．

LECTURE
8

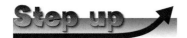

1. 認知的フレイルと社会的フレイル

　フレイルの判断基準には，累積欠損モデルと表現型モデルの2つの考え方がある．累積欠損モデルでは身体機能面だけでなく，精神・心理機能面や社会的機能面の評価も含まれている．一方，表現型モデルであるCHS（Cardiovascular Health Study）基準では，評価内容が身体機能面に限定される．しかし，老年症候群は，身体機能のみならず，精神・心理機能や社会的機能にも影響がでる．特に，認知機能の低下や他者との交流が極端に少ない社会的孤立も生活機能を低下させる重要な危険因子であることが知られている．CHS基準では，認知機能や社会的孤立に関する評価がない点は課題といえる．そこで，認知的フレイルや社会的フレイルという概念が提唱されている．

　認知的フレイルは，身体的フレイルと認知機能障害の併存であると考えられている．認知的フレイルの判断基準の一例として，①明らかな認知症の疑いがない，②歩行速度または握力の低下，③記憶，遂行機能，注意機能，処理速度の4領域の認知機能のいずれかの低下，のすべてに該当する高齢者を認知的フレイルとする調査がある[1]．CHS基準でフレイルを評価する際には，Trail Making Testなどの認知機能の評価の実施を考慮する必要がある．

　社会的フレイルに関しては，①出かける機会が減ったか，②友人の所をほとんど訪れないか，③友人や家族は役に立たないと感じるか，④独居か，⑤毎日誰かと話をする機会がないか，の5つの質問に対して2つ以上該当した場合に社会的フレイルとする定義がある[2]．ただし，独居かどうかを社会病理的な問題とすることには，家族のあり方を専門家の価値観で一方的に定めるという点で慎重であるべきである．社会的機能の評価として，社会的孤立を反映するソーシャルネットワークの評価を考慮する．

2. サルコペニアのスクリーニング方法

　一般的に，サルコペニアの診断には骨格筋量の測定が必要であるが，DXA（二重X線吸収法）やBIA（生体インピーダンス法）による測定が必要であるため，地域での骨格筋量の測定は困難な場合が多い．そこで，スクリーニングによる評価が地域では有用である．

　1つ目のスクリーニング方法は，①年齢，②利き手の握力，③非利き脚の下腿周径，の3項目の結果を点数化してサルコペニアの可能性を判断するものである[3]．詳しい点数化の方法は文献[3]を参照していただきたい．本手法による感度と特異度は，男性では84.9%と88.2%，女性では75.5%と92.0%であり，スクリーニングの精度としては良好である．

　2つ目のスクリーニング方法は，測定機器をまったく必要としない非常に簡便な「指輪っかテスト」という方法である[4]．これは，「非利き脚のふくらはぎ」の最も太い部分を，対象者自身の両手の親指と人差し指でつくる「輪っか」で囲み，下腿の周径を簡便に評価する方法である（図1）．下腿を両手の輪っかで囲んだ際に「ちょうど囲める」または「隙間ができる」高齢者は，「囲めない」高齢者と比較して，AWGS基準によるサルコペニアの可能性がそれぞれ2.4倍と6.6倍高いと報告されている[4]．「隙間ができる」高齢者は，「囲めない」高齢者と比較して，死亡や要介護のリスクが高いことも示されている．簡便かつある程度のエビデンスもあるスクリーニング方法である．

3. サルコペニアの新診断基準（EWGSOP2）

　サルコペニアの診断基準として，2019年に改訂版の診断基準が発表された（EWGSOP2）[5]．改訂版では，診断のためのアルゴリズムが変更され，診断はスクリーニングから行うことを推奨している．スクリーニング方法としては，前述の年齢・握力・下腿周径を用いた方法[3]や質問紙を用いた方法が提唱されている．スクリーニングでサルコペニアが疑われる場合に筋力の検査を行う．検査にて筋力低下が認められた場合にはSarcopenia probableと定義し，筋量測定を行う．さらに，筋量測定にて低下が認められた場合にはSarcopenia confirmedと定義する．最後に，身体機能検査を行い，身体機能低下が認められる場合にはSarcopenia severeと定義する．改訂版では，各種検査のカットオフ値が明示され，判断基準が明確にされている（表1）．

LECTURE
8

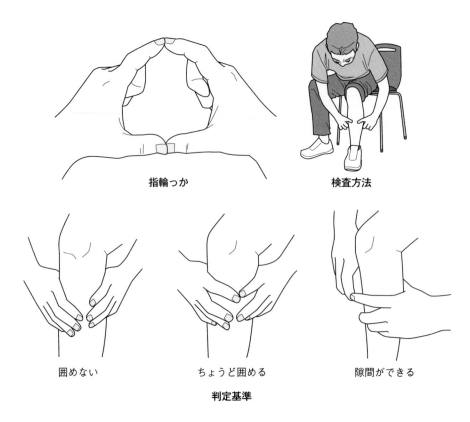

指輪っか　　　　　　　　　　　　検査方法

囲めない　　　　　　　　　ちょうど囲める　　　　　　隙間ができる

判定基準

図1　指輪っかテスト

表1　EWGSOP2における各検査のカットオフ値

検査項目	測定項目	カットオフ値
筋力	握力	男性：<26 kg，女性：<18 kg
	5CST	>15秒
骨格筋量	ASMI	男性：<7.0 kg/cm², 女性：<6.0 kg/cm²
身体機能	歩行速度	≦0.8 m/秒
	TUG	≧20秒
	SPPB	≦8点

5CST：椅子起立テスト，ASMI：四肢骨格筋量の身長補正値，TUG：Timed Up and Go test，SPPB：Short Physical Performance Battery.

　EWGSOP2に準じて，AWGSも診断基準の改訂版（AWGS2019）を2020年に報告している．今後，サルコペニアの診断については，EWGSOP2やAWGS2019が使用されていくと考えられる．

■**引用文献**

1）Shimada H, Doi T, et al.：Cognitive frailty predicts incident dementia among community-dwelling older people. J Clin Med 2018；7（9）：250.

2）Makizako H, Shimada H, et al.：Social frailty in community-dwelling older adults as a risk factor for disability. J Am Med Dir Assoc 2015；16（11）：1003.e7-1003.e11.

3）Ishii S, Tanaka T, et al.：Development of a simple screening test for sarcopenia in older adults. Geriatr Gerontol Int 2014；14（Suppl 1）：93-101.

4）Tanaka T, Takahashi K, et al.："Yubi-wakka"（finger-ring）test：A practical self-screening method for sarcopenia, and a predictor of disability and mortality among Japanese community-dwelling older adults. Geriatr Gerontol Int 2018；18（2）：224-32.

5）Cruz-Jentoft AJ, Bahat G, et al.：Sarcopenia：revised European consensus on definition and diagnosis. Age Ageing 2019；48（1）：16-31.

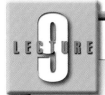

疾患と予防理学療法（1）
運動器疾患

到達目標

- 変形性股・膝関節症の発症・増悪メカニズムを理解する.
- 変形性股・膝関節症の機能維持・改善のための運動療法を実施できる.
- 高齢者の骨折の特徴や要因を理解する.
- 腰痛の発症・増悪要因を理解する.

この講義を理解するために

運動器疾患に対する予防理学療法は高齢社会を迎えた日本において重要な役割を担います. それは, ヒトとして自立した生活を過ごすための健康寿命を延伸するためには, 健全な運動器が維持されていることが必要であり, そのための戦略が予防理学療法に求められているからです.

本講義では変形性関節症, 骨折, 腰痛を予防すべき疾患, 外傷としています. 変形性関節症は関節の疼痛や破壊を生じさせるため不動化を招きます. 骨折も高齢者にとって不動化や寝たきりを招く外傷です. また, 腰痛は介護職, 立ち仕事などの重労働者に多く発生します. 腰痛は高頻度に発生するとともに社会的な生産能力に影響を与えるため, 産業衛生上, 予防策が喫緊の課題となっています.

この講義を学ぶにあたり, 以下の項目を学習しておきましょう.

- □ 運動器疾患に対する予防の意義について学習しておく.
- □ 予防すべき運動器疾患（変形性関節症, 骨折, 腰痛）の特徴について学習しておく.
- □ 運動器疾患に対する予防理学療法の適応について学習しておく.

講義を終えて確認すること

- □ 変形性股・膝関節症の発症・増悪メカニズムを理解できた.
- □ 変形性股・膝関節症の予防と機能改善のための理学療法を実施できた.
- □ 高齢者の代表的な骨折を提示できた.
- □ 高齢者の転倒予防について理解できた.
- □ 腰痛の発症・増悪要因について理解できた.
- □ 腰痛に対する職業別予防戦略を説明できた.

1. 運動器疾患に対する予防

1）概要

近年，高齢社会が進み骨粗鬆症による骨折や慢性関節疾患の一つである変形性関節症の罹患が拡大している．両疾患は発症・受傷後に骨接合術や人工関節などの手術を必要とすることが多く，その後に長期のリハビリテーションや在宅での管理など医療経済的にも負担が大きい．骨折の予防については骨量や骨強度を高めるだけでなく，転倒予防にも努めなくてはならない．

腰痛は運動器疾患の中でも罹患割合が高く，家事を含む立ち仕事を困難とすることが多い．腰痛に対する理学療法は疼痛の改善や手術後の機能獲得について考えられているものの，根拠に基づく発症予防については不明な部分が多い．また，腰痛は産業衛生的にも問題となることが多く，社会的な生産能力に影響するため，予防のための方策は喫緊の課題である．

運動器の疾患群は多岐にわたり，理学療法士が直面する重要度から本講義では変形性関節症，骨折そして腰痛を対象とする．運動器疾患に対する予防理学療法は一次予防を確立するための根拠が不足しているため，機能改善や増悪予防が含まれる二次・三次予防が中心となる．将来的に運動器疾患に対する一次予防が確立すれば，二次・三次予防の理学療法に影響を与えることに留意する．

2）運動器疾患に対する一次予防

健康寿命とは，寝たきりにならず，介護を受けることなく健康な生活を送ることのできる期間を示すものであり，健康寿命から平均寿命までの期間は不健康な期間となる．運動器疾患は不健康な期間に機能低下を生じさせるため，同時期に機能障害をきたす変形性関節症や骨粗鬆症の一次予防は健康寿命の延伸とともに不健康な期間の短縮が期待できる．骨粗鬆症は加齢とともに発症リスクが増大するため予防のための方策が立てやすく，一次予防ないしは二次予防目的に検診が実施されている．

腰痛はヒトが人生を送る中で一度は生じる確率が80％以上となるなど，二足歩行を獲得したヒトのもつ宿命とも考えられる疾患である．腰痛は製造業や運輸業などに従事する労働者や福祉施設で介護に従事する者に高頻度に発生することから，職種に関連して予防を検討する必要がある．

3）運動器疾患に対する二次予防

変形性関節症は骨粗鬆症と同じく加齢とともにリスクが高まるものの，発症年齢や重症化までの期間が多様なため予防的な措置がとりにくい．さらに変形性関節症の発症リスクについては不明なことが多く，一次予防よりも症状の出現する早期例の患者を対象に二次予防が実施されている．

腰痛は腰痛発症の多い職種を中心に予防のための動作指導や環境整備が中心となる．しかし，業務上の改善措置がとられていても発症リスクは存在する．このため，腰痛が重篤化する前に発見し，要因をすみやかに排除することが求められる．

4）運動器疾患に対する三次予防

運動器疾患に対する三次予防では治療後の機能回復が中心となる．

変形性関節症の末期では股・膝関節ともに人工関節の選択割合が高くなる．人工関節置換後は疼痛の軽減が得られるものの，罹患関節周囲の機能低下が残存するため筋力や可動域のすみやかな改善が求められる．

骨粗鬆症では骨折後の骨癒合期間における安静度による機能低下や，変形癒合によ

転倒予防の方策
▶ Lecture 7 参照.

 MEMO
産業衛生
職業に関連する疾患の予防やすでに罹患している労働者の就業継続を支援する活動で，個人の健康状態から職場環境まで広く取り扱う.

骨粗鬆症
▶ Lecture 7 参照.

 MEMO
乳児股関節検診
日本整形外科学会・日本小児整形外科学会は妊産婦への予防啓発を目的に乳幼児に対する一次検診を推奨している．一次検診は①股関節開排制限（開排角度），②大腿皮膚溝または鼠径皮膚溝の非対称，③家族歴：血縁者の股関節疾患，④女児，⑤骨盤位分娩（帝王切開時の肢位を含む）としており，①の陽性または②③④⑤のうち2つ以上を二次検診対象者としている．さらに，健診医の判断や保護者の精査希望も配慮されている.

LECTURE
9

る機能制限を生じるおそれがある．骨折治癒後も骨の脆弱性は存在するのでほかの部位の骨折や転倒を防ぐための方策は継続して必要となる．

腰痛は発症すると業務上必要となる動作や姿勢の維持が困難となるなど，職務遂行を著しく制限する．器質的な病因が存在する場合には手術などが施行され，その後リハビリテーションを経て職場復帰となる．腰痛の原因が不明の場合には保存療法が選択される．腰痛は十分な機能回復が得られないと再発が懸念され，異動や転職などが余儀なくされる．そのため，腰痛は職務内容が変わらない限り，継続した再発予防策が求められる．

2. 変形性関節症に対する予防理学療法

1) 概要

変形性関節症は関節や関節周囲組織の退行性変化を基盤として発症する．加齢とともに増加傾向となり，最も発症頻度の高い変形性膝関節症は2,530万人で，有症状を示している患者数は約800万人と推定されている[1]．末期の変形性膝関節症では手術適応となることが多く，人工膝関節全置換術（TKA）や単顆型人工膝関節置換術（UKA）が年間8万件以上に施行されている．

変形性股・膝関節症の発症要因による基本分類は一次性と二次性に大別される．二次性の変形性関節症ではすでに原因となる疾患を有していることが前提となる．このため，一次予防は原因となる疾患を有している対象者の早期発見，二次予防は変形性関節症への移行の早期発見，三次予防が変形性関節症を発症し保存療法や手術療法の適応となった対象者の機能改善や増悪予防目的の理学療法とした．

2) 変形性股関節症に対する予防理学療法

変形性股関節症は有病率約1%前後と報告されている[2]．変形性股関節症は二次性の変形性関節症の割合が高く，背景に原因となる原疾患を有していることが多い．特に日本では出生時に生じている臼蓋形成不全を原因とすることが多い．また，近年では大腿骨寛骨臼インピンジメント（図1）による関節のインピンジメントが関節唇を損傷させ，変形性股関節症の初期である前股関節症を誘発することが報告されている．

臼蓋形成不全の存在は二次性の変形性関節症である変形性股関節症を続発させる．骨頭の被覆度を示すCE角が20°以下を臼蓋形成不全と診断する．近年では乳児股関節検診の啓発により減少傾向にあるが，1歳を過ぎて歩行獲得後に診断される例が15%ほど存在する．保存療法に奏功しない例では，将来的な変形性股関節症となる可能性を有している．

正常股関節の関節軟骨に加わる負荷は$1\,cm^2$あたり$25\,kg$程度で，関節面に均一に分布している．また，片脚立位では全体重の約4倍のメカニカルストレス（機械的負荷）が立脚側の股関節に加わる．股関節関節唇は関節軟骨面積を28%，臼蓋体積を30%増加させる[3]．関節唇はsuction機能とsealing機能を有し，suction機能は関節内を陰圧とし骨頭の求心性を高め，sealing機能は関節液を関節内に閉じ込め均一に荷重分散することで滑らかな関節面を形成する（図2）．臼蓋形成不全では関節の適合性不良と不安定性から圧が外側部に集中し，辺縁部の関節唇に負荷を加える．さらに容易に関節唇を損傷させ，臼蓋側に加わる機械的負荷は増大し，前股関節症の病態を示す（図3，4）[4]．

臼蓋形成不全から変形性股関節症への進行を抑制するには，関節外側辺縁部に対する機械的負荷の軽減が必要であるが，保存療法による加療を効果的とする報告はみられない．二次予防として骨切り術など予防的手術が行われている．一方，無症候性に進行する症例や手術を希望しない症例も存在し，必ずしも一般的ではない．病期の浅

TKA（total knee arthroplasty）

UKA（unicompartmental knee arthroplasty）

ここがポイント！

● 一次性の変形性関節症
一次性の変形性関節症は原疾患を認めず，関節軟骨細胞の機能低下，関節支持組織の脆弱性など加齢に伴う退行性変性が認められる．一次性の変形性関節症は患者自身が保有する内在的な要因により発症していることが考えられるため，検診などを通じて発症要因の除去が一次予防につながる．

● 二次性の変形性関節症
二次性の変形性関節症は何らかの原疾患から続発する．変形性股関節症では先天性股関節脱臼，臼蓋形成不全など，変形性膝関節症では過去の外傷歴（靱帯損傷，半月板損傷など）などに続いて発症する．変形性股関節症は二次性の股関節症が80%程度を占める．二次性の変形性関節症では原疾患の有する障害の改善や外傷予防を実施することにより，変形性関節症への移行や増悪を防止し，発症までの期間を延長させる一次予防となる．

ここがポイント！

CE角（center-edge angle）
CE角は大腿骨頭中心から延ばした垂線と臼蓋辺縁に延ばした線によって作られる角度で，臼蓋と大腿骨頭との相対的位置関係を表す．正常では成人で25°以上である．臼蓋形成不全や大腿骨頭の求心位からずれた症例ではCE角は減少する．

CE角＋40°　　CE角－20°

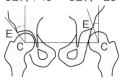

臼蓋形成不全（developmental dysplasia of the hip：DDH）

大腿骨寛骨臼インピンジメント
（femoroacetabular impinge-
ment：FAI）
FAIはガンツ（Gantz）によりその
概念が提唱されて以降，関心の
高い病態である（図1）．FAIは
寛骨臼と大腿骨頸部の形態学
的異常を基盤に臼蓋縁とhead-
neck junctionが衝突することで
関節辺縁に存在する関節唇や
軟骨などの軟部組織を損傷・障
害する病態である．FAIには3つ
のタイプがある．

正常

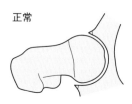

cam type

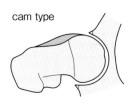

pincer type

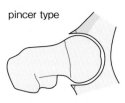

combined type

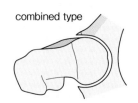

図1　大腿骨寛骨臼インピ
　　　ンジメント（FAI）

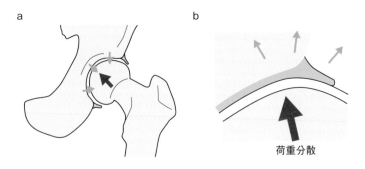

荷重分散

図2　関節唇のもつ荷重分散機能とsuction（a），sealing（b）機能

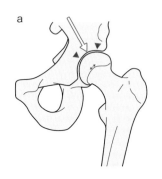 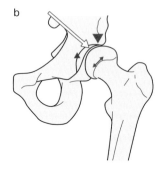

図3　臼蓋形成不全
臼蓋形成不全の股関節（b）は，正常股関節（a）と比較して関節面の減少と急峻な傾きにより，接触
圧が外側辺縁部で増大する．
（Murphy NJ, et al.：Adv Ther 2016；33（11）：1921-46[4]）

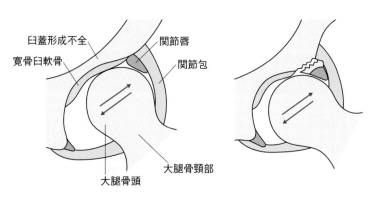

臼蓋形成不全　　　関節唇
寛骨臼軟骨　　　　関節包
大腿骨頭　　　　大腿骨頸部

図4　関節の不適合と関節唇損傷
（Murphy NJ, et al.：Adv Ther 2016；33（11）：1921-46[4]）

👁 覚えよう！

**トレンデレンブルグ（Trende-
lenburg）歩行，デュシェンヌ
（Duchenne）歩行**
股関節外転筋不全が生じると，
患側立脚時に骨盤を平行に保
てない状態をトレンデレンブルグ
徴候（歩行時に出現していれば
トレンデレンブルグ歩行）という．
トレンデレンブルグ徴候陽性で
はあるが，歩行時に患側立脚
時に反対側骨盤を持ち上げて
歩行する場合をデュシェンヌ歩
行とよぶ．

い早期例や手術を希望しない症例に対しては，選択肢として理学療法による機能維
持・改善が適応となる．

　変形性股関節症に対する患者教育は，現行の症状に対する一定の効果を認めている
ため，症状の増悪に関しても有効に作用する．患者教育は疾患の理解，日常生活の指
導，杖や装具の指導，電話相談などによる後方支援ならびに家庭での運動指導が含ま
れる．

（1）股関節周囲筋群の筋力増強

　変形性股関節症にみられる跛行は，下肢筋群の脆弱に加えて主として股関節周囲筋
群の中でも外転作用を有する筋群（中殿筋，小殿筋など）の萎縮が大きく影響してい
る．特に，立脚中期に活動する中殿筋の弱化はトレンデレンブルグ歩行やデュシェン
ヌ歩行を生じさせる．また，小殿筋などの深層に位置する筋群は関節の安定性に寄与

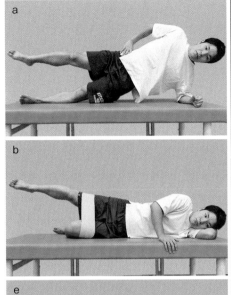
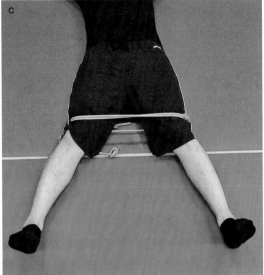
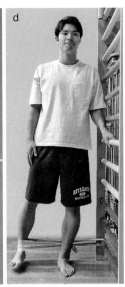
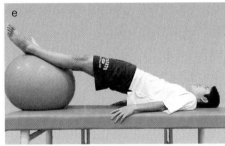
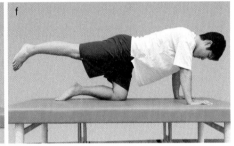

図5　股関節周囲筋群の筋力強化
a：サイドブリッジ（両側の中殿筋の強化），b：チューブを用いた側臥位による外転運動，c：チューブを用いた両股関節による外転運動，d：チューブを用いた立位での外転運動．筋力が向上したら左手の支えを外して行う，e：バルーンを用いた股関節伸展運動，
f：四つ這い位での股関節伸展運動．

し，臼蓋形成不全を呈する患者の骨頭を求心位に保持する作用を有するためきわめて重要な役割を担っている．

中殿筋の筋力強化法は，側臥位において上側となる股関節の外転運動による抗重力活動が用いられている．ただし，本法は代償動作の出現しやすい動作でもあり，代表的な代償運動として骨盤の挙上や大腿筋膜張筋による股関節屈曲位による外転運動が出現する．骨盤の挙上による代償運動を打ち消す方法として両下肢同時に行われる外転運動などがある（図5）．

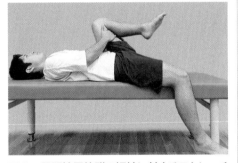

図6　股関節屈筋群の短縮に対するストレッチ

（2）関節可動域

変形性股関節症の関節可動域制限は関節の変性・変形に伴う関節由来と，筋の短縮によって生じる筋由来に分けられる．将来的に人工関節へ置換した後は筋由来の制限が残存するので，可能な限り筋由来の制限を軽減する．可動域制限としては腰椎前彎による股関節屈曲拘縮や内転筋の短縮による内転拘縮がみられる．股関節の可動域制限は病期の進行とともに増大し，隣接関節へも影響を与える（図6）．

（3）アライメントの改善

変形性股関節症では臼蓋形成不全による大腿骨頭の被覆度を代償するため，骨盤の過度な前傾が生じる．その結果，腰椎は過度な前彎となり，股関節は屈曲位へと位置

気をつけよう！
股関節外転運動の代償動作
骨盤や股関節屈曲に伴う以外に股関節外旋運動による股関節屈筋の代償運動もある．また，変形性股関節症の病期が進行するにしたがい，これらの代償動作は顕著になり，代償動作を抑制して中殿筋筋力を正しく評価することが難しくなるため，評価の際には正しく筋出力が得られているか観察する．

LECTURE
9

関係を変化させている（hip-spine syndrome）。マルアライメントにより脊柱起立筋と腸腰筋は短縮し，股関節伸筋と腹筋は伸張位となるため筋活動が困難となる。特に，股関節伸展運動の制限に伴い，脊柱起立筋群による代償運動が生じるため，さらに股関節伸展筋群の活動が困難となる。

（4）生活指導

生活指導は股関節に対する過剰な負荷を制限するため，広い可動域を必要とする和式生活から洋式生活へと変更する。ベッドや椅子の使用，トイレは和式から洋式とする。仕事も変更が可能であれば重労働，立ち仕事やしゃがみ込み動作の多い仕事は避ける。

また，普段の機能維持のための運動は水中運動療法が勧められる。水中運動療法は，浮力，水による抵抗そして静水圧などが効果的にはたらき，関節に対して安全に運動負荷を与えることができる。施設によっては股関節痛や膝関節痛に対する運動教室を開催している。水中運動療法は陸上で実施される運動療法以上の効果が得られることがあり，積極的に利用する。

3）変形性膝関節症に対する予防理学療法

予防目的に実施される膝関節痛教室は，一般的に高齢者の罹患率の高さから変形性膝関節症を対象とすることが多い。壮年期や高齢者を対象に膝に痛みを有する者を募集すると変形性膝関節症のケルグレン-ローレンス（KL）分類グレード 2 を中心とした集団となる。膝関節痛教室では，年齢が進むにしたがい進行する変形性膝関節症の病態について理解することが重要となる。膝関節痛教室での予防戦略は，すでに有症状を示している対象者に加え，潜在的に変形性関節症が進行している場合も対象とする。膝関節の伸展可動域制限は，屈曲制限に比較して先行するとともに自覚の得られにくい症状である（**図 7**）。膝関節の屈曲制限は膝を深屈曲させるしゃがみ込みなどで疼痛を伴うが，膝関節の伸展制限では日常生活の中で疼痛を伴わないことが多い。膝関節の伸展制限は大腿四頭筋の活動を制限し，機能低下を生じさせることになる。このような早期の自覚の得られにくい症状を早くに検知し，改善を試みる。

（1）体重コントロール

変形性膝関節症は BMI 高値など膝に加わる機械的負荷が増悪要因の一つと考えられるため，膝への荷重負荷を減免することが重要である。体重の減量は侵襲や薬物を伴わずに実施でき，安全かつ簡便に実施できる予防手段として効果的である。5％以上か週 0.24％以上の減量が効果的である。有酸素運動によるエネルギー消費は効果

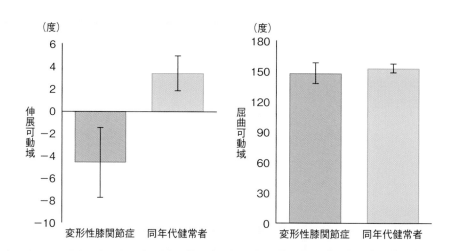

図 7　KL 分類グレード 2 の変形性膝関節症の膝関節可動域
膝関節の屈曲可動域では差がみられないのに対し，伸展可動域では伸展制限が観察される。

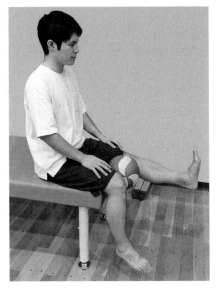

図8　膝関節伸展筋力強化
両大腿部にボールを挟み，股関節内転筋群の活動を同時に行い，内側広筋の活動をより高めている．

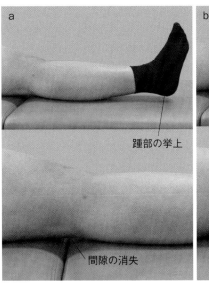
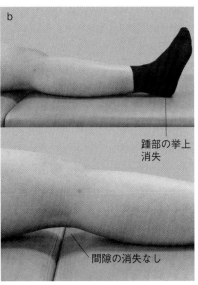

踵部の挙上

踵部の挙上消失

間隙の消失

間隙の消失なし

図9　簡易的な膝関節伸展制限の確認方法
健常者では膝関節のセッティングを行うと膝窩と床との間隙が消失し，踵部が床より挙上する（a）．早期変形性膝関節症の患者ではセッティングを行っても膝窩と床との間隙が消失せず，踵部も挙上しない（b）．

的な増悪予防の運動療法となる．一方，運動に伴う膝関節への荷重負荷を極力少なくすることが必要である．荷重による衝撃の少ないエアロバイクや水中での有酸素系エクササイズが推奨される．

(2) 筋力強化

膝関節に対する筋力増強運動は保存療法としてきわめて効果的であり，ガイドラインでは薬物療法と同等の効果があるとされている．特に，関節安定化に寄与する膝関節周囲の筋力強化は効果的で，大腿四頭筋の中でも内側広筋の筋力強化に特化した筋力強化方法がある（**図8**）．近年では，膝関節の筋力強化は中枢神経系による疼痛抑制機構など，機械的作用以外の除痛効果も考えられている．

(3) マルアライメントの改善

高い身体活動量は機械的負荷の増大に伴って変形性膝関節症の増悪が予想されるが，その影響は少なく，逆に生理的な範囲の荷重負荷には関節の保護作用があると考えられている．早期変形性膝関節症では健常者と同等の活動量があり，スラスト歩行などマルアライメントでの歩行を改善し，関節への機械的負荷を適正な範囲へ矯正する．膝関節に隣接する股関節や足関節の筋力強化は，歩行時のスラスト歩行を軽減し，不良アライメントによる関節への負荷軽減へと結びつく．

(4) 関節可動域の改善

膝関節の関節可動域は，早期において屈曲制限よりも伸展制限が先行する．一般的に女性は高齢者であっても膝関節が過伸展傾向を示し，膝関節の伸展位の等尺性運動（セッティング）において膝は過伸展し踵部が挙上する．一方，変形性膝関節症はセッティングでも膝窩に間隙が生じたままとなる（**図9**）．この現象は膝関節の伸展制限の始まりを示し，進行の早い例では大腿四頭筋の筋力低下も出現する．

(5) バランス練習

変形性膝関節症は転倒リスクとも関連があり，バランス能力の改善に努める．下肢の筋力低下は，膝関節に隣接する関節にも生じることがあり，足関節や股関節についても筋力を強化する．また，過度な不安定性とならないバランスディスクやマットなどを用いて支持性を向上させることも重要である（**図10**）．

📖MEMO
スラスト歩行
変形性膝関節症に観察される歩行時立脚中期の膝関節の外方変位と内反運動．

LECTURE 9

THA (total hip arthroplasty)

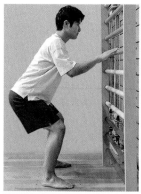
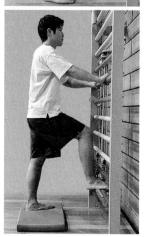

図 10 下肢筋力強化, バランス練習
肋木を用いて膝への負担を軽減する. 荷重下での筋力強化は筋力の増強だけでなく, バランス機能を改善させ歩行やADL能力の改善にもつながる.

4) 変形性股・膝関節症に対する人工関節置換術後の理学療法

　変形性股・膝関節症の最終的な転機は人工股関節全置換術 (THA) や人工膝関節全置換術 (TKA) の適応となる. THA や TKA は, 術前の疼痛を劇的に改善させ, かつ歩行能力など機能的改善を獲得する. しかし, 術前に比較すると良好な改善が得られるが, 同年代健常成人と比較すると運動機能は劣る. TKA 後の膝伸展筋力, 膝関節屈曲可動域, 歩行能力などは術後 6 か月において著しく低く, 筋力は同年代健常者の約 60% 程度である (図 11). さらに術後 3〜6 か月のあいだは, 機能獲得の変化が定常状態となり, 回復スピードが遅延する. 十分な機能回復の得られていない TKA 患者は転倒リスクがあり, 大腿骨頸部骨折など二次的な外傷を招きやすい.

　近年では, 人工関節の性能が向上し長期の使用が可能となってきている. しかし, 人工関節の耐用限界に到達すれば, loosening (人工関節の弛み) などにより再置換術が必要となる. 再置換術後は初回の手術後に比較して機能低下を生じるため, 再置換術の頻度は極力少なくするべきである. そのため, THA や TKA などの人工関節置換術後の理学療法は, 積極的に進めるとともに長期予後を目標に進める. 特に関節安定化や保護作用に関連する筋力の強化は, 人工関節を長期に運用するためにも重要である.

3. 骨折に対する予防理学療法

1) 概要

　ヒトの骨格を形成する骨は出生とともに発達し, 20 歳頃を頂点に骨量が増大する. その後, 骨量, 骨密度ともに減少が始まる. 特に女性は 50 歳頃の閉経期を境に急激な骨量減少が生じ, 骨粗鬆症の発症リスクが高まる (図 12). 骨折のリスク因子は骨粗鬆症 (骨粗鬆症性骨折) を背景に転倒リスクの問題も大きい. また, 近年では骨量だけではなく骨強度を示す骨質にも注目が集められている. 高齢者の骨折はその後の不動化や寝たきりを招き, 医療や介護への負担割合を増大させる.

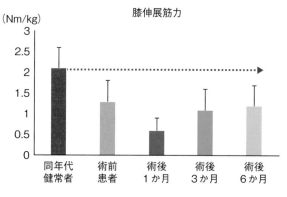
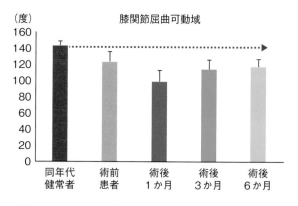
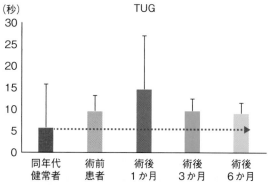
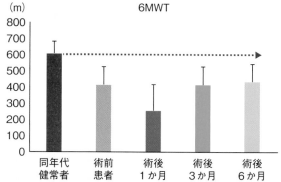

図 11 同年代健常者と術前術後の TKA 症例の機能推移
術後 6 か月を経過しても同年代健常者より機能レベルが低い. TUG: Timed Up & Go Test, 6MWT: 6 分間歩行試験.

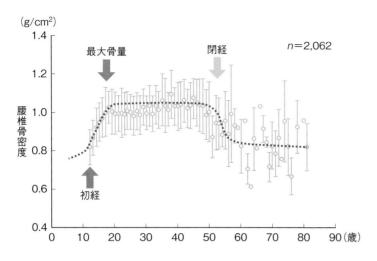

図12 年齢と骨密度との関係

骨折の予防については，地域において骨粗鬆症の検診事業が実施されている．以下に有病率を示す検診結果の一例を示す．診断の対象となる部位は腰椎と大腿骨頸部の骨密度を用い，2009 年，2010 年に報告されたいずれかの部位で診断された骨粗鬆症患者数は1,280 万人（男性300 万人，女性980 万人）であった[1,5]．また，Shiraki らは寝たきりや施設入所状態を「不動化」と定義し，不動化に関連するコックス比例ハザードモデルを用いて検討した[6]．その結果，有意な不動化を示す危険因子として年齢と既存骨折数が抽出された．この研究は骨粗鬆症による骨折を予防することが高齢者の不動化割合を減少させる可能性を示している．

2）骨粗鬆症性骨折の予防

（1）検診（骨量測定）

検診において骨量測定がスクリーニングとして用いられる．スクリーニングはYAM の80％以下を要精査としており，骨粗鬆症の診断基準となるYAM 70％以下より高値を採用していることから二次検診で診断がつかないこともある．しかし，骨粗鬆症性骨折は自覚症状を有しないこともあり，骨粗鬆症予備軍の発見は骨折を予防するうえできわめて意義が高い．

（2）骨折リスク評価ツール（FRAX®）

FRAX® は臨床における骨折危険因子を用いて骨折の絶対リスクを推計するWHOが開発した骨折リスク評価ツールである．FRAX® は使用者を選ばないだれでも使用可能なツールである（表1）．結果には，個人の将来10 年間の骨折発生確率（％）が算出される．

（3）薬物療法

骨粗鬆症と診断された場合や骨密度の低下（YAM 70％以上80％未満），両親のいずれかに大腿骨近位骨折の家族歴の存在，FRAX® にて骨粗鬆症性骨折の10 年危険率が15％以上例などについて，骨折予防を目的に薬物治療の開始が推奨されている．

骨粗鬆症治療薬はカルシウム・骨代謝調節薬である活性型ビタミン D3 薬，骨吸収抑制薬であるビスホスホネートや選択的エストロゲン受容体モジュレーター，抗RANKL 抗体，骨形成促進薬である副甲状腺ホルモン製剤や抗スクレロスチン抗体に分類される．骨吸収抑制薬は破骨細胞により骨が壊される速度を遅らせる．骨形成促進薬は新たに骨がつくられるのを促進する．

再置換術（revision）

コックス（Cox）

MEMO
骨粗鬆症性骨折
骨粗鬆症性骨折では，大腿骨頭部骨折，脊柱圧迫骨折，上腕骨近位・橈骨遠位端骨折が多い．

MEMO
YAM（young adult mean）
若年成人（20～44 歳）の骨密度平均値．

FRAX®（fracture risk assessment tool）
http://www.shef.ac.uk/FRAX/ 参照．

表1 FRAX® に用いられる骨折危険因子

- 年齢
- 性
- 体重
- 身長
- 両親の大腿骨近位部骨折歴
- 現在の喫煙
- ステロイド薬の使用
- 関節リウマチ
- 続発性骨粗鬆症（の原因疾患）の有無
- アルコール1 日3 単位以上摂取
- 大腿骨近位部骨密度

アルコール1 単位：エタノール 8～10 g.

骨粗鬆症治療薬と骨粗鬆症性骨折に対する予防効果
▶巻末資料・表2 参照.

MEMO
25 (OH) D
体内に取り込まれたビタミンDの指標. 25位が水酸化された25-ヒドロキシビタミン D.

PBM (peak bone mass)

転倒リスクの改善
▶ Lecture 7 参照.

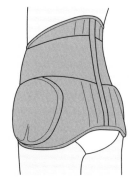

図13　ヒッププロテクター

MEMO
圧潰
椎体に圧縮負荷が加わり潰れた状態. 椎体前方（前壁）が圧潰すると楔状の変形となる.

ここがポイント！
円背変形
多椎間の骨折は円背変形（胸椎の後彎変形）を生じさせ，身体機能や転倒リスクを増大させる（図14）.

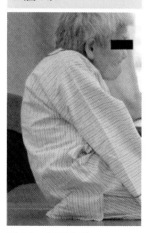

図14　円背変形

（4）ビタミン D

ビタミン D の指標である 25 (OH) D の低値は骨密度の低下のみならず，骨軟化症の原因となり，さらには転倒リスクを上昇させる．ビタミン D の低下による転倒リスク上昇のメカニクスは，疫学調査による結果であるため不明であるが，高い骨折の危険因子と考えられている.

（5）適正体格への改善

やせは骨密度を低下させ，肥満は骨折リスクを低減する．ただし，詳細には部位に特異的であり，やせは下腿を除く下肢長管骨の骨折リスクを上昇させ，肥満はリスクを低下させる．一方，肥満は上腕骨骨折や椎体骨折のリスクを上昇させる．体格の問題は相互にリスク因子を抱え，適正な体重や転倒リスクなども含めて検討する.

（6）運動，運動療法

骨粗鬆症性骨折を予防するためには，最大骨量（PBM）に到達した若年女性の骨密度の増大が必要であり，学生時代の運動習慣や身体活動が影響する.

閉経後の女性に対する骨密度についても運動療法の効果が報告されている．閉経後の女性を対象に歩行や太極拳などの軽度の運動強度を指導すると，腰椎骨密度の上昇が得られ，ジョギング，ダンス，ジャンプなどの高強度の運動では大腿骨頸部の骨密度が上昇する．さらに，両運動を組み合わせることにより，椎体と大腿骨頸部の骨密度が上昇する．しかし，中高年者に対する運動指導において安全性を配慮すると歩行指導が有益と考えられ，組み合わせによる運動は若年者を対象とすることが予防措置として効果的である.

3）大腿骨頸部骨折に対する予防理学療法

大腿骨頸部骨折は人工骨頭置換術など予後の機能獲得に優れた術式があるが，一方，骨折後1年以内に10％が死亡するなど生命予後不良の報告もあり，骨折の発生予防は重要である.

大腿骨頸部骨折の転倒による受傷機転では，後方や側方への転倒が原因となる．側方への転倒では大転子に強い衝撃が加わることにより骨折が発生するが，若年者が同様の転倒をしても骨折は発生しない．骨粗鬆症による骨の脆弱化が背景にあり，若年者の骨密度では骨折に至らない．そこで，骨折予防目的に大転子部を保護するヒッププロテクターが開発されている．ヒッププロテクターを介護施設で使用したところ，大腿骨近位部骨折が25％程度減少した．しかし，ヒッププロテクター（図13）は装着率が低いため，骨折リスクの高い症例に限定して適応とする.

4）脊椎圧迫骨折に対する予防理学療法

脊椎圧迫骨折の転倒による受傷機転は，後方への転倒である．骨折の好発部位は第12胸椎と第1腰椎の胸腰椎移行部と第7〜8胸椎の中位胸椎である．新鮮骨折例では，局所の安静やコルセット装着による保存療法を行うことで疼痛の軽減が得られる．しかし，高齢者の椎体骨折の2/3は無症状であり，複数椎体の骨折は脊椎の後彎変形を招き経時的に機能低下を生じさせる.

脊椎圧迫骨折に対する予防的筋力強化では，閉経女性に対して最大筋力の30％を背筋群に負荷する運動指導を行った結果，10年後の再評価において背筋力と腰椎骨密度が有意に増加していた．さらに，椎体骨折発生率は有意に低くなることが報告されている.

椎体骨折は椎体前壁の圧潰を生じることが多く，楔状の変形を生じさせやすい．このため複数椎体の骨折は身体アライメントの異常を招き円背変形となる（図14）．円背変形は姿勢異常，慢性腰痛，呼吸機能そして ADL などを低下させ，将来の骨折リスクを4倍に増大させる．骨粗鬆症性骨折の中でも椎体骨折は最もリスクが高く，転

倒リスクの低減や ADL を維持するとともに姿勢や身体機能の低下を最大限に抑制する.

5) 上腕骨近位・橈骨遠位端骨折に対する予防理学療法

上腕骨近位骨折の受傷機転は，転倒の際に肩や肘関節に強い衝撃を受けた際に生じる．橈骨遠位端骨折の受傷機転は，転倒の際に手関節を背屈して手を地面に突いた場合となる．いずれも受傷後の上肢の機能維持が再転倒の際の骨折回避となる．このため，可動域や筋力など上肢機能の維持が重要である．また，橈骨遠位端骨折は遠位骨片の背側転位などが生じやすく，変形癒合となる場合は機能低下が合併する．さらに，上腕骨近位骨折は骨粗鬆症の進行症例に多く，橈骨遠位端骨折は骨粗鬆症の初回骨折となることが多い．上腕骨近位骨折ではすでに身体機能の低下を認めることが多く，維持的な理学療法が求められるのに対し，初回骨折の可能性の高い橈骨遠位端骨折は，その後に続く骨折を予防するため積極的な機能向上を獲得させる必要がある．

4. 腰痛に対する予防理学療法

1) 概要

腰痛は人生の中で一度は経験するといわれるほど，多くの人が罹患する．しかし，腰痛は疾患名ではなく症状名であるため，多岐にわたる原因と多様な病態から系統的な理解を困難とする．『腰痛診療ガイドライン 2019（改訂第 2 版）』において，腰痛の原因として脊椎由来，神経由来，内臓由来，血管由来，心因性，その他とあるが，本講義では脊椎由来を中心に解説する．さらに，腰痛は明らかな原因を有する特異的腰痛と，原因を有さない非特異的腰痛が存在し，腰痛全体の 8 割が非特異的腰痛と考えられる．

腰痛は多くの業種の労働環境下において発生し，産業衛生の対象となる．厚生労働省による「業務上疾病発生状況調査」では，2009 年と 2020 年度を比較すると製造業や運輸業では変化がないのに対し，商業・金融・広告業ではやや増大し，保健衛生業では 15% の増大と大きく変化している（**図 15**）．近年の業務上における腰痛発症は，高齢社会を反映し保健衛生業の発生割合が高い．腰痛は時代とともに大きく変化することが予想され，高齢社会を迎えている時代背景を示している．

妊婦の腰痛は，妊娠による特徴的な体型や姿勢変化による腰部や骨盤体への負担増から発症する．その腰痛の多くは出産と同時に解消されるが，20% 程度は出産後も腰痛が継続する．妊婦の腰痛予防は腰痛患者の減少のみならず，第 2 子，第 3 子を希望とする妊婦に対しても解決すべき問題となる．

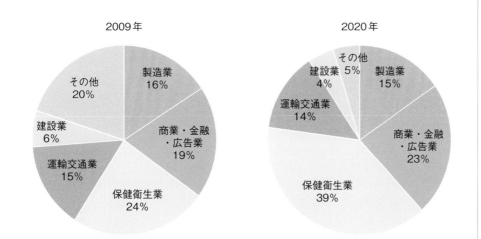

図 15　業種別の腰痛発生割合

近年，理学療法による腰痛予防は労働に関連した腰痛と妊婦の腰痛に対する予防が広く行われている．特に労働に関連した腰痛予防は社会的な要請に基づくものであり，理学療法に課せられた責務はきわめて大きい．

2) 労働関連の腰痛に対する予防理学療法

労働関連で腰痛に関係する考慮すべき要因は，動作要因，環境要因，個人要因などに分類される．動作要因は労働作業上に生じるもので過度な負荷や不自然な作業姿勢など動作や姿勢に起因する．介護現場であれば，リフターの導入や介護技術の教育により改善が可能である．環境要因は施設や設備の不良などが原因であり，個人要因は体格や筋力に加えて腰痛を発症する疾患の既往などである．

労働環境における腰痛予防やすでに腰痛を発症した労働者のための理学療法として，**表2**に示したさまざまなエクササイズがある．

3) 妊婦の腰痛に対する予防理学療法

妊婦の腰痛は妊娠後期の36週頃が多いとされ，時期全体では約70%に達するとの報告がある．妊婦の腰痛の原因は胎児の発育に伴う子宮の増大で重心が前方に移動し，腰椎前彎が拡大した結果，腰背部の筋や脊椎への負担増が考えられる．また，妊娠によって分泌されるホルモン類による骨盤周辺の筋・関節・靱帯の弛緩も要因の一つである．

妊婦に対する理学療法は腰痛の予防，発症後の症状改善のために実施される．しかし，切迫流産や子宮収縮などが確認できる場合は，注意を要する．

(1) 日常生活指導・姿勢の改善

妊婦の腰痛を生じさせる状況として立位姿勢の持続がある．同一姿勢（特に立位）の継続を改め，定期的に姿勢変換を実施する．

(2) 筋力強化

腹筋群や背筋群の活動は筋力強化のみならず，姿勢の改善にも効果的である．

(3) ストレッチング

骨盤の傾斜運動や回旋運動は骨盤に停止する背筋群や腹筋群のリラクセーションとなる．ストレッチは比較的導入を容易とするので，積極的に活用する．

(4) コルセットの着用

妊婦の場合，過度な体幹の締め付けは禁忌である．産後早期に適切な軟性コルセットあるいは腹帯の使用が有効である．

表2 腰痛に関するエクササイズ（理学療法）
①身体アライメントの改善
②筋柔軟性の改善
●背筋群
●腸腰筋
●大腿伸筋群
●大腿屈筋群
③筋力強化
●腹筋の強化
●背筋の強化
●コア筋のトレーニング

LECTURE 9

■引用文献

1) Yoshimura N, et al.：Prevalence of knee osteoarthritis, lumbar spondylosis and osteoporosis in Japanese men and women：the research on osteoarthritis/osteoporosis against disability study. J Bone Miner Metab 2009；27（5）：620-8.

2) Cross M, et al.：The global burden of hip and knee osteoarthritis：estimates from the global burden of disease 2010 study. Ann Rheum Dis 2014；73（7）：1323-30.

3) Tan V, et al.：Contribution of acetabular labrum to articulating surface area and femoral head coverage in adult hip joints：an anatomic study in cadavera. Am J Orthop（Belle Mead NJ）2001；30（11）：809-12.

4) Murphy NJ, et al.：Hip Osteoarthritis：Etiopathogenesis and Implications for Management. Adv Ther 2016；33（11）：1921-46.

5) Yoshimura N, et al.：Cohort profile：research on Osteoarthritis/Osteoporosis Against Disability study. Int J Epidemiol 2010；39（4）：988-95.

6) Shiraki M, et al.：Effects of bone mineral density of the lumbar spine and prevalent vertebral fractures on the risk of immobility. Osteoporos Int 2010；21（9）：1545-51.

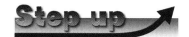

筋力評価の新しい指標—筋力発揮率

筋力発揮率（rate of force development：RFD）は時間あたりの筋力発揮の割合を示す指標であり，どれだけ素早く筋力を発揮できるかを示す．近年ではスポーツ選手や高齢者など多くの対象者に対して行われている．RFD の大きな特徴はパフォーマンスとの関連性が筋力値よりも高く検出されることであり，特に，重度な膝関節障害からのスポーツ復帰のアウトカムとして注目されている[1,2]．

RFD の計測方法は身体を固定することの可能な等速性筋力測定装置を用いることが理想であるが，膝関節伸展運動であれば従来から行われているハンドヘルドダイナモメータを用いても可能である（図1）．被検者を端座位にして，センサー部を下腿遠位端にあてて make 法を用いた等尺性収縮により測定する．ただし，測定後に筋力発揮曲線を描かなくてはならないため，ハンドヘルドダイナモメータから筋出力中の連続データを採取する必要がある．このため，ハンドヘルドダイナモメータについては出力機能を有している必要がある．測定条件として

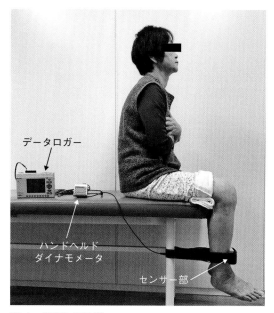

図1　RFD の計測

sampling rate は 1,000 Hz 以上が理想である．RFD の測定の際には，被検者に対して「できる限り速く力を発揮するようにしてください」と指示する．RFD の算出方法を図2に示す．採取した筋力発揮データから筋力発揮の立ち上がりを基点（最大筋力の 2.5％ など）とし，そこから 30 m 秒までを RFD 30，50 m 秒までを RFD 50 そして 200 m 秒までを RFD 200 とする（RFD の基点からの時間配置は文献により異なるので，30，50，200 m 秒に規定

LECTURE
9

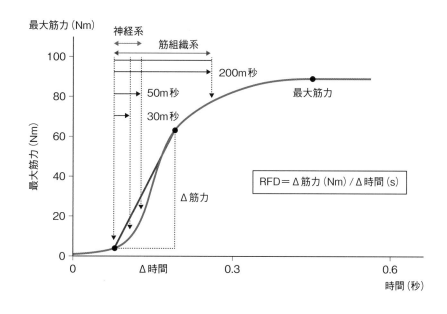

図2　RFD の算出方法
RFD 30：開始から 30 m 秒まで
RFD 50：開始から 50 m 秒まで
RFD 200：開始から 200 m 秒まで
75 m 秒以下の RED 30 と RED 50 では神経系による影響を受け，150〜200 m 秒の範囲内にある RFD 200 では最大筋力に影響を受ける．

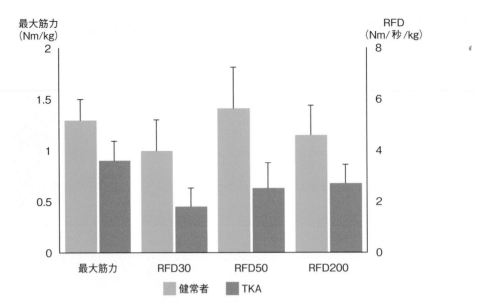

図3　TKA 症例（術後 3 か月）の最大筋力と RFD 値
RFD 30；開始から 30 m 秒まで
RFD 50：開始から 50 m 秒まで
RFD 200：開始から 200 m 秒まで
同年代健常者を 100％とした場合に最大筋力では 70％，RFD 30 では 47.4％，RFD 50 では 45.3％，RFD 200
では 60.4％を示した．

されているわけではない）．基点からの筋力発揮量（Δ筋力）を基点からの時間（Δ時間）で除した値がRFDとなる．

　時間あたりの筋力発揮の割合を示すRFDは多様な特性を有し，最大筋力，筋活動，筋線維タイプ，筋硬度など
と関連し，測定の際にも強く影響を与える．また，RFDは基点からの時間経過に伴い生理学的な意味が異なる．
基点から 75 m 秒以下の RFD 30 や RFD 50 は運動単位の動員（recruitment）や発火頻度（firing rate）など神経系
と関連するのに対し，150〜200 m 秒の範囲に相当する RFD 200 は最大筋力との関連性を有すると考えられる．

　TKA 術後 3 か月経過した症例を対象に RFD を測定した結果を図 3 に示す．同年代健常者の値を 100％とした場
合に，TKA 患者は最大筋力では 70％，RFD 30 では 47.4％，RFD 50 では 45.3％，そして RFD 200 では 60.4％程
度への減少を示した．最大筋力に近づく RFD 200 では減少の割合が最大筋力と同等に近づくのに対して，RFD 30
や RFD 50 では最大筋力の減少以上に低値を示した．TKA 症例では疼痛や廃用による不使用が運動単位の動員や
発火頻度など神経系への影響が著しいものと考えられた．TKA 症例では最大筋力の発揮が回復したとしても，筋
の素早い収縮能力に基づくバランス能力や転倒を回避するための機能に影響を与えることが予想された．

　今後，TKA 症例が退院後に社会復帰するうえで，また，三次予防のためのリスク回避に十分な筋機能を有して
いるか判断するうえで，RFD は最大筋力値以上に有効な指標である．

■引用文献

1）Maffiuletti NA, et al.：Rate of force development：physiological and methodological considerations. Eur J Appl Physiol 2016；116
（6）：1091-116.
2）Rodriguez-Rosell D, et al.：Physiological and methodological aspects of rate of force development assessment in human skeletal
muscle. Clin Physiol Funct Imaging 2018；38（5）：743-62.

LECTURE
9

疾患と予防理学療法（2）
脳血管疾患

到達目標

- 脳血管疾患の病態背景を理解する.
- 脳血管疾患発症（再発）のリスク因子を理解する.
- 脳血管疾患患者の治療と生活指導を理解する.

この講義を理解するために

　この講義では脳血管疾患の予防理学療法について学びます. 脳血管疾患と聞くと, 麻痺などに伴う身体機能障害がイメージされますが, 脳血管疾患発症の背景には動脈硬化があり, さらにその背景には高血圧, 脂質異常症, 糖尿病などが存在します. したがって予防医学の視点では心疾患の予防と基本的には同じになります.

　この講義では, 最初に脳血管疾患の病型と病態背景を理解し, 次に各病態における理学療法評価と理学療法介入（管理方策）について理解することを目標とします.

　この講義を学ぶにあたり, 以下の項目を学習しておきましょう.

　　□ 脳血管疾患の病態について学習しておく.

　　□ 脳血管疾患発症（再発）のリスク因子について学習しておく.

　　□ 脳血管疾患患者の治療と生活指導について学習しておく.

講義を終えて確認すること

　　□ 脳血管疾患の病型分類が理解できた.

　　□ 脳血管疾患の発症（再発）に関する疫学が理解できた.

　　□ 脳血管疾患の発症（再発）のリスク因子が理解できた.

　　□ 脳血管疾患の発症（再発）のリスク評価が理解できた.

　　□ 脳血管疾患の発症（再発）予防への介入について理解できた.

　　□ 脳血管疾患患者の再発予防に向けた運動・生活指導が理解できた.

1. 脳血管疾患の予防

1）概要

(1) 脳血管疾患の発症率，再発率（疫学）

　脳血管疾患の発症（再発）予防に向けた取り組みの第一歩は，発症（再発）の病態を理解することから始まる．日本の脳血管疾患による死亡率はかつて第1位であったが，近年の高血圧治療や急性期治療の進歩により減少しており，現在ではがん，心疾患，肺炎に続き第4位となっている．一方，脳血管疾患の発症率に関し，人口動態の高齢化や食習慣の欧米化による肥満，脂質異常症，糖尿病などの代謝性疾患の増加により，脳梗塞の発症率は増加している．今後さらに高齢化が進むと，発症率はさらに増加すると予想されている．

　日本の脳血管疾患の再発率に関し，脳血管疾患患者を10年間追跡した久山町研究の結果が2006年に報告されている．脳血管疾患全体の再発率は1年：12.8%，5年：35.3%，10年：51.3%と報告されている．さらに病型で分けると，脳内出血では1年：25.6%，5年：34.9%，10年：55.6%，くも膜下出血では1年：32.5%，5年：55.0%，10年：70.0%と出血系では再発率が高い．一方，脳梗塞では，ラクナ梗塞では1年：7.2%，5年：30.4%，10年：46.8%，アテローム性脳梗塞では1年：14.8%，5年：42.0%，10年：46.9%，心原性脳梗塞では1年：19.6%，5年：42.2%，10年：75.2%となっている[1]．また，近年の報告では，アテローム性脳梗塞やラクナ梗塞などの非心原性脳梗塞の再発率は3年間で15～30%であり，治療の進歩により低減傾向を示しているが，いまだ高い再発率にとどまっている（**表1**）．

(2) 脳血管疾患の病型分類

　脳血管疾患は出血性（脳出血）と虚血性（脳梗塞）に分けられる．脳出血は主に脳内出血とくも膜下出血に区別され，また，脳梗塞は血栓形成の機序が心臓の不整脈や心臓奇形に起因する心原性脳梗塞，動脈硬化の進行に起因するアテローム血栓性脳梗塞とラクナ梗塞に分類される．アテローム血栓性脳梗塞は主幹動脈の動脈硬化性病変を病態背景としており，その発症機序には動脈硬化による血栓形成，閉塞病変存在下での血流低下，頭蓋外動脈の動脈硬化による塞栓などがあげられる．ラクナ梗塞は，画像では梗塞病変を確認できないまたは直径15 mm以下の小梗塞病変と定義されており，

LECTURE
10

表1　脳梗塞の再発率

著者（年）	調査国	対象	追跡期間	イベント発症率
Petty GW (2000)	英国	脳梗塞患者 442例	5年	20～30%/3年 30～40%/5年
Kolominsky-Rabas PL (2001)	ドイツ	脳梗塞患者 502例	2年	10～15%/2年
van Wijk I (2005)	オランダ	軽症脳梗塞患者 2,437例	12年	血管イベント20%/4年 脳梗塞再発10%/4年
Hata J (2005)	日本（福岡）	脳梗塞患者 229例	10年	20%/2年 35%/5年
Suto Y (2009)	日本（鳥取）	脳梗塞患者 716例	3年	10～15%/3年
Kono Y (2011)	日本（名古屋）	軽症脳梗塞患者 102例	3年	血管イベント：29%/3年 脳梗塞再発：24%/3年
Suzuki N (2012)	日本（313病院）	軽症脳梗塞患者 3,411例	2年	脳梗塞再発 4%/1年，7%/2年

表2　脳梗塞の病態分類（TOAST分類）

- 大血管の動脈硬化（large artery atherosclerosis）
  　頭蓋内動脈硬化病変，頭蓋外動脈硬化病変
- 穿通枝病変：ラクナ梗塞（small vessel occlusion）
  　フィブリノイド壊死，脂肪硝子変性，微小動脈硬化
- 心原性脳塞栓症：不整脈，弁疾患，心臓奇形
- その他（intracranial occlusive disease）
  　動脈炎，動脈解離，血管平滑筋多形成，鎌状赤血球，嚢状動脈瘤
  　脳動静脈低形成，脳静脈血栓
  　アミロイドアンギオパチー，ファブリー病変性
- 原因不明（cryptogenic）
  　2つ以上の病因が該当する，上記の病因に該当しない

（Chung JW, et al.：J Am Heart Assoc 3. pii：e001119, 2014[2]）

主に穿通枝動脈に起こる病変である．ラクナ梗塞の発症機序は，穿通枝動脈の末梢部分で生じる血管壁のリポヒアリノーシス（脂肪硝子変性）による血管内腔の閉塞，穿通枝動脈の分岐根元部分に起こる微小動脈硬化（血行力学性）によるものがある（**表2**）[2]．

（3）脳血管疾患の発症（再発）リスク因子

　脳血管疾患の発症（再発）リスク因子は，病変部位や病態背景（病型）によって異なる．出血性のなかでもくも膜下出血では頭蓋内の比較的大きな血管が責任部位であり，発症リスク因子には高血圧のほかにも脳血管奇形，脳動脈瘤などもあげられる．一方，脳内出血は，脳内の比較的小さな血管である穿通枝動脈が責任部位であり，発症リスク因子は圧倒的に高血圧と高齢である[3]．近年の血圧治療の進歩により脳血管疾患の死亡率は低下しているが，そのほとんどは脳出血の減少であり，脳出血をみるうえで高血圧は重要である．

　脳梗塞の再発リスク因子は，臨床病型によって病態背景が異なるため，再発予防を目的とした治療の理解には病態の理解が重要である．心原性脳梗塞では血栓形成の機序が不整脈や心臓の構造，壁運動異常が原因となるため，心電図や心臓超音波検査などでの心機能評価が必要となる．なかでも最も頻度が高いのは心房細動であり，慢性心房細動のみでなく発作性心房細動の有無の把握も重要となる．

　非心原性脳梗塞の病態背景は動脈硬化であるため，再発リスク因子には高血圧，脂質異常症，糖尿病，肥満等の代謝性疾患と喫煙，飲酒などのライフスタイル因子が提示されており，各因子の管理目標値も設定されている（**表3**）．非心原性脳梗塞のなかでもアテローム血栓性脳梗塞では頸動脈や頭蓋内の比較的大きな血管のプラーク形成が原因となるため冠動脈疾患や末梢動脈疾患同様に糖尿病と脂質異常症が主なリスク因子となり，ラクナ梗塞などの比較的小さな血管の閉塞では脳内出血同様に高血圧や年齢が主なリスク因子となる．疾病因子以外にも，身体活動量や塩分摂取量などのライフスタイルの管理状況が再発リスク因子となる[4]．

2）脳血管疾患に対する一次予防

　脳血管疾患に対する一次予防は，生活習慣を修正することで脳血管疾患発症の危険因子を保有しないことが該当する．基本的にこの時期の対象は，治療目的で病院やクリニックに通院していないため，対象をどのように集めるかが鍵となる．企業や自治体での健康診断などにより早期発見し対応していくことが重要である．したがって，脳血管疾患に対する一次予防は，リスクを評価して個別に対応するよりは集団での対応（ポピュレーション戦略）が主となるため，医療機関以外での啓発や管理が必要となる．理学療法士がかかわれる場面としては，整形外科疾患や他の神経疾患などで治療中の患者に対する指導や，介護施設などでの予防的なかかわりがある．しかし，こ

比較的大きな血管（large vessel）

比較的小さな血管（small vessel）

MEMO
心房細動
心房細動はリズムが一定でなく頻脈発作を起こしやすい不整脈で，リハビリ中のリスク管理でも注意が必要である．

LECTURE
10

MEMO
プラーク形成
血管内皮の傷害によりリポ蛋白が内皮に蓄積され，酸化LDLとなり局所でサイトカイン生成（炎症）を引き起こす．化学的誘引物質によって動脈壁に侵入した単球はマクロファージへと分化し，酸化LDLなどのリポ蛋白粒子を取り込み泡沫細胞が生成される．泡沫細胞はサイトカインやスーパーオキシドなどの組織傷害分子を産生し，平滑筋細胞が中膜から内膜へ遊走する．内膜に入り込んだ平滑筋細胞は分裂し，細胞外マトリックスを生成し，動脈硬化性プラークとなる．

ポピュレーション戦略
▶Lecture 4 参照．

表3 再発リスク因子と管理目標値

項目	管理目標値
血圧	<140/90 mmHg <130/80 mmHg（CKD，糖尿病，慢性心不全）
脂質	LDL-C<120 mg/dL，HDL-C≧40 mg/dL
血糖管理	HbA1c<7.0% 空腹時血糖<90～130 mg/dL
肥満	6か月で5～10%減量，BMI<25 ウエスト周囲径<85 cm（男），<90 cm（女）
喫煙	禁煙
運動，身体活動量	30～40分の有酸素運動を週3～5回 平均歩数>6,000歩
栄養	n-3，n-6系多価不飽和脂肪酸 抗酸化食品の摂取
塩分摂取	平均塩分摂取量<10.0 g/日（3か月） <9.0 g/日（6か月）

CKD：慢性腎臓病.

表4 動脈硬化の重症度を反映する主な指標

	異常値の目安
足関節上腕血圧比（ABI）	左右どちらかが0.9未満
血圧脈波検査（CAVI）	8.0以上
頸動脈エコー 　内膜中膜複合体肥厚度（IMT） 　プラークスコア	 1.2 mm以上 8.0（10.0）以上
MRIでの白質病変（FLAIR画像）	―

MEMO

● 足関節上腕血圧比（ankle brachial pressure index：ABI）

両上腕・足関節で同時に血圧を測定し，足関節の収縮期血圧を上腕の収縮期血圧で除した値.動脈硬化による狭窄や閉塞をスクリーニングする指標.

● 血圧脈波検査（cardio-ankle vascular index：CAVI）

ABIと測定方法は同じであるが，CAVIは脈波伝播速度を測定しており，血管の硬さを反映する指標.

● 内膜中膜複合体肥厚度（intima media thickness：IMT）

動脈は内膜・中膜・外膜で構成されており，内膜と中膜の厚さを測定し，動脈硬化の程度を評価する指標.

MEMO

プラークスコア

内頸動脈と外頸動脈分岐を基点とし，末梢側1.5 cm，中枢側4.5 cmのあいだの4区間における1.1 mm以上のIMT肥厚の左右の総和のこと.

MRI（magnetic resonance imaging；磁気共鳴像）

MEMO

大脳白質病変

高血圧により大脳白質の細い動脈が動脈硬化をきたし，血流不足が起こる.その結果，血管から水分が染み出て，MRIで白い斑点として描出される病変である.

の場合でも治療の最優先になることはまれであるため，「脳血管疾患の一次予防」というよりは，介護予防や健康増進などの活動が主になる.

3）脳血管疾患に対する二次予防

脳血管疾患に対する二次予防は，脳血管疾患発症危険因子の保有者に対する疾患発症予防が該当する.この時期の対象は服薬などの治療が開始されていることから，医療機関での治療・管理が重要である.しかしこの期間は特別な症状がないため，治療を自己中断する対象も多くみられる.したがって，いかに治療を継続するかが重要となる.また動脈硬化の進行度を適切に評価し，脳血管疾患発症のハイリスク症例には，三次予防と同様のハイリスク戦略を実施する.

脳梗塞の病態背景にある動脈硬化は慢性的に進行するため，動脈硬化の進行度（重症度）を把握することが重要である.動脈硬化の重症度は，心筋梗塞などの動脈硬化性疾患の既往の有無があるが，その他の指標には足関節上腕血圧比（ABI），血圧脈波検査（CAVI），頸動脈エコーによる内膜中膜複合体肥厚度（IMT），プラークスコア，MRIでの大脳白質病変などがあげられる.それぞれの異常値の目安を表4に示す.しかし，これらの指標は特別な測定装置が必要になり，設備の整った病院で実施されるため，危険因子を保有する対象には早期に検査可能な医療機関での評価が重要になる.動脈硬化の進行に関連する因子で把握する必要があるものには高血圧，脂質異常症，糖尿病，肥満，喫煙，飲酒があり，それぞれの管理目標値を参考にリスク因子の保有状況の確認が必要である（表3）.また，これらの指標は治療における効果判定指標にもなるため，初回の評価のみならず継続した評価が重要である.

心原性脳梗塞は原因が心房細動であり，心房細動における脳梗塞発症リスクを反映するスコアとしてCHADS$_2$やCHA$_2$DS$_2$-VAScスコアがある（表5）.このスコアが高い患者には適切な薬剤が処方され，患者自身が正確に服用できているかを確認することが，再発リスク評価には重要となる.心房細動に伴う心原性脳梗塞患者は高齢者の発症が多いことから，非心原性脳梗塞患者同様に動脈硬化のリスクを評価し，新規病変の発症予防に配慮することも重要である.

脳出血では圧倒的に高血圧が再発危険因子となるため，血圧管理状況の把握が重要となる.そのほかの脳出血のリスクスコアとしてHAS-BLEDスコアがある（表6）.このスコアは心房細動による抗凝固療法を行っている者を対象とした指標であるが，高い場合に特に血圧の管理状況の把握が重要であり，運動負荷を提供する理学療法場

LECTURE **10**

表5　CHA₂DS₂-VASc スコア

	点数
Congestive heart failure/ LV dysfunction（心不全，左室機能不全）	1
Hypertension（収縮期血圧≧140 mmHg）	1
Age≧75 yo（年齢 75 歳以上）	2
Diabetes mellitus（糖尿病）	1
Stroke/TIA（脳梗塞/一過性脳虚血発作の既往）	2
Vascular disease（冠動脈疾患，大動脈プラーク）	1
Age 65～74（年齢 65 歳以上 74 歳以下）	1
Sex category（女性）	1
合計点	0～9

表6　HAS-BLED スコア

	点数
Hypertension（収縮期血圧≧140 mmHg）	1
Abnormal renal/liver function（腎機能障害，肝機能障害　各 1 点）	1～2
Stroke（脳卒中の既往）	1
Bleeding（出血の既往）	1
Labile INR（INR≧3.5 のエピソード）	1
Elderly（年齢 65 歳以上）	1
Drugs（抗血小板薬の使用）	1
合計点	0～8

面ではリスク管理の点からも有用になる.

4）脳血管疾患に対する三次予防

　脳血管疾患に対する三次予防は，脳血管疾患患者に対する再発予防が該当する．この時期の特徴は，個々の症例に対したハイリスク戦略となるため，適切な評価と治療介入が必要となる．脳血管疾患の再発予防におけるリハビリテーションのゴールは，「身体機能の改善や ADL の獲得のみならず，服薬管理や栄養管理，精神・心理的サポートなども含めた包括的支援によって，再発リスク因子是正に向けた管理行動を習慣化することで，脳卒中の再発を予防すること」である．したがって評価の際には，病態背景を十分に理解し，個々の病態に応じた再発リスク因子の保有を明らかにすることから始める．検査の多くは画像検査や採血などの医学検査結果から判断し，理学療法場面におけるリスク管理にもつながる．また，再発リスク因子の具体的な管理方法には服薬・食事（栄養）・運動があげられる．これらの管理方法を実施するために必要な身体機能，認知機能，ADL などは，理学療法士による適切な評価に基づいて，急性期から回復期を経て在宅に至るまでの継続した介入によって獲得すべきものである．以上より，リハビリテーション評価は病態背景にある再発危険因子と身体機能や身体活動性の確認から始まる．

　再発リスク因子以外にも，回復期から維持期にかけてはライフスタイルの評価が重要となる．ライフスタイルは主に運動習慣と食習慣になるが，日常臨床の評価指標としては身体活動量（平均歩数）や塩分摂取量（平均塩分摂取量）が量的評価指標として用いられる．そのほかの評価指標として脳血管疾患の再発と関連する栄養因子を**表7**に示す．栄養に関しては身体麻痺の重症度には依存しないため全患者で把握する．身体麻痺が重度な患者では，身体の活動性を改善させ身体不活動の状態から脱するかが重要であり，この点は理学療法士の特徴を生かした ADL や身体機能の評価が必要となる．ライフスタイル因子に関しては，再発予防に対して明確な基準値は設定されていない．そのため，他の動脈硬化性疾患で用いられている基準などから管理目標値を**表3**に示す．

　脳血管疾患のリハビリテーションのゴールは再発予防に向けた生活習慣の獲得であることから，生活習慣に影響する精神・心理面やソーシャルサポートなどの環境要因の評価も必要となる．特に脳血管疾患患者ではうつの合併が多く，認知機能や ADL の低下のみならず，脳卒中の再発とも関連する．また，うつ状態では疾病管理に影響することから，その評価は重要となる．うつの主な評価指標は，HADs，BDI，GDSなどで，簡便に検査できる．習慣化に関連する因子には，身体活動や塩分制限などの健康行動に対する自己効力感（セルフエフィカシー）やソーシャルサポートもある．

ADL（activities of daily living；日常生活活動）

LECTURE 10

MEMO

● HADs（Hospital Anxiety and Depression Scale）
不安 7 項目と抑うつ 7 項目の計 14 項目で構成される質問紙．それぞれ 0～3 点でスコア化され，0～7 点で疑いなし，8～11 点で疑診，12 点以上で確診と判断される．

● BDI（Beck Depression Inventory）
21 項目からなる抑うつの程度を評価する質問紙．10 点以下は正常であり，点数が高いほど抑うつの程度が強いと判断される．

● GDS（Geriatric Depression Scale）
15 項目からなる高齢者用の抑うつ評価指標．点数が高いほど抑うつの程度が強いと判断される．5 項目からなる簡易版の GDS-5 もある．

表7 栄養素と脳血管疾患リスク

脳卒中リスク増	脳卒中リスク減	臨床データが不十分
ナトリウム	カリウム	総脂肪
カルシウム	マグネシウム	飽和脂肪酸
赤身の肉	システイン	一価不飽和脂肪酸
	フラボノイド	多価不飽和脂肪酸
	リコピン	n-3系脂肪酸
	葉酸	長連鎖n-3系脂肪酸
	食物繊維	n-6系脂肪酸
	魚	トランス脂肪酸
	チョコレート	コレステロール
	ココア	蛋白質（動物性，植物性）
	低脂肪乳	ビタミンA
	果物	βカロチン
	緑黄色野菜	ビタミンC
	コーヒー（1日3〜5杯）	ビタミンD
	紅茶	ビタミンB$_3$
	DASH食	ビタミンB$_6$
	地中海料理	ビタミンB$_{12}$

DASH：dietary approaches to stop hypertension.

現状では，適切な指標はなく問診などで聴取する．

2. 循環器病対策基本法における脳血管疾患の予防（▶Lecture 1 参照）

　2018年，「健康寿命の延伸等を図るための脳卒中，心臓病その他の循環器病に係る対策に関する基本法」（法律第105号）が成立した．この法律が求められた背景には，脳血管障害を含む循環器病が死因として年間に33万人もの死者が発生していることのみならず，認知症や後遺障害をきたすことでこれらの脳卒中・循環器病が医療費全体の20％で6兆円（平成28年国民医療費の概況）に達しさらに増加しつつあること，要介護・要支援の原因の21.1％（平成28年国民生活基礎調査）を占め，社会保障費を大きく圧迫していることがあげられる．また，脳梗塞の1/3は心房細動が原因とされ，脳卒中の予防には予防的な心不全の管理が必要であること，その一方で心不全患者は年々増加しており，心不全パンデミックが直面する危機であること，さらに心不全そのものがすでに入退院を繰り返して身体活動性を低下し，本人，家族，地域および社会の負担が大きい臨床像を呈することから，これまでの治療医学を超えた予防的な取り組みが必要であることが明白である．これをわが国における要介護5すなわち寝たきり状態となる原因からみてみると，実にその1/3以上が脳血管疾患を原因とするものであり，これに認知症を加えると過半数に至ることになる（平成28年国民生活基礎調査）．認知症は脳血管障害の症状としても重要なものであり，認知症の1/4は脳血管障害に起因するものであること，認知症の約6割を占めるアルツハイマー型認知症に対しても，脳血管疾患の予防が認知症の予防に貢献すると期待されている．

　具体的な対策として，「ストップCVD」では，脳血管障害や循環器病に対する救急の整備に加えて，予防や治療を発展させて慢性心不全と循環器病を抑制し，脳卒中と循環器病の年齢調整死亡率を5年で5％減少させて健康寿命を延伸することを目標としている．また，これらの疾患を発症した場合には重症度に応じて包括的な脳血管障害および循環器病の専門センターが初期対応および円滑に回復期リハビリテーション病棟へ，さらに地域での疾患管理や介護を担う地域包括ケアシステムと連携して，リハビリテーションを含めた急性期から慢性期に至るシームレスな医療介護体制の構築を目指している．

📝 MEMO
心不全パンデミック
超高齢社会における心不全患者の大幅な増加により，医療従事者数や病床数の不足をきたす状態．

📝 MEMO
ストップCVD
日本循環器学会は，日本脳卒中学会と協力し，脳卒中・循環器病克服5カ年計画を策定し，Stop CVD！（Stop Cerebral Cardiovascular Disease〈脳心血管病〉!）を通して，国民の健康寿命の促進を目指すとしている．
（日本循環器学会ホームページより）

この法に基づいて都道府県が循環器病対策の推進に関する計画（都道府県計画）を策定し，循環器病対策推進協議会や推進委員会を組織しており，多くの理学療法士がこれに参画している.

都道府県計画においても，以下のように掲げられている.

1. 循環器病の予防や正しい知識の普及と啓発
2. 保健，医療及び福祉に係るサービスの提供体制を充実させること
(1) 循環器病を予防する健診の普及や取り組みの推進
(2) 救急搬送体制の整備
(3) 救急医療の確保をはじめとした循環器病にかかわる医療提供体制の構築
(4) 社会連携に基づく循環器病対策と循環器病患者に対する支援
(5) リハビテーション等の取り組み
(6) 循環器病に関する適切な情報提供や相談の支援
(7) 循環器病の緩和ケア
(8) 循環器病の後遺症を有する者に対する支援
(9) 治療と仕事の両立支援・就労支援
(10) 小児期・若年期から配慮が必要な循環器病への対策
3. 循環器病の研究推進

令和2（2020）年度から令和4（2022）年度までの計画策定年度から令和5（2023）年度までを実行期間として適切なデータに基づいて PDCA サイクルに基づく改善と進捗管理を行い，さらに令和6（2024）年度からの新たな医療計画等と調和できるように図られている.

3. 脳血管疾患に対する予防理学療法

再発予防に対して重要となるのは，再発リスク因子に対して適切な薬剤が処方されているかどうかである. 推奨される薬剤は『脳卒中治療ガイドライン』に詳細に明記されており，血栓リスク低減目的の抗血小板薬や抗凝固薬を基本とし，各リスク因子である高血圧，脂質異常症，糖尿病に対する適切な服薬治療がなされているかが重要である. これは再発リスクに加えて理学療法を実施する際のリスク管理としても重要な情報となる. 本講義では再発予防に対するアプローチについてライフスタイル介入に焦点を絞り，脳血管疾患のリスク因子や発症予防効果を中心にまとめる.

1) ライフスタイル介入

脳梗塞患者に対するライフスタイル介入により再発が予防できることが報告されている[5]. 再発予防に向けたライフスタイル介入は服薬指導，禁煙指導，運動指導，栄養指導（特に減塩）で構成され，本来は6か月間をかけて継続的に実施する. 再発予防に向けた取り組みで重要となるのは，対象者に病気や治療に関する知識や情報を十分に提供し，再発予防に向けたライフスタイル改善に対して恩恵を高めておくことである. 特に脳血管疾患の発症前に治療歴がない患者では，発症後より数種類もの薬剤を服薬しなければならないことや，禁煙，食事，運動など患者の負担が大きくなる. 恩恵より負担が大きいと治療の継続に悪影響を及ぼすことから，ライフスタイル改善における恩恵を十分に高めておくことがポイントである.

介入開始当初は服薬遵守，禁煙指導に重点をおくのがよい. この背景には，服薬は再発予防治療の基本となること，喫煙は脳血管疾患の強力なリスク因子であることがあげられる. さらに服薬忘れや喫煙はライフスタイル改善効果を減弱させることや，運動時の事故発生にもつながるため，特に重要視したい. その後は身体活動量の増大と減塩行動の獲得が介入標的となる. 生活習慣の獲得には失敗体験をさせないことが

MEMO

PDCA サイクル
Plan（計画），Do（実行），Check（評価），Action（改善）を繰り返し回しながら実施することで，継続的に質を高めていく手法.

MEMO

再発予防に処方される薬剤
抗血小板療法：アスピリン，クロピドグレル，シロスタゾール
抗血小板療法：ダビガトラン，リバーロキサバン，アピキサバン，エドキサバン，ワルファリン
高血圧：アンジオテンシン変換酵素阻害薬（ACEI），アンジオテンシンⅡ受容体拮抗薬（ARB），カルシウム拮抗薬（CCB），利尿薬
糖尿病：2型糖尿病治療薬（ピオグリタゾンなど）
脂質異常症：HMG-CoA 還元酵素阻害薬（スタチン）

LECTURE
10

重要であるため，開始初期はガイドラインで推奨される目標値を設定せずに，患者自身が到達できそうな目標を設定し，段階を経てガイドライン目標値に近づけていく．そのためには単回の指導や介入のみではなく定期的な効果判定とフィードバックが必要となる．また，身体活動量や塩分摂取量は具体的にはイメージしにくいため，具体的な行動目標（例：通勤で一駅分歩く，漬物は1日1切れなど）を設定し，その行動目標の達成度合いを自己モニタリングすることも勧められる．ライフスタイル介入に関しては，薬物療法や運動療法などと異なり具体的な処方が難しいため，介入方法は確立されていない．

2）身体麻痺の程度と再発予防

日本の脳血管疾患の約50%（非心原性脳梗塞では70%）は身体麻痺が軽度の症例であり[6]，急性期病院での治療後は直接自宅に戻る症例が多い．その後，軽症例では外来通院での服薬管理が中心となり，再発予防に関する指導を継続的に受けることが現状の医療システムでは困難である．また，身体麻痺が重度な患者は，回復期リハビリテーション病院へ転院するため理学療法士が介入する期間は確保されるが，その介入ゴールは身体機能やADLの獲得に主眼がおかれるため，再発予防に関する教育や習慣化に対する指導はされない．アメリカ心臓協会/アメリカ脳卒中協会のガイドラインでは，脳卒中患者のリハビリテーションの流れを身体麻痺の重度別で分けており，麻痺が軽度の患者に対しては早期より運動療法などを用いた再発予防に向けた介入を，麻痺が重度な患者に対しては，身体機能や身体活動性を十分に改善したのちに再発予防に向けた介入をすることを推奨している．したがって，回復期リハビリテーションでは身体機能やADLを改善する理学療法介入と並行して再発予防に向けた教育や支援プログラムを実施すべきである．

一方，麻痺の軽症例では，発症後早期より再発予防に向けた身体活動量の増加や減塩などのライフスタイル介入が可能となるため，外来クリニックなどでの定期的な評価や指導が必要になる．その中で生活期の中核を担う地域リハビリテーションは最も再発予防に対する取り組みが重要な場面である．生活環境のなかで身体機能やADLを維持することは重要であるが，再発予防という目的に対する手段が身体機能の維持であり，身体機能維持が治療の目的ではないことを十分に理解したうえで，脳血管疾患に対する再発予防介入としての地域リハビリテーションを展開する．

MEMO
身体麻痺の程度

一般的にmodified Rankin Scale（mRS）で表され，文献上では0〜1の歩行が自立したものを軽症脳卒中（mild stroke）と表現する．

0	まったく症候がない
1	症候はあっても明らかな障害はない：日常の勤めや活動は行える
2	軽度の障害：発症以前の活動がすべて行えるわけではないが，自分の身の回りのことは介助なしに行える
3	中等度の障害：何らかの介助を必要とするが，歩行は介助なしに行える
4	中等度から重度の障害：歩行や身体的要求には介助が必要である
5	重度の障害：寝たきり，失禁状態，常に介護と見守りを必要とする
6	死亡

（日本版mRS判定基準書より抜粋）

■引用文献

1) Hata J, Tanizaki Y, et al.：Ten year recurrence after first ever stroke in a Japanese community：the Hisayama study. J Neurol Neurosurg Psychiatry 2005；76（3）：368-72.
2) Chung JW, Park SH, et al.：Trial of ORG 10172 in Acute Stroke Treatment（TOAST）classification and vascular territory of ischemic stroke lesions diagnosed by diffusion-weighted imaging. J Am Heart Assoc 2014；3（4）. pii：e001119.
3) Caplan LR：Caplan's Stroke：A Clinical Approach, Fourth Edition. Saunders；2009.
4) Kono Y, Kawajiri H, et al.：Predictive impact of daily physical activity on new vascular events in patients with mild ischemic stroke. Int J Stroke 2015；10（2）：219-23.
5) Kono Y, et al.：Secondary prevention of new vascular events with lifestyle intervention in patients with noncardioembolic mild ischemic stroke：a single-center randomized controlled trial. Cerebrovasc Dis 2013；36（2）：88-97.
6) 小林祥泰：脳卒中データバンク 2009. 中山書店；2009.

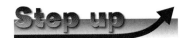

1. 運動療法の際のポイント

運動療法を開始する際には，まず運動の適応と禁忌を確認することが重要である．動脈硬化リスク因子の保有者に対する運動療法の適応と禁忌については，日本循環器学会の『心血管疾患におけるリハビリテーションに関するガイドライン』[1]にまとめられている（表1）．ここで示されている「運動療法」は，中等度以上の運動強度による有酸素運動やレジスタンストレーニングを実施することであり，フレイル患者に対する筋力トレーニングや歩行練習などのADLトレーニングは含まれない．具体的な運動処方の指針は表2を参照されたい．

2. 脳血管疾患患者に対する至適管理方策

脳血管疾患患者に対する再発予防を目的とした介入では，表3に示すABCDEを確認する．ABCDEはそれぞれの管理項目の頭文字をとっているが，各患者に対してABCDに対する治療や指導がされていることを確認したうえで，E（Exercise；運動，Enhance physical activity；身体活動量増加）を積極的に進めていくことが重要になる．

3. 低栄養患者に対する理学療法

脳血管疾患の発症・再発予防では，栄養管理は塩分制限や脂質制限などの「制限」が中心となるが，高齢患者においては低栄養状態を合併する患者も多くみられる．特に，嚥下障害が残存する患者では低栄養も顕著となる可能性があり，患者の栄養状態にも注意を要する．

栄養状態は身体機能や日常生活活動（activities of daily living：ADL）と密接にかかわっているため，理学療法士としては栄養状態が身体機能にどの程度影響しているかを把握することが重要である．栄養評価には，血清アルブミンや総コレステロールなどが一般的には用いられるが，炎症状態や服薬状況に影響されやすいため，単独で用いる場合は注意を要する．したがって，栄養評価は単独ではなく複数を組み合わせることが推奨されており，いくつかの評価項目を組み合わせることでより正確に栄養状態の評価ができる．栄養評価指標にはMNA®（Mini

表1　動脈硬化リスク因子保有者に対する運動療法の適応と禁忌

疾患	適応	条件付き適応	禁忌
高血圧	140～159/90～94 mmHg	160～179/95～99 mmHg または治療中かつ禁忌の値でない 男性40歳，女性50歳以上はできるだけ運動負荷試験を行う 運動負荷試験ができない場合はウォーキング程度の処方とする	180/100 mmHg 以上 胸部X線写真でCTR：55%以上 心電図で重症不整脈，虚血性変化が認められるもの（運動負荷試験で安全性が確認された場合は除く） 眼底でIIb以上の高血圧性変化がある 尿蛋白：100 mg/dL 以上
糖尿病	空腹時血糖：110～139 mg/dL	空腹時血糖：140～249 mg/dL または治療中かつ禁忌の値でない 男性40歳，女性50歳以上はできるだけ運動負荷試験を行う 運動負荷試験ができない場合はウォーキング程度の処方とする	空腹時血糖：250 mg/dL 以上 尿ケトン体（＋） 糖尿病性網膜症（＋）
脂質異常症	TC：220～249 mg/dL または TG：150～299 mg/dL	TC：250 mg/dL 以上または TG：300 mg/dL，または治療中 男性40歳，女性50歳以上はできるだけ運動負荷試験を行う 運動負荷試験ができない場合はウォーキング程度の処方とする	
肥満	BMI：24.0～29.9	BMI：24.0～29.9 かつ下肢の関節障害整形外科的精査と運動制限	BMI：30.0 以上

TC：総コレステロール，TG：中性脂肪，BMI：Body Mass Index〔体重（kg）/ 身長（m）²〕
（日本循環器学会：循環器病の診断と治療に関するガイドライン（2011年度合同研究班報告）．心血管疾患におけるリハビリテーションに関するガイドライン，2012年改訂版）[1]

表2 運動処方の指針
有酸素運動

	強度			1回の持続時間（分）	頻度	
	% peakVO$_2$	カルボーネン係数（K値）	自覚的運動強度（ボルグ指数）		1日あたり（回）	1週あたり（回）
低強度負荷	20〜40%未満	0.3〜0.4未満	10〜12未満	5〜10	1〜3	3〜5
中強度負荷	40〜60%未満	0.4〜0.6未満	12〜13	15〜30	1〜2	3〜5
高強度負荷	60〜70%	0.6〜0.7	13	20〜60	1〜2	3〜5

レジスタンストレーニング

	強度設定		頻度		
	%最大1回反復重量（1RM）	自覚的運動強度（ボルグ指数）	1セットあたり（回）	1日あたり（セット）	1週間あたり（日）
低強度負荷	20〜30%	10〜11	8〜15	1〜3	2〜3
中強度負荷	40〜60%	11〜13	8〜15	1〜3	2〜3
高強度負荷	80%	13〜16	8〜15	1〜3	2〜3

% peakVO$_2$：予測最高酸素摂取量比，カルボーネン（Karvonen），ボルグ（Borg）．

表3 脳血管疾患患者に対する管理項目

A B C D E for stroke patients.
A is for Anti-platelet or Anti-coagulant therapy（抗血小板・凝固療法）
B is for Blood pressure control（血圧管理）
C is for Cholesterol control or Cessation of smoking（脂質管理，禁煙）
D is for Diabetes or Dietary approach（糖尿病，栄養管理）
E is for Exercise or Enhance physical activity（運動，身体活動）

表4 GNRI

GNRI＝14.89×血清アルブミン値（g/dL）＋41.7×（現体重／理想体重）
理想体重はBMI＝22となる体重，現体重＞理想体重の場合は1

＜原法での判定方法＞
〜82：重度栄養リスク
82〜91：中等度栄養リスク
92〜98：軽度栄養リスク
99〜：リスクなし

＜熊谷らの判定方法＞
〜91：栄養障害リスク
92〜：リスクなし

表5 CONUT

ALB (mg/dL)	≧3.50	3.00〜3.49	2.50〜2.99	<2.50
スコア①	0	2	4	6
TLC (/μL)	≧1600	1200〜1599	800〜1199	<800
スコア②	0	1	2	3
T-cho (mg/dL)	≧180	140〜179	100〜139	<100
スコア③	0	1	2	3
栄養レベル	正常	軽度異常	中等度異常	高度異常
CONUT値（①＋②＋③）	0〜1	2〜4	5〜8	9〜12

ALB（血清アルブミン），TLC（総リンパ球数），T-cho（総コレステロール）でスコア化したもの．

Nutritional Assessment）やGNRI（Geriatric Nutritional Risk Index）（表4），CONUT（Controlling Nutritional Status）（表5）などは予後やADLと関連しており，臨床上有用であると思われる．また，体重や四肢周囲径も簡易で継続評価可能な指標として重要である．

　具体的な運動処方は低強度の運動が推奨されるが，低栄養の状態では一定期間体重減少や筋力低下が進行していないことを確認できるまでは，低強度の運動で経過をみたほうがよい．明確な中止基準はないが，体重減少や筋力低下の進行を認めた場合は，運動を一時中止するか負荷量の再設定をすることも必要となる．また，高齢患者や低栄養者では，むくみなどの影響で体重の推移のみでは判断が困難なことがあるため，握力や四肢周囲径などの推移を観察する．

■引用文献

1）日本循環器学会：循環器病の診断と治療に関するガイドライン（2011年度合同研究班報告）．心血管疾患におけるリハビリテーションに関するガイドライン（2012年改訂版）．

LECTURE 10

疾患と予防理学療法（3）
呼吸器疾患

到達目標

- 呼吸器疾患・障害の一次，二次および三次予防における理学療法の意義を理解する．
- COPD に対する予防理学療法について理解する．
- 肺炎に対する予防理学療法を理解する．
- 集中治療における予防理学療法について理解する．

この講義を理解するために

　本講義では，呼吸器疾患や呼吸障害に対する予防に関し，その概念と実際を学びます．呼吸器疾患や呼吸障害に対する予防は，その対象や時期，目的が多様です．また，呼吸器疾患や呼吸障害を有した患者の生命予後の改善，身体的・精神的健康の増進，疾患自体の進行を遅らせ，再発予防も重要です．そのため，呼吸器疾患や呼吸障害に対する予防理学療法は，一次予防，二次予防，三次予防として理解することが重要です．

　次に，COPD や肺炎という限定した疾患や病態における予防理学療法を学習します．最後に，近年注目されている集中治療における理学療法について，予防の概念を学びます．

　この講義を学ぶにあたり，以下の項目を学習しておきましょう．

　　□ 一次予防，二次予防，三次予防の概念を復習しておく．
　　□ 呼吸器疾患や呼吸障害の病態について復習をしておく．
　　□ 集中治療の概念を復習しておく．

講義を終えて確認すること

　　□ 呼吸器疾患・障害の予防理学療法の概念について理解できた．
　　□ COPD に対する予防理学療法を理解できた．
　　□ 肺炎に対する予防理学療法を理解できた．
　　□ 集中治療における予防理学療法について理解できた．

1. 呼吸器疾患・障害に対する予防

1) 概要

　呼吸器疾患や呼吸障害に対する予防の概念は，その対象や時期，さらに目的が多岐にわたる．呼吸器疾患の予防，呼吸障害の予防に加え，呼吸器疾患や呼吸障害を有した患者の生命予後の改善，身体的・精神的健康の増進，また疾患自体の進行を遅らせ，再発予防も重要である．そのため，呼吸器疾患や呼吸障害に対する予防理学療法を，一次予防，二次予防，三次予防として理解するためには，多角的な視点が必要である．

　呼吸器疾患や呼吸障害に対する予防医学では最初に喫煙の問題があげられる．呼吸器疾患に密接に関連している喫煙は，肺がんや COPD に限らず，がんをはじめ多くの疾患の危険因子となっている．喫煙に関しては，平成 25 年度からの「21 世紀における国民健康づくり運動（健康日本 21〈第二次〉）」[1] において詳細に記載されている．

2) 呼吸器疾患・障害に対する一次予防

　呼吸器疾患・障害に対する一次予防とは，生活習慣の改善による健康増進，健康教育，予防接種などによって，呼吸器疾患に罹病せず，呼吸に関連した生活習慣病を予防することである．この中で，生活習慣の改善による健康増進，健康教育に関しては，喫煙の問題が最も重要である．

(1) 喫煙

　喫煙は，タバコによる生活習慣病といわれている COPD をはじめ，肺がんの危険因子となり，さらに多くの疾患の発症リスクを高めている．平成 25 年より開始された健康日本 21（第二次）では，喫煙に関し次のように記載されている．

　国民の健康の増進の推進に関する基本的な方向として，①健康寿命の延伸と健康格差の縮小，②生活習慣病の発症予防と重症化予防の徹底（非感染性疾患〈NCD〉の予防），③社会生活を営むために必要な機能の維持および向上，④健康を支え，守るための社会環境の整備，⑤栄養・食生活，身体活動・運動，休養，飲酒，喫煙および歯・口腔の健康に関する生活習慣および社会環境の改善，があげられている．次に，「栄養・食生活，身体活動・運動，休養，飲酒，喫煙および歯・口腔の健康に関する生活習慣および社会環境の改善」の中で，喫煙は，がん，循環器疾患，糖尿病，COPD といった NCD の予防可能な最大の危険因子であるほか，低出生体重児の増加の一つの要因であり，受動喫煙もさまざまな疾病の原因になるため，喫煙による健康被害を回避することが重要である，としている．目標は**表 1**[2] のとおりである．当該目標の達成に向けて国は，受動喫煙防止対策，禁煙希望者に対する禁煙支援，未成年者の喫煙防止対策，タバコの健康影響や禁煙についての教育，普及啓発などに取り組む．

　また，この健康日本 21（第二次）の進捗を確認した平成 30 年の中間評価報告書[3] では，次のように記載されている．

　「○たばこ対策に関する 4 つの指標はいずれも改善傾向にあるが，未成年者の喫煙率を除く 3 指標については，改善が十分でなく，このままでは目標値の達成は難しい．○喫煙率の低下に関しては，たばこ規制枠組条約の趣旨に基づき，国民の健康の観点からの，更なるたばこ税の引上げ，たばこの警告表示の強化，メディアキャンペーンの実施，たばこ広告，販売促進などの包括的禁止に加え，医療や健診などの場での禁煙支援や禁煙治療の更なる充実と普及，禁煙の相談を気軽にできるクイットラインの拡充整備といった対策を組み合わせてさらに強力に進めることが必要であり，

COPD（chronic obstructive pulmonary disease；慢性閉塞性肺疾患）

MEMO
非感染性疾患
（non-communicable diseases：NCD）
WHO の定義では「不健康な食事や運動不足，喫煙，過度の飲酒，大気汚染などにより引き起こされる，がん・糖尿病・循環器疾患・呼吸器疾患・メンタルヘルスをはじめとする慢性疾患の総称」とされている．

LECTURE
11

MEMO
クイットライン
喫煙者に対し，医療機関が電話にて禁煙相談を行うこと．

表 1　喫煙による健康被害を回避するための目標

項目	現状	目標
①成人の喫煙率の減少（喫煙をやめたい者がやめる）	19.5% （平成 22 年）	12% （平成 34 年度）
②未成年者の喫煙をなくす	中学 1 年生　　　高校 3 年生 男子　1.6%　　男子　8.6% 女子　0.9%　　女子　3.8% （平成 22 年）	0% （平成 34 年度）
③妊娠中の喫煙をなくす	5.0% （平成 22 年）	0% （平成 26 年）
④受動喫煙（家庭・職場・飲食店・行政機関・医療機関）の機会を有する者の割合の減少	行政機関　16.9% 医療機関　13.3% （平成 20 年） 職場　64% （平成 23 年） 家庭　10.7% 飲食店　50.1% （平成 22 年）	行政機関　0% 医療機関　0% （平成 34 年度） 職場　受動喫煙のない職場の実現 （平成 32 年） 家庭　3% 飲食店　15% （平成 34 年度）

（厚生労働省告示第四百三十号：国民の健康の増進の総合的な推進を図るための基本的な方針．2012．p.13[2]）

そのための政策の更なる充実が喫緊の課題である．○受動喫煙対策に関しては，2018年の国会で制定された健康増進法の改正において原則屋内禁煙を定めており，今後の社会環境の変化による受動喫煙対策をより一層進めていく．○喫煙率や受動喫煙による被害について，所得等の社会経済状況の違いによる格差が明らかになっており，健康格差是正の観点からの対策も必要である．○加熱式たばこについては，その喫煙および受動喫煙による健康影響が明らかになっていないこと，および市場の環境や使用の状況が変化しうることなどから，実態把握や研究などを中長期的に行い，それらに基づいて必要な対応を検討していく」

(2) 予防接種

予防接種は，「疾病に対して免疫の効果を得させるため，疾病の予防に有効であることが確認されているワクチンを，人体に注射し，又は接種すること」と定義されている．ワクチンには，毒性を弱めた状態の細菌やウイルスなどの病原微生物，不活性化された状態の病原微生物，タンパク質などの精製物質などが用いられる．

呼吸器疾患に対する代表的な予防接種には，結核予防の BCG，インフルエンザ予防ワクチンと高齢者における肺炎予防目的の肺炎球菌ワクチンなどがある．

a. 結核予防の BCG

結核は，結核菌に感染することによって発症する病気である．感染してもすべてのヒトが発症するのではなく，身体の抵抗力が低下すると発病する．肺または気管支に発症する肺結核は，結核症の約 8 割を占め，腎臓，リンパ節，骨，脳など身体のあらゆる部分にも影響が生じる．肺結核の主な症状は，咳，痰，発熱，呼吸困難など，風邪のような症状を呈することが多い．

BCG とは，ウシに感染するウシ型結核菌の毒力を非常に弱めた菌を用いたワクチンである．接種により皮膚などに軽い結核性の変化を生じさせ，免疫をつくる．

b. インフルエンザ予防ワクチン

インフルエンザはインフルエンザウイルスの感染により発症し，38℃以上の発熱，頭痛，関節痛，筋肉痛，全身倦怠感などの症状が比較的急速に現れる．毎年ヒトのあいだで流行する季節性インフルエンザと新型インフルエンザに大別される．

インフルエンザワクチンは，インフルエンザ感染後に発症する可能性を低減させる効果と，発症した場合の重症化を防止する効果が期待され，流行前のワクチン接種が

ここがポイント！
結核菌（*Mycobacterium tuberculosis*）は，主に飛沫感染と空気感染によって感染する．
飛沫感染：咳，くしゃみ，会話などで微生物を含んだ飛沫粒子により伝播する．
空気感染：咳，くしゃみなどで微生物を含んだ飛沫核が空中に浮遊し，空気の流れによって飛散する．

MEMO
BCG
結核の発病を 1/5 程度に抑えるとされており，効果は 10～15 年間持続する．BCG の名は，ワクチンを開発したフランスのパスツール研究所の研究者名（Bacille Calmette-Guerin）の頭文字をとっている．

ここがポイント！
インフルエンザ（influenza）は，飛沫感染，接触感染，空気感染によって感染する．
接触感染：手指，食品，器具を介しての病原微生物の伝播で頻度が高い．

LECTURE 11

表2 主な肺炎の分類

病原微生物による肺炎の種類
1. 細菌性肺炎 　肺炎球菌, インフルエンザ菌, 黄色ブドウ球菌などの細菌が原因で起こる
2. ウイルス性肺炎 　インフルエンザウイルス, 麻疹ウイルス, 水痘ウイルスなど, さまざまなウイルスが原因で起こる
3. 非定型肺炎 　マイコプラズマ, クラミジアなど, 細菌とウイルスの中間的な性質をもつ微生物が原因で起こる

感染場所による肺炎の種類
1. 市中肺炎 　病院や診療所など以外で, 日常生活を送っているうちに感染した肺炎のことで, 風邪やインフルエンザをこじらせたときに起こる
2. 院内肺炎 　病院や診療所 (施設) などに入院してから, 48時間以上経過した後に発症した肺炎のことで, 抵抗力 (免疫力) が非常に低い人や, 人工呼吸器が原因で起こる

推奨されている.

　リハビリテーション室や理学療法室は, 複数病棟の入院患者, さらに外来患者や家族などが利用し往来するため, インフルエンザ感染のリスクが非常に高い場所であり, 十分な対応が必要である.

c. 高齢者の肺炎予防の肺炎球菌ワクチン

　肺炎は, 気道を通して侵入した細菌やウイルスなどの病原微生物が, 肺内で増殖し炎症が生じた病態であり, 人口の高齢化により高齢者肺炎の増加が著しい.

　肺炎は, どこで, どのような原因で感染, 発症したのかにより, 複数の分類方法がある (**表2**). このうち, 高齢者においては病原微生物による分類で細菌が原因となっている細菌性肺炎が多い. また, 細菌性肺炎の中では肺炎球菌による肺炎球菌感染症が多く, この予防に対し肺炎球菌ワクチンが接種されている.

　肺炎球菌には93種類の血清型があり, 2014年10月より予防接種法に基づく定期接種が開始された「ニューモバックス®NP (23価肺炎球菌莢膜ポリサッカライドワクチン : PPSV23)」は, そのうちの23種類の血清型に効果がある. 2023年度までは, 該当する年度に65, 70, 75, 80, 85, 90, 95, 100歳となる人と, 60〜64歳の人で, 心臓, 腎臓, 呼吸器の機能に自己の身辺の日常生活活動が極度に制限される程度の障害やヒト免疫不全ウイルスによる免疫の機能に日常生活がほとんど不可能な程度の障害がある人が対象となっている.

　一方, 2014年6月より13価肺炎球菌結合型 (PCV13) が, 65歳以上の成人に適応拡大された. その後, PPSV23とPCV13の接種方法に関して検討が繰り返され, 2019〜2023年度の定期接種としての肺炎球菌ワクチン接種については, **図1**のように考えられている[4].

3) 呼吸器疾患・障害に対する二次予防

　呼吸器疾患・障害に対する二次予防は, ①肺がんやCOPDなどを早期発見し早期治療を行い, 病気の進行を抑えること, ②多様な疾患における呼吸関連の合併症を予防し重症化させないこと, に大別される.

(1) 呼吸器疾患の検診

　肺がんやCOPDなどを早期発見し早期治療を行うためには, 検診や健康診断が不可欠である. 肺がんの一次検診は, 40歳以上を対象として問診と胸部X線検査を行う. また, 問診にて50歳以上で, 喫煙指数が600以上であれば喀痰細胞診を行う.

	PPSV23未接種者			PPSV23既接種者

年度内に65歳，70歳，75歳，80歳，85歳，90歳，95歳，100歳になる者

年度内に66〜69歳，71〜74歳，76〜79歳，81〜84歳，86〜89歳，91〜94歳，96〜99歳になる者

PPSV23（定期接種）

PPSV23（任意接種）

PCV13（任意接種）

1年以上

5年以上

PCV13（任意接種）

6か月〜4年以内（PPSV23の接種間隔は5年以上）

1年以上

5年以上

1年以上

5年以上

PCV13（任意接種）

6か月〜4年以内

PCV13（任意接種）

PPSV23* （定期接種）

PPSV23（任意接種）

PPSV23（任意接種）

PPSV23（任意接種）

*当該年度の定期接種対象者に限る

6か月〜4年以内（PPSV23の接種間隔は5年以上）

6か月〜4年以内（PPSV23の接種間隔は5年以上）

PPSV23（任意接種）

PPSV23（任意接種）

注意
♯1．定期接種対象者が，定期接種によるPPSV23の接種を受けられるように接種スケジュールを決定することを推奨する．
♯2．PPSV23未接種者に対して両ワクチンを接種する場合には，上記♯1を勘案しつつ，PCV13→PPSV23の順番で連続接種することが考えられる．
♯3．PVV13-PPSV23の連続接種については海外のデータに基づいており，日本人を対象とした有効性，安全性の検討はなされていない．
♯4．定期接種は2019年4月〜2024年3月までの経過措置に準ずる．
♯5．2019年度内は100歳以上も定期接種の対象に含まれる．

図1　65歳以上の成人に対する肺炎球菌ワクチン接種の考え方（2019年10月：2019〜2023年度の接種）
（日本呼吸器学会呼吸器ワクチン検討WG委員会，日本感染症学会ワクチン委員会・合同委員会：65歳以上の成人に対する肺炎球菌ワクチン接種に関する考え方．第3版．2019[4]）

異常があった場合，気管支鏡検査やCT検査などの精密検査（二次検査）を実施する．

COPDの診断は，問診と胸部X線検査に加え，呼吸機能検査を行う．1秒量（FEV_1）を努力肺活量（FVC）で除した1秒率（$FEV_1\%$）の値が70％未満のとき，COPDと診断される．

一般に職場や自治体で受ける検診や健康診断の検査項目には，問診と胸部X線検査は含まれているが，呼吸機能検査は含まれていない．そのため，COPDの早期診断，早期治療が困難となっている．理学療法の対象者の中には未診断のCOPDが多く，評価によって合併症としてCOPDの存在を検討しながらの介入が重要である．

（2）呼吸関連の合併症予防

呼吸関連の合併症には，消化器疾患などの手術後に生じる術後呼吸器合併症，脳血管疾患に生じる誤嚥性肺炎などの呼吸器合併症，長期臥床により生じる呼吸機能低下，COPDなど呼吸器疾患増悪による臥床で生じた全身の合併症がある．

術後呼吸器合併症の予防には，術前の呼吸練習と早期離床が重要である．誤嚥性肺炎の予防には，体力向上のための運動療法に加え，咳嗽力を高めるための理学療法の役割は大きい．また，長期臥床により呼吸筋の筋力低下，胸郭の可動域制限から一回換気量，分時換気量，肺活量の減少，機能的残気量の低下が生じるため，早期の離床が必要である．呼吸器疾患増悪によりICUの入室期間が長期化すると，ICU-AWなどが生じる．ICUにおいても早期からの理学療法介入が不可欠となる．

したがって，理学療法において呼吸器疾患・障害に対する二次予防では，呼吸関連の合併症予防が中心となる．

MEMO
喫煙指数＝1日の喫煙本数×喫煙年数

1秒量（forced expiratory volume in one second：FEV_1）

努力肺活量（forced vital capacity：FVC）

1秒率（forced expiratory volume % in one second：FEV_1/FVC）

ここがポイント！
検診は特定の病気を早期発見するために行われ，健康診断（健診）は健康状態を調べるために行われる．

MEMO
機能的残気量（functional residual capacity：FRC）
安静時呼気終末の時点で，肺内に残っている空気の量．

表3 呼吸リハビリテーションの対象疾患

急性発症した呼吸器疾患の患者	肺炎，無気肺など
肺腫瘍，胸部外傷その他の呼吸器疾患またはその手術後の患者	肺腫瘍，胸部外傷，肺塞栓，肺移植手術，慢性閉塞性肺疾患（chronic obstructive pulmonary disease：COPD）に対する肺容量減少術（lung volume reduction surgery：LVRS）など
慢性の呼吸器疾患により，一定程度以上の重症の呼吸困難や日常生活能力の低下をきたしている患者	COPD，気管支喘息，気管支拡張症，間質性肺炎，塵肺，びまん性汎細気管支炎（diffuse panbronchiolitis：DPB），神経筋疾患で呼吸不全を伴う患者，気管切開下の患者，人工呼吸管理下の患者，肺結核後遺症などであり，次の（イ）から（ハ）のいずれかに該当する状態 （イ）息切れスケール（MRCの分類）で2以上の呼吸困難を有する状態 （ロ）COPDで日本呼吸器学会の重症度分類のⅡ以上の状態 （ハ）呼吸障害による歩行機能低下や日常生活活動度の低下により日常生活に支障をきたす状態
食道癌，胃癌，肝臓癌，咽・喉頭癌などの手術前後の呼吸機能訓練を要する患者	食道癌，胃癌，肝臓癌，咽・喉頭癌などの患者であって，これらの疾患にかかわる手術日からおおむね1週間前の患者および手術後の患者で呼吸機能訓練を行うことで術後の経過が良好になることが医学的に期待できる患者

（令和2年診療報酬点数表より）

4）呼吸器疾患・障害に対する三次予防

呼吸器疾患・障害に対する三次予防は，呼吸器疾患が発症した後の呼吸リハビリテーションが主となる．

2018年に日本呼吸ケア・リハビリテーション学会，日本呼吸理学療法学会，日本呼吸器学会によって呼吸リハビリテーションに関するステートメントが報告された．そこでは，「呼吸リハビリテーションとは，呼吸器に関連した病気をもつ患者が，可能な限り疾患の進行を予防あるいは健康状態を回復・維持するため，医療者と協働的なパートナーシップのもとに疾患を自身で管理して，自立できるよう生涯にわたり継続して支援していくための個別化された包括的介入である」[5]と定義されている．

呼吸リハビリテーションは原則としてチーム医療であり，対象者の病態に応じて急性期から回復期，そして維持期から終末期までシームレスな介入が重要となる．その介入は，評価に基づきコンディショニングを併用した運動療法を中心として，ADLトレーニングを組み入れ，セルフマネジメント教育，栄養指導，心理社会的支援なども含む包括的な個別化されたプログラムを実施する．

呼吸リハビリテーションの効果として，息切れを軽減，健康関連QOLやADL，不安・抑うつを改善させ，入院回数・日数を減少させるなどがあげられる．また，診療報酬上，呼吸リハビリテーションの対象とされている疾患は**表3**のとおりである．

2．COPDに対する予防理学療法

1）概要

COPDとは「タバコ煙を主とする有害物質を長期に吸入暴露することなどにより生ずる肺疾患であり，呼吸機能検査で気流閉塞を示す．気流閉塞は末梢気道病変と気腫性病変がさまざまな割合で複合的に関与し起こる．臨床的には徐々に進行する労作時の呼吸困難や慢性の咳・痰を示すが，これらの症状に乏しいこともある」[6]と定義されている．

COPDに対し，予防理学療法の視点から介入する場合，複数の留意点がある．最初に，一次予防の前提となる禁煙に関し，健康日本21（第二次）において詳細に記載されている．一方，COPDに対する禁煙指導が十分に効果を上げていない一因に，COPD自体の認知度の問題がある．2011年の調査で25.2％であった．これに対し，2022年における認知度の目標を80％とし，「慢性閉塞性肺疾患（COPD）の予防・早期発見に関する検討会」において，その対応に関して提言が報告された．COPDの名称と疾患に関しメディアなどを介した知識の普及，COPDが予防可能な生活習慣病であることの理解の促進，禁煙指導，COPDのスクリーニング票の活用などである．しか

図2　COPD の推計患者数と治療患者数
大多数の患者が未診断，未治療の状況におかれている．

治療患者数25.8万人
（厚生労働省患者調査，2017年）

推定患者数530万人
（NICEスタディ，2001年）

し，2019 年の同調査では 27.8％であり，微増にとどまっている[7]．理学療法士としても，この現状を理解することが重要である．

　加えて，COPD の一次予防として，感染を契機に COPD の増悪がみられるため，その予防のため，インフルエンザワクチンや肺炎球菌ワクチンの接種が重要であり，患者への確認が不可欠である．

　次に，二次予防としては理学療法としてどのように早期介入ができるかの視点が必要であり，三次予防としては呼吸リハビリテーションの中での理学療法の役割を理解することが重要である．

2）COPD に対する予防理学療法

（1）二次予防と理学療法

　COPD の二次予防においては，早期発見・早期治療が最も重要である．しかし，現状は種々の問題がある．2000 年の日本における 40 歳以上の COPD 有病率は 8.6％，患者数は 530 万人と推定されていたが[8]，厚生労働省の 2017 年の患者調査によると継続的な治療を受けていると推測される患者数は 25.8 万人であり，大多数の患者が未診断，未治療の状況におかれていることを示している（**図2**）．この主な理由は，COPD の認知度が低いことに加え，COPD の診断に肺機能検査が必要であり，その測定機器であるスパイロメトリーが一般の開業医には十分普及していないことがある．

　一方，この早期発見には理学療法士の役割が大きい．理学療法士として最初に行うことが問診であり，すべての対象者に喫煙歴を確認する．次にフィジカルアセスメントを実施する．COPD の特徴的な身体所見として，頸静脈怒張，胸鎖乳突筋の緊張，吸気時の鎖骨上窩陥没などがみられ，上部胸式呼吸と口すぼめ呼吸優位となりやすい．進行するとばち指を生じる．胸郭はビア樽状の形状となり，胸郭運動は小さく，呼気相の延長がみられる．気腫性の変化が強い場合，打診では鼓音が確認でき，聴診では呼吸音の減弱が認められる．

　さらに，6 分間歩行試験（6MWT）などの運動負荷試験を行う．喫煙歴がある対象者において，安静時と比較して歩行中の経皮的動脈血酸素飽和度（SpO_2）の低下がみられる場合は，COPD が疑われる．SpO_2 の低下に関し，90％以下となること，安静時と比較して 4％以上の低下が目安となる．

　以上より，COPD が疑われた場合は，必要に応じて主治医に上申する．

（2）三次予防と理学療法

　呼吸リハビリテーションは，運動療法をプログラムのコアとして，コンディショニングや ADL トレーニングを組み合わせて実施する．COPD に対する呼吸リハビリテーションでは，次の点を考慮して実施する．

MEMO
COPD の症状
主症状は，労作性の呼吸困難，慢性の咳嗽や喀痰である．徐々に進行するため，階段や坂道での息切れを自覚するまで気がつかないことが多い．呼吸困難は，重症例では衣服の着脱などの ADL でも生じるが，通常は安静時にはほとんど認めない．喀痰は粘液性のことが多く，気道感染にて喀出量が増え膿性に変化する．重症例では低酸素血症に加え，高炭酸ガス血症を伴う．

ここがポイント！
患者に対し評価を行い，診断をつけることは理学療法士の業務ではない．しかし，未診断の COPD の合併症を推察し，種々のリスクを考慮したうえでの介入が望まれる．

ここがポイント！
呼吸器系疾患にかかわらず，中枢系疾患や整形外科系疾患などすべての理学療法の対象者に対し，喫煙歴を確認する．70 歳の時点で喫煙しているとほとんどの患者は 40〜50 年の喫煙歴がある．その場合，COPD を疑ってみることが重要である．

MEMO
フィジカルアセスメント
視診・触診・打診・聴診であり，五感を駆使して得られる身体所見の総称である．

6MWT（6-minute walk test）

ここがポイント！
動脈血酸素飽和度（SaO_2）は動脈血中の総ヘモグロビンと O_2 が結合している割合であり，正常値は 95〜98％である．臨床においては，SaO_2 に代わる指標としてパルスオキシメータによる経皮的動脈血酸素飽和度（SpO_2）のモニタリングが行われる．

MEMO
動的肺過膨張
労作時など換気需要が高まり呼吸回数が増加したが，呼出がうまくいかず，肺内の残気量が増加した状態．

MEMO
健康関連QOL（health related quality of life：HRQOL）
健康や疾病と関連した生活の質．

MEMO
サルコペニア
主に加齢により全身の筋肉量と筋力が自然低下し，身体能力が低下した状態．

MEMO
インターバルトレーニング
不完全回復を挟みながら，緩急の運動を繰り返すトレーニング方法．

MEMO
神経筋電気刺激（electrical muscular stimulation：EMS）
電気刺激で筋を刺激し収縮させる方法．

MEMO
セルフマネジメント
主に疾病に対する自己管理能力．

MEMO
感染組織では，肺胞性肺炎と間質性肺炎に分類される．

ここがポイント！
人工呼吸器関連肺炎（ventilator-associated pneumonia：VAP）は，気管挿管下の人工呼吸中の患者に，人工呼吸開始48時間以降に新たに発生した院内肺炎．

NHCAP（nursing and health-care associated pneumonia）

MEMO
誤嚥性肺炎
定型的症状としては，発熱，咳嗽，喀痰，呼吸困難，悪寒戦慄，胸痛などがあるが，発熱や咳嗽をあまり伴わない場合もある．非定型的症状として，食欲低下，意識障害，脱水，不穏やせん妄などの症状がみられることが多い．

COPDは労作時に，気流閉塞による動的肺過膨張による呼吸困難によって身体活動量が低下し，さらに運動耐容能の低下と健康関連QOLが障害される．また，サルコペニアや栄養障害などにより廃用性に骨格筋量，筋力が低下する．それらに対し，COPDへの呼吸リハビリテーションは，呼吸困難の軽減，健康関連QOL，運動能力の改善に有効である．軽症から重症まで有効であり，増悪後の介入は再入院と死亡リスクを低減させ，最も費用対効果の高い医療介入とされている．

運動療法を中心とした呼吸リハビリテーションプログラムの効果は通常6～8週で生じる．監視下のプログラムは週2回以上が推奨され，身体活動性の向上・維持を常に意識して実施する．運動療法は全身持久力，下肢・上肢の筋力トレーニングなどで，吸気筋力トレーニングを行う場合もある．重症例ではインターバルトレーニング，神経筋電気刺激も有用である．運動療法を行うためのコンディショニングには，口すぼめ呼吸などの呼吸法の指導やストレッチングも併用する．加えて，COPDの増悪を予防するために，セルフマネジメント能力の習得を目指した教育も実施する．

3. 肺炎に対する予防理学療法

1）概要

肺炎は，気道を通して侵入した細菌やウイルスなどの病原微生物が，肺内で増殖し炎症が生じた病態である．原因となる病原微生物の違い，どこでどのような原因で感染・発症したのかなどにより，複数の分類方法がある．

病原微生物では，細菌性肺炎，ウイルス性肺炎，非定型肺炎に分類される．細菌性肺炎は，肺炎球菌，インフルエンザ菌，黄色ブドウ球菌などの細菌が原因であり，ウイルス性肺炎は，インフルエンザウイルス，麻疹ウイルス，水痘ウイルスなどのウイルスが原因であり，非定型肺炎は，マイコプラズマ，クラミジアなどの微生物が原因となる．高齢者の細菌性肺炎では肺炎球菌が多く，この予防に対しては前述の肺炎球菌ワクチンの接種が最も有効である．

感染場所では，市中肺炎と院内肺炎に大別されてきた．市中肺炎は自宅などで一般の日常生活中に感染したもので，インフルエンザウイルスが原因となる場合が多い．院内肺炎は，病院や診療所などに入院から48時間以上経過した後に発症した肺炎で，免疫力の低下した患者や，人工呼吸管理中に生じる．

一方，日本においては，高齢者施設入居中や在宅介護を受けている患者に肺炎が発症する場合が非常に多い．これらの肺炎を，日本呼吸器学会が2011年に医療・介護関連肺炎（NHCAP）として分類した．

NHCAPの定義は，①長期療養型病床群もしくは介護施設に入所している，②90日以内に病院を退院した，③介護を必要とする高齢者，身障者，④通院にて継続的に血管内治療（透析，抗菌薬，化学療法，免疫抑制薬等による治療）を受けているもので発症した肺炎とされている．したがって，理学療法の対象者で発症した肺炎の多くはNHCAPと推察される．発生機序を**表4**に示す．4種の機序が示されているが，均等に発生しているのではなく，その多くは誤嚥性肺炎である．

2）NHCAPに対する予防理学療法

NHCAPの主な発生機序である誤嚥性肺炎は，胃内容物の嘔吐に伴った誤嚥によって生じる化学性肺炎と，口腔内細菌を不顕性に誤嚥して生じる細菌性肺炎とに分類され，高齢者に生じる誤嚥性肺炎の多くは細菌性肺炎である．

化学性肺炎は，加齢による食道・胃移行部の括約筋の弛緩などによる胃食道逆流現象と，嚥下・咳反射の低下が関係している．細菌性肺炎は，口腔内の細菌を夜間睡眠中に不顕性に誤嚥することで生じる．口腔内常在細菌数は口腔内を清潔に保てない状

表 4　NHCAP の主な発生機序

- 誤嚥性肺炎
- インフルエンザ後の二次性細菌性肺炎
- 透析などの血管内治療による耐性菌性肺炎（MRSA 肺炎など）
- 免疫抑制薬や抗がん薬による治療中に発症した日和見感染症としての肺炎

況で増加する．また，脳血管障害などでは嚥下・咳反射の低下が著明であり，さらに加齢に伴う免疫能の低下によって高齢者には細菌性肺炎が多い．

　誤嚥性肺炎は，誤嚥の量や内容などの侵襲因子と活動量や栄養，免疫能などの抵抗因子のバランスが崩れたときに発症すると考えられる．このうち，理学療法に関連する因子は，侵襲と抵抗に共通している．誤嚥性肺炎の原因の多くを占める唾液の不顕性誤嚥では，睡眠薬や抗うつ薬の服用率が高い．睡眠薬や抗うつ薬の服用率を低下させるためには，日中に積極的な離床を図り，サーカディアンリズムを構築することが不可欠である．また，栄養療法と併用しながら日中の活動量を増やすことによって，体力の向上につながり，抵抗因子の改善にも結びつく．さらに，咳嗽力の改善を目的とした，呼吸筋のトレーニングなども重要である．加えて，化学性肺炎による誤嚥性肺炎に対しては，胃食道逆流現象予防のため，食後 2 時間程度は座位を保持することや嚥下しやすい食事形態の変更も必要である．

　NHCAP の多くは高齢者や障害者で発症する誤嚥性肺炎であり，発症した患者は介護量が増し，治療によって寛解しても，その多くは繰り返す．したがって，NHCAP への介入の最も重要な点は予防である．予防には，ワクチンの接種，口腔ケアの徹底に加え，理学療法の役割は大きい．

4. 集中治療における予防理学療法

1）概要

　集中治療領域では，緊急性や専門性の高い脳卒中，急性心筋梗塞や重症外傷に加え，急性呼吸窮迫症候群や重症敗血症などが主な治療対象となる．これらの疾患は，医学の進歩により救命され死亡率が低下している．しかし，救命され集中治療室退室後の重症患者において，全身性の筋力低下，ICU-AW やうつ症状などを複合的に症候群として生じる集中治療後症候群（PICS）の問題を抱えていることが明らかとなってきた．これらの ICU-AW や PICS は，退院後長期にわたって廃用も加わった身体機能低下や認知機能低下が遷延化する場合があり，医療費や介護の視点からも ICU-AW や PICS の予防に向けた対応が必要となっている．

　一方，集中治療領域において超急性期からの早期離床・運動療法などの早期リハビリテーション介入が重症患者の身体機能および精神機能によい効果をもたらすと報告されている．しかし，集中治療室でのリハビリテーションの開始・中止の判断基準については，明確な指針がなかった．この状況に対し，2017 年に日本集中治療医学会の早期リハビリテーション検討委員会が「集中治療における早期リハビリテーション—根拠に基づくエキスパートコンセンサス」を作成した[9]．このエキスパートコンセンサスでは，早期リハビリテーションの定義や効果，禁忌や開始基準・中止基準，体制について指針が示された．

2）PICS に対する予防理学療法

　PICS（**図 3**）は，主に身体障害，認知機能障害，精神機能障害の 3 つの症状からなる．身体障害として，肺機能障害，神経筋障害，全般的身体機能障害などがあり，特に重症疾患の罹患後に左右対称性の四肢のびまん性の筋力低下を呈する症候群を ICU-AW と称し，PICS の身体障害のなかで最も重要である．認知機能障害の多くは

MEMO
不顕性
あまりに軽い症状で気づかない状態．

MEMO
不顕性誤嚥
睡眠中に無意識のうちに唾液が気道に流れ込むもので，「咳き込み」や「むせ」などの反射がみられない．

MEMO
サーカディアンリズム（circadian rhythm）
生物に備わる昼と夜を作り出す 1 日のリズム，概日リズム．

急性呼吸窮迫症候群（acute respiratory distress syndrome：ARDS）

PICS（post intensive care syndrome）

ここがポイント！
PICS は患者本人のみならず，その家族にも不安や心的外傷後ストレス障害（PTSD），複雑性悲嘆などを起こし，これを PICS-F（post intensive care syndrome-family）という．

LECTURE
11

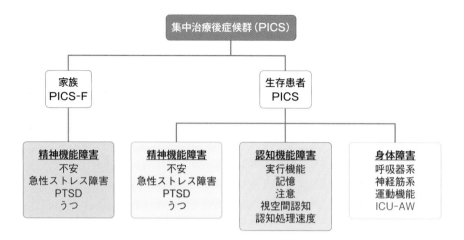

図3　集中治療後症候群（PICS）とは

表5　ABCDE バンドル

A：Awaken the patient daily（毎日の覚醒トライアル）
　　毎日，鎮静薬を中止し意識レベルを確認する
B：Breathing（毎日の呼吸器離脱トライアル）
　　毎日，人工呼吸器が離脱できるかどうか確認する
C：Coordination（A＋B の毎日の実践，鎮静・鎮痛薬の選択）
　　毎日 A＋B を実践することで，人工呼吸期間や ICU 滞在日数の短縮，死亡率の減少が報告されている．慎重に鎮静薬や鎮痛薬を
　　選択し，投与量を最適化して中止するタイミングを考えることが重要
D：Delirium monitoring and management（せん妄のモニタリングとマネジメント）
　　せん妄は認知機能障害の独立した危険因子であり，薬理学的介入のみならず，非薬理学的介入（光・騒音対策，音楽療法など）を
　　行いせん妄を予防することが重要
E：Early mobility and exercise（早期離床）
　　早期リハビリテーションを行うことで，PICS を予防できたとする報告があり期待されている

（Morandi A, et al.：Curr Opin Crit Care 2011；17（1）：43-9[11]）

PTSD（post traumatic stress disorder）

💡 ここがポイント！
ABCDE バンドルでは，鎮静，せん妄，不動化が PICS のリスクであることを強調しており，それらのリスクを減らすために ABCDE バンドルが導入され実践されている．

せん妄であり，高率で合併する．死亡率増加のリスク因子に加え，医療費の増加，さらに家族の大きな負担となりやすい．精神機能障害では，うつ病，不安，心的外傷後ストレス障害（PTSD）が構成要素である[10]．

　一方，この PICS 予防に対し，ABCDE バンドルの概念が提唱された（**表5**）[11]．ABCDE バンドルでは鎮静，せん妄，体動困難（不動）が PICS のリスクとの前提に対し，それらのリスクを減らすために，ABCDE バンドルを用いた評価を行う．人工呼吸器管理期間の短縮，せん妄頻度低下，ICU でのベッド上臥床期間の短縮を行う．ABCDE バンドルの中で，理学療法の介入方法の一例を**図4**[12]に示す．その後，さらに PICS と PICS-F を予防するために ABCDE バンドルに FGH が加えられ，ABCDEFGH バンドルとなった（**表6**）．FGH の要素は，患者の状態改善について，ICUから一般床や他施設への移動を想定し，治療の連続性に配慮したものである．

3）集中治療における三次予防：早期リハビリテーション

　早期リハビリテーションとは，「集中治療における早期リハビリテーション―根拠に基づくエキスパートコンセンサス」[9] において，疾患の新規発症，手術または急性増悪から48時間以内に開始される運動機能，呼吸機能，摂食嚥下機能，消化吸収機能，排泄機能，睡眠機能，免疫機能，精神機能，認知機能などの各種機能の維持，改善，再獲得を支援する一連の手段と定義されている．したがって，早期リハビリテーションの中核は理学療法であり，その中心となるのは運動である．ただし，運動の開始に関しては，十分なリスク管理を行ったうえでの介入が必要となる．

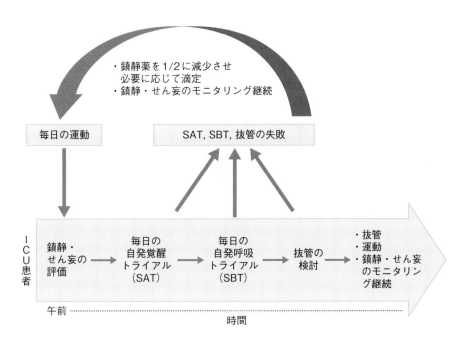

図4 ABCDE バンドルにおける介入方法
(Eduard EV, et al.：Chest 2010；138（5）：1224-33[12]）

表6 ABCDEFGH バンドルの "FGH"

F：Family involvement（家族を含めた対応），Follow-up referrals（転院先への紹介状），Functional reconciliation（機能的回復）
　　家族の希望・疑問を治療計画に組み込んだり，ICU ラウンドに家族が立ち会ったりすることで家族の不安が軽減するという報告がある．紹介状に PICS や PICS-F にかかわる情報を記載することで，転院先でも同様の活動度を保つことが可能となる．また，患者の機能的回復には医師・看護師と理学療法士との連携が重要であることが強調されている
G：Good handoff communication（良好な申し送り伝達）
　　申し送り事項に PICS や PICS-F の情報を盛り込むことで，スムーズな治療の継続性を担保し，PICS 予防にもつながるとされている
H：Handout materials on PICS and PICS-F（PICS や PICS-F についての書面での情報提供）
　　PICS や PICS-F に関するパンフレットの活用や ICU 日記がここに含まれる．ICU 日記は集中治療によって歪んでしまった記憶を正し，心理的回復を促すツールとして今日注目されている

■引用文献

1) 厚生科学審議会地域保健健康増進栄養部会：健康日本21（第2次）の推進に関する参考資料．2012.
2) 厚生労働省告示第四百三十号：国民の健康の増進の総合的な推進を図るための基本的な方針．2012．p.13.
3) 厚生科学審議会地域保健健康増進栄養部会：健康日本21（第二次）中間評価報告書．2018.
4) 日本呼吸器学会呼吸器ワクチン検討WG委員会/日本感染症学会ワクチン委員会・合同委員会：65歳以上の成人に対する肺炎球菌ワクチン接種に関する考え方，第3版．2019.
5) 日本呼吸ケア・リハビリテーション学会，日本呼吸理学療法学会，日本呼吸器学会：呼吸リハビリテーションに関するステートメント．日呼ケアリハ学誌 2018；27：95-114.
6) 日本呼吸器学会COPDガイドライン第5版作成委員会編：COPD〈慢性閉塞性肺疾患〉診断と治療のためのガイドライン2018，第5版．メディカルレビュー社；2018．p.10.
7) GOLD（The Global Initiative for Chronic Obstructive Lung Disease）日本委員会：COPD情報サイト．www.gold-jac.jp
8) Fukuchi Y, Nishimura M, et al.：COPD in Japan：the Nippon COPD Epidemiology study. Respirology 2004；9（4）：458-65.
9) 日本集中治療医学会早期リハビリテーション検討委員会：集中治療における早期リハビリテーション―根拠に基づくエキスパートコンセンサス．日集中医誌 2017；24：255-303.
10) Davidson JE, Harvey MA, et al.：Post-intensive care syndrome：What is it and how to help prevent it. American Nurse Today 2013；8（5）：32-8.
11) Morandi A, Brummel NE, et al.：Sedation, delirium and mechanical ventilation：the'ABC-DE'approach. Curr Opin Crit Care 2011；17（1）：43-9.
12) Eduard EV, Wesley EE, et al.：Reducing iatrogenic risks：ICU-acquired delirium and weakness--crossing the quality chasm. Chest 2010；138（5）：1224-33.

ここがポイント！
ABCDEFGH バンドル は，ABCDE バンドル に PICS，PICS-F を予防するために "FGH" が追加されたものである．

LECTURE 11

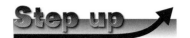

桂歌丸師匠と COPD 啓発プロジェクト

1) 桂歌丸師匠

　多くの人が知っている落語家桂歌丸師匠は，長いあいだ COPD によって呼吸困難に苦しんでこられたが，2018年7月に永眠された．

　歌丸師匠は，お弟子さんのころより 50 年以上にわたって 1 日 50 本ほどの重喫煙者であった．検診などで禁煙を勧められていたそうであるが，喫煙を継続し，70 歳を超え COPD を発症した．「楽屋から高座（舞台）の座布団の上へ歩いていくだけで息切れがして，最初の 2～3 分はしゃべることもできなかった」と話されている．COPD の原因がタバコであることがわかると，「あんな辛い思いをするならば吸わないほうがいい」と，きっぱりタバコをやめたそうである．

　その後，厚生労働省の「慢性閉塞性肺疾患（COPD）の予防・早期発見に関する検討会」に，患者代表の有識者として参加されていた．検討会の中で，「ただ止めろ，止めろと言われても，なかなか踏ん切りがつかない．だけど，ひどい目に遭って止めたときは，もう手遅れなんですよね」と，COPD の予防と早期発見の重要性について発言されていた．

2) COPD 啓発プロジェクト

　COPD は認知度が低く，診断・治療を受けていない人も多いことが問題である．COPD を一般の人への認知を進める目的で，2012 年より COPD 啓発プロジェクトがスタートした．

　一方，2013 年より開始された「健康日本 21（第二次）」では，COPD が対策を必要とする主要な生活習慣病として位置づけられた．しかし，2018 年末の調査では，全国民の認知度は 30％に届かず，第二次開始から 10 年で認知度を 80％にすることを目標としているが，現実には難しい状況である．

　そこで，COPD 啓発プロジェクトでは COPD の予防啓発用ポスターを作製している．図 1 のポスターが，歌丸師匠のご家族や関係者のご厚意により作成されたものである．酸素療法を行いながら，高座に上がる歌丸師匠である．多くの人に COPD を理解していただき，早期受診へとつながることが望まれる．

　また，2020 年は COVID-19（新型コロナウイルス）が，蔓延した．COPD は新型コロナウイルス感染症の重症化につながることが明らかになっているが，COPD はまだ多くの人々に認知されていない．そのため，COPD 啓発プロジェクトでは新型コロナウイルスと COPD の関係に焦点をあてたテレビ番組作成と新聞全国版への紙面掲載を企画し，約 500 万人以上いるといわれる COPD 潜在患者と，多くの国民および医療従事者に新型コロナウイルス肺炎の予防としてのメッセージを届けた．

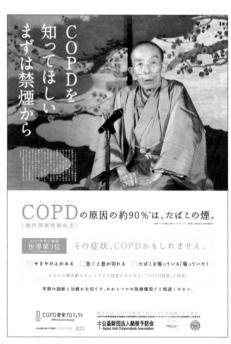

図 1　桂歌丸師匠のポスター
酸素療法を行いながら，高座に上がる歌丸師匠.
(COPD 啓発プロジェクト事務局の許諾を得て掲載)

疾患と予防理学療法（4）
循環器疾患

到達目標

- 循環器疾患の再発率，死亡率について理解する．
- 冠動脈疾患および心不全の再発リスクの高い患者の特徴を知る．
- 再発予防のための包括的心臓リハビリテーションについて理解する．

この講義を理解するために

　日本の心不全患者の 4 人に 1 人は，1 年以内に心不全再発により再入院に至ります．したがって，心不全の再発予防は臨床上重要な目標です．本講義では，リスクの高い心疾患患者の特徴についてまとめました．ここでのリスクとは，将来に起こりうる疾病の再発，死亡および要介護状態への移行をさします．運動療法は，心疾患患者の心機能，血管機能，骨格筋機能の改善に有効であるだけでなく，再入院や生命予後を改善するエビデンスがあります．また，運動療法だけでなく患者教育を含めた包括的な心臓リハビリテーションは心疾患の治療として推奨されています．

　この講義を学ぶにあたり，以下の項目を学習しておきましょう．

　　□ 冠動脈疾患および心不全の病気について学んでおく．
　　□ 包括的心臓リハビリテーションについて理解しておく．

講義を終えて確認すること

　　□ 冠危険因子を列挙することができる．
　　□ 心不全の再発予防に有効な介入方法を理解できた．
　　□ 推奨されている運動の時間，強度，頻度について理解できた．

1. 循環器疾患・障害の予防

1) 概要

世界の死因の第1位は心疾患である（**図1**）[1]．日本国内においては，死因の第1位は悪性新生物（がん）であるが，心疾患はがんに次いで日本人の死因の第2位である．65歳以上の国民医療費19兆円の内訳をみると，循環器疾患で25％が費やされている[2]．循環器疾患の再発に伴い，要介護状態のリスクは高まり，家族および地域の介護負担が急増する．

2019年10月に脳卒中・循環器病対策基本法が公布された[3]．この法律の趣旨は，単なる日本国民の長生きを目指すものではない．「国民の健康寿命の延伸等を図り，あわせて医療及び介護に係る負担の軽減に資する」と明記されている．循環器疾患・障害の予防を通じて，日常生活に支障なく幸せに生活できることが，循環器疾患・障害の予防理学療法のアウトカムといえる．さらに，現代を生きる私たち国民だけが幸せであれば，それでよいわけではない．医療費・介護費は未来の日本を支える子供たちの負担となる．国民一人一人が自覚をもって自らの生活を見直し，医療や介護に要するコストを削減するように働きかけることも，予防理学療法の重要な役割である．

2) 循環器疾患・障害に対する一次予防

循環器疾患の発症に至る要因には2つの特性がある．一つは数年から数十年というきわめて長期間にわたりリスクを保有していること，もう一つは複数のリスクを重複して保有していることである．**表1**に冠動脈疾患を引き起こすリスク因子（冠危険因子）を，「修正可能な因子」と「修正不可能な因子」に分類した．循環器病が生じる何年も前から2つ以上の複数の冠危険因子が存在している場合が多い．高血圧症は薬物療法や生活習慣の改善により修正可能であるが，加齢や性別といった因子は我々に運命づけられた因子であり，修正することは現時点で容易ではない．

(1) 冠危険因子の是正

前向きコホート研究は，循環器疾患の一次予防の方針を示している．ある集団（コホート）を長期にわたって追跡調査することで，最初にどのような特性をもっているほうが悪い（あるいはよい）転帰をたどるかを明らかにすることができる．複数の冠危険因子を保有することが単独のリスクよりも危険であることから，メタボリックシ

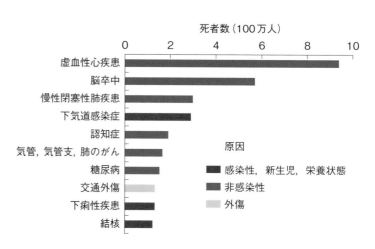

図1　世界の死因トップ10
（WHO：Global Health Estimates 2016：Death by cause, age, sex, by country and by region, 2000-2016. 2018[1]）

表1　冠危険因子

修正可能な因子	修正困難な因子
高血圧症	加齢
喫煙	男性
脂質異常症	家族歴
糖尿病	学歴
肥満	経済状況
飲酒	
身体不活動	
ストレス	
高尿酸血症	

表2　メタボリックシンドロームの診断基準

必須項目	ウェスト周囲径	男性≧85 cm 女性≧90 cm
	内臓脂肪面積	男女とも≧100 cm^2
選択項目	3項目のうち2項目以上	
	1. 高TG血症かつ/または低HDLコレステロール血症	血中TG≧150 mg/dL HDL＜40 mg/dL
	2. 収縮期血圧が130 mmHg以上かつ/または拡張期血圧が85 mmHg以上	
	3. 空腹時血糖値≧110 mg/dL	

TG, トリグリセリド；HDL, 高密度リポタンパク質.
（メタボリックシンドローム診断基準検討委員会：日本内科学会雑誌 2005；94（4）：794-809[6]）

ンドロームという疾患概念が確立されている[4,5]．メタボリックシンドロームの診断基準を**表2**[6]に示す．メタボリックシンドロームの定義は国によって異なるが，日本においては内臓脂肪の蓄積とインスリン抵抗性の2つにより診断される．

（2）食生活

運動療法，禁煙指導と並んで食事療法は冠危険因子の是正や再発予防において治療の根幹をなす．循環器疾患の一次予防において，栄養に関する研究は他国と比較して日本のデータは乏しいが，フラミンガム研究は一つの結論を導き出している．5,000人超の20〜60歳代の人々を48年間追跡調査した．その結果，肥満者はそうでない者と比べて将来の死亡率が2.52倍高かった[7]．したがって，体重のコントロールはきわめて重要である．また，後述する肥満パラドックスも重要である．

食塩の過剰摂取は血圧上昇をきたし動脈硬化を促進するため，摂取量は6 g/日未満が進められる[8]．アルコール摂取は適量であれば循環器疾患の発症率を低下させるが，多すぎると血圧上昇や肝障害を引き起こす．1日当たりの純アルコール摂取量を20 g程度に抑える．

（3）禁煙

喫煙は百害あって一利なしといわれている．喫煙は冠動脈疾患，脳卒中，腹部大動脈瘤，末梢動脈疾患の危険因子である[9]．20本/日以下の喫煙は冠動脈疾患の罹患・死亡のリスクを2.15倍高める．受動喫煙にも同様のリスクがある[10]．医療者には，喫煙者に対する「禁煙，ならびに受動喫煙の回避が絶対に必要である」という明確な促しが求められる．

（4）身体活動

Paffenbargerらは，1980年代からアメリカのハーバード大学卒業生を対象とした研究を行い，身体不活動がさまざまな健康状態のリスクとなることを示してきた[11]．したがって，身体不活動は冠危険因子の一つとして位置付けられている．2007年にアメリカスポーツ医学会は世界の公衆衛生や啓蒙を目的に，"Exercise is medicine"という概念を提唱した．つまり「運動は治療薬」である．しかも，運動は副作用のリスクとコストが低く，さらに一次・二次および三次予防効果のきわめて高い治療法である．アメリカ心臓協会は毎週150分の中等度の有酸運動時間を保つことを推奨している[12]．日本国内のガイドラインにおいても，1日30分の運動を毎日実施することが推奨されている[9]．

（5）薬物療法

食生活，禁煙および運動といった生活習慣の改善に加えて，高血圧症，脂質異常症，糖尿病といった冠危険因子の是正を目的とした薬物治療も行われる．高血圧症の代表的な治療薬として，β遮断薬，カルシウム拮抗薬，利尿薬，アンジオテンシン変換酵素阻害薬（ACEI），アンジオテンシン受容体拮抗薬（ARB）およびニトログリセ

💡 **ここがポイント！**
メタボリックシンドローム
メタボリックシンドロームとは，食生活の欧米化や運動不足によって肥満と内臓脂肪蓄積，インスリン抵抗性を引き起こした状態である．メタボリックシンドロームという概念が提唱された理由は，循環器疾患の一次予防である．日本国内の前向きコホート研究（端野・壮瞥町研究）によると，40歳以上の男性の21％がメタボリックシンドロームを有しており，循環器疾患の発症リスクはメタボリックシンドロームを有すると1.8倍高いことが報告された[4,5]．

📝 **MEMO**
フラミンガム研究（Framingham Study）
循環器疾患の発症原因をつきとめる目的で1948年に米国のフラミンガムで始まった前向きコホート研究．発症にかかわる原因が複数存在することから，この研究を通じて危険因子という概念が生まれ，現在は循環器疾患に限らずさまざまな領域に応用されている．

ACEI (angiotensin-converting enzyme inhibitor)

ARB (angiotensin receptor blocker)

LECTURE
12

123

表3 心臓リハビリテーションの主要項目

1. 患者評価：問診，身体所見，安静時心電図
2. 栄養カウンセリング：カロリー計算，食生活の評価と修正
3. 脂質マネジメント：脂質・食生活・薬物療法の評価と修正
4. 高血圧マネジメント：血圧測定，生活習慣・薬物療法の評価と修正
5. 喫煙マネジメント：喫煙歴聴取，禁煙カウンセリング
6. 体重マネジメント：体重・腹囲測定，目標設定
7. 糖尿病マネジメント：早期発見とコントロール
8. 心理社会的マネジメント：ストレス評価，グループ教育，個別カウンセリング
9. 身体活動カウンセリング：運動量・生活習慣の評価，運動と目標設定
10. 運動トレーニング
　　　有酸素運動：頻度週2〜3日，強度50〜80%，持続30〜60分
　　　レジスタンス運動：頻度週8〜15RM，持続6〜10種類の上下肢運動を1〜3セット（合計20〜30分）
　　　ウォームアップ，クールダウン
　　　必要に応じてECGなどのモニタリング

（Balady GJ, et al.：J Cardiopulm Rehabil Prev 2007；27（3）：121-9[13]/日本循環器学会ほか編：心血管疾患におけるリハビリテーションに関するガイドライン〈2012年改訂版〉[14]）

リンが，脂質異常症の治療薬としてHMG-CoA還元酵素阻害薬（スタチン）が知られている．降圧薬，スタチンに加えて，経口血糖降下薬により血糖値を適正な値にコントロールすることで循環器疾患の一次予防を目指す．

3) 循環器疾患・障害に対する二次予防

循環器疾患・障害に対する二次予防は，病態悪化の回避ならびに早期の社会復帰に大別されるが，2つは相互に関連している．病態が順調に回復すれば早期退院へ至るが，病態が不安定で治療に難渋する場合は，長期入院およびそれに伴ってフレイル，サルコペニアが生じる可能性がある．運動療法を中心とした包括的心臓リハビリテーションは，二次予防を目的とした循環器治療の一つである．心臓リハビリテーションには表3に示すような複数の項目が含まれる[13,14]．

（1）患者評価

循環器疾患の病態およびリスクを評価したうえで，心臓リハビリテーションの方針を立てる．ここでいうリスクとは，将来の疾患の再発リスク（三次予防で述べる）だけでなく，理学療法中のリスクを含む．表4に運動療法の適応と禁忌，リスクの層別化を示す[14,15]．

（2）栄養カウンセリング

飽食および肥満はリスクであるが，同時に低栄養もリスクである（肥満パラドックス）．心不全患者においては，体格指数（BMI）が低値（BMI<18.5）であると，正常値（18.5≦BMI<25）と比較して予後が悪いことが示されている．さらに，正常値であったものと比べて肥満者（30≦BMI<35）のほうが予後良好であることが明らかとされている[16]．入院時のBMIの低値は，退院時の日常生活に障害が生じるリスクにも関連しており[17]，低栄養に至った症例を早期発見し，栄養管理することは二次予防において重要である．

BMIは優れた指標である一方で，循環器疾患では浮腫の影響で体重の変動が生じる．BMI以外で栄養状態を簡易的に評価する指標としては，上腕周囲長，上腕三頭筋部皮下脂肪厚，体組成，血液生化学検査（血清アルブミン，トランスサイレチン，総コレステロール）および嚥下機能の評価が推奨されている．また，簡易栄養状態評価表（MNA-SF），NRS-2002，MST，MUST，GNRI，CONUT，GLIMなども体重以外の評価尺度として有用である．

（3）服薬マネジメント

治療薬の効果は，適切な服用が遵守されてはじめて発揮される．循環器疾患を有する患者の多くは，単剤ではなく多剤服用である．そのため，服薬管理に難渋するケー

MEMO

体格指数（body mass index：BMI）
BMI＝体重（kg）÷身長（m）^{2}

MNA-SF（Mini Nutritional Assessment-Short Form）

NRS-2002（Nutritional Risk Screening）

MST（Malnutrition Screening Tool）

MUST（Malnutrition Universal Screening Tool）

GNRI（Geriatric Nutritional Risk Index）

CONUT（Controlling Nutritional Status）

GLIM（Global Leadership Initiative on Malnutrition）

LECTURE
12

表4　運動療法の適応と禁忌，リスクの層別化

	クラス，対象者	心血管疾患の状態や臨床所見	制限や監視
クラスA	健康人	1. 無症状で冠危険因子のない45歳未満の男性，55歳未満の女性 2. 無症状あるいは心疾患のない45歳以上の男性あるいは55歳以上の女性，かつ危険因子が2個以内 3. 無症状あるいは心疾患のない45歳以上の男性あるいは55歳以上の女性，かつ危険因子が2個以上	活動レベルのガイドライン：制限不要 監視：不要 心電図・血圧モニター：不要
クラスB	安定した心血管疾患を有し，激しい運動でも合併症の危険性が低いがクラスAよりはやや危険性の高い人	以下のいずれかに属するもの 1. 安定した冠動脈疾患 2. 中等症以下の弁膜症，重症狭窄症と閉鎖不全を除く 3. 先天性心疾患 4. EF30％未満の安定した心筋症，肥大型心筋症と最近の心筋炎は除く 5. 運動中の異常応答がクラスCの基準に満たないもの 臨床所見（以下のすべてを満たすこと） 1. NYHA IあるいはII 2. 運動耐容能6METs以下 3. うっ血性心不全のないもの 4. 安静時あるいは6METs以下で心筋虚血のないもの 5. 運動中，収縮期血圧が適切に上昇するもの 6. 安静時・運動中ともに心室頻拍のないもの 7. 満足に自己管理のできること	活動レベルのガイドライン：運動処方を作成してもらい個別化する必要あり 監視：運動セッションへの初回参加時には，医療スタッフによる監視が有益　自己管理ができるようになるまで習熟したスタッフの監視が必要 医療スタッフはACLSにおける研修が望ましい 一般スタッフはBLSの研修が望ましい 心電図・血圧モニター：開始初期6〜12回は有用
クラスC	運動中に心血管合併症を伴う中から高リスクの患者，あるいは自己管理ができなかったり，運動レベルを理解できないもの	以下のいずれかに属するもの 1. 冠動脈疾患 2. 中等症以下の弁膜症，重症狭窄症と閉鎖不全を除く 3. 先天性心疾患 4. EF30％未満の安定した心筋症，肥大型心筋症と最近の心筋炎は除く 5. 十分コントロールされていない心室性不整脈 臨床所見（以下のいずれかを満たすこと） 1. NYHA IIIあるいはIV 2. 運動耐容能6METs未満，6METs未満で虚血が出現する，運動中に血圧が低下する，運動中の非持続性心室頻拍出現 3. 原因の明らかでない心停止の既往（心筋梗塞に伴うものなどは除く） 4. 生命を脅かす医学的な問題の存在	活動レベルのガイドライン：運動処方を作成してもらい個別化する必要あり 監視：安全性が確認されるまでは，毎回，医学的監視が有益 心電図・血圧モニター：安全性が確認されるまで，通常12回以上必要
クラスD	活動制限を要する不安定な状態	以下のいずれかに属するもの 1. 不安定狭心症 2. 重症で症状のある弁膜症 3. 先天性心疾患 4. 代償されていない心不全 5. コントロールされていない不整脈 6. 運動により悪化する医学的な状態の存在	活動レベルのガイドライン：状態が改善するまで，活動は薦められない

（Fletcher GF, et al.：Circulation 2001；104（14）：1694-740[15]/日本循環器学会ほか編：心血管疾患におけるリハビリテーションに関するガイドライン〈2012年改訂版〉[14]）

スは少なくない．医師の指示に従って薬を服用することを，服薬コンプライアンスという．高齢かつ認知機能の低下を認める場合には，飲み忘れにより服薬コンプライアンスが低下する可能性がある．入院時から服薬自己管理が可能か否かを評価し，同時に管理能力に必要な認知機能を有しているかを把握しておく．

（4）運動療法

　入院時から開始される運動療法は心臓リハビリテーションの中心的な役割を担っている．中等度の有酸素トレーニングを主体とした運動療法は，冠血流量の増加，左室拡張能，末梢血管の拡張能，骨格筋の酸素利用能，運動耐容能およびQOLの改善に寄与する[14]．

　運動療法は有酸素トレーニング，レジスタンストレーニング，ストレッチングなどから構成される．運動処方はFITTの原則に従い，頻度（F），強度（I），持続時間

MEMO
FITT
F（frequency；頻度），I（intensity；強度），T（time or duration；持続時間），T（type of exercise；運動の種類）

LECTURE 12

（T），運動の種類（T）を規定する．

4) 循環器疾患・障害に対する三次予防

　循環器医療において最も重要なアウトカムは，疾患の再発および再入院の予防を含めた三次予防である．運動療法は心不全増悪による入院を減らし，死亡リスクを減少する[18]．また，運動療法は冠危険因子を是正することで予後を改善する．しかし，日本国内における維持期の心臓リハビリテーションの実施率は低く[18]，その普及において理学療法士は重要な役割を期待されている．

　三次予防のリハビリテーションは2つに大別される．一つは元気で活動的な患者，もう一つはフレイルやサルコペニアを有する低活動な患者である．前者は有酸素トレーニングを中心とした運動療法に参加することで，三次予防効果が期待できる．後者は要介護状態への移行やそれに伴う活動性のさらなる低下がリスクとなる．運動療法が循環器疾患のフレイル予防，介護予防に有効か否かは明確ではないが，患者の視点に立ち，生活を見据えたリハビリテーションの展開が求められる．

2. 虚血性心疾患に対する予防理学療法

1) 概要

　日本における冠動脈疾患を有する患者を対象とした前向きコホート研究[19]をみてみると，2.7年間の追跡期間において1,000人年当たりで62.8人において心血管イベントが再発した．冠動脈病変が起こる原因には動脈硬化があり，動脈硬化を促進する冠危険因子（**表1**）の是正が必要となる．冠動脈疾患に対する治療は，薬物療法，運動療法，食事療法，経皮的冠動脈形成術および冠動脈バイパス術などがあるが，いずれの治療を選択したとしても再発のリスクが存在する．

2) 虚血性心疾患に対する一次予防

　図2に冠動脈疾患のリスクチャートを示す[20]．性別，喫煙，血糖値，総コレステロール値，収縮期血圧および年齢が，冠動脈疾患の発症リスクに関与している．

3) 虚血性心疾患に対する二次予防

　加齢モデル動物に対する運動療法が冠血流および左心機能に及ぼす影響を検証した研究によると，加齢に伴い冠血流は減少するが，長期的な有酸素トレーニングは，冠動脈の拡張能を改善し，それに伴い運動時の冠血流量ならびに左室の拡張能を改善することが報告されている[21]．また，長期的な運動療法は，冠血流量の改善に加えて運動時の心仕事量を低減し，虚血の閾値を高める．心臓に対する効果以外にも，運動療法は骨格筋，末梢循環，自律神経，血液凝固および抑うつなどに対して好影響をもたらすことから，『心血管疾患におけるリハビリテーションに関するガイドライン（2012年改訂版）』では，心筋梗塞患者に対する運動療法はクラスⅠのエビデンスレベルに位置付けられている[14]．

4) 虚血性心疾患に対する三次予防

　複数の無作為比較対照試験を対象としたメタ解析によると，有酸素トレーニングとレジスタンストレーニングを主体とした運動療法は，心血管疾患による死亡リスクを減少するが，全死亡には影響しない[22]．また，運動療法は冠動脈疾患患者の再入院のリスクを減少するが，心筋梗塞，冠動脈バイパス術のリスクには影響しなかった[22]．

3. 心不全に対する予防理学療法

1) 概要

　心不全とは，「心臓に何らかの異常があり，心臓のポンプ機能が低下して，全身の臓器が必要とする血液を十分に送り出せなくなった状態」をさす．心不全の原因疾患

ここがポイント！
冠動脈疾患
冠動脈疾患とは，心筋に血流を送る冠動脈の狭窄あるいは閉塞により起こる疾患である．冠血流の低下に伴い，一時的な心筋の虚血状態（狭心症）あるいは壊死（心筋梗塞）が生じる．冠動脈疾患は心臓のポンプ機能の低下や不整脈を惹起する．

調べてみよう
1,000人年とはどういう単位か調べてみよう．

LECTURE
12

MEMO
メタ解析（meta-analysis）
メタ解析とは，複数の研究を収集し，結果を統合・解析すること．根拠に基づく医療（EBM）において，最も質の高い根拠である．

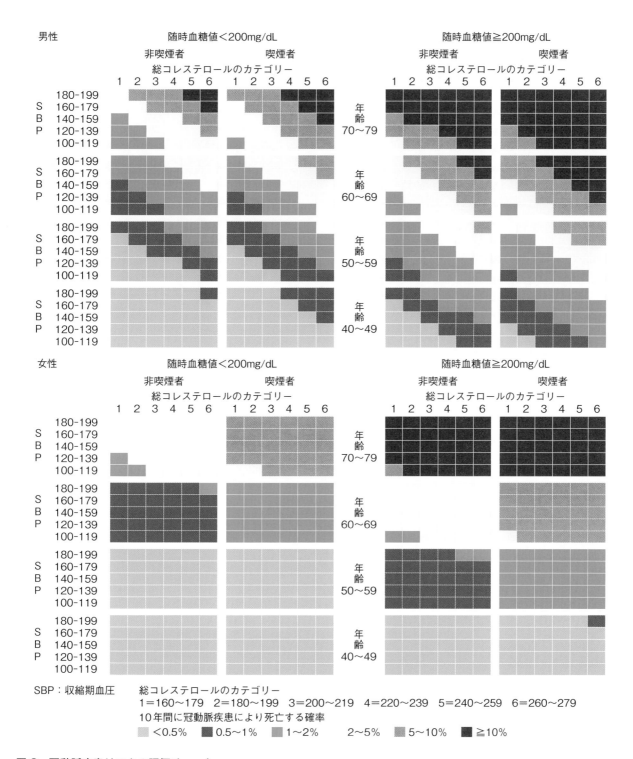

図2　冠動脈疾患リスクの評価チャート
（NIPPON DATA80 Research Group：Circ J 2006；70（10）：1249-55[19]）

として，冠動脈疾患，高血圧症，心筋症，弁膜症および不整脈があげられ，あらゆる心疾患の終末像である．心不全患者の特徴は，**図2**の心不全とそのリスクの進展ステージに示すとおり，心不全を発症した後に急性増悪（急性心不全）を繰り返す[23]．したがって，急性増悪による再入院の予防が，臨床的に重要な目標となる．

2）心不全に対する一次予防

　心不全のステージA（**図3**）は，高血圧症や糖尿病などの冠危険因子を有するが器質的な心疾患がない患者である（**図2**）．この時点から，将来的な心不全リスクがあると考えられ，冠危険因子の是正を含めた対策が必要となる．

MEMO
緩和ケアとは
「生命を脅かす病に関連する問題に直面している患者とその家族に対し，痛みやその他の身体的・心理社会的・スピリチュアルな問題を早期に見出し，的確に評価を行い対応することで，苦痛を予防し和らげることを通してQOLを向上させるアプローチ」
（世界保健機関 1990）．

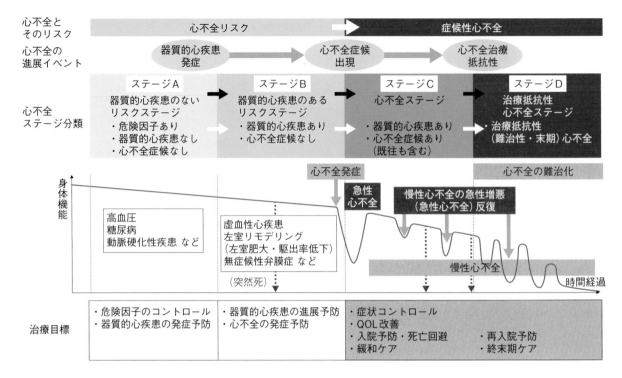

図3　心不全とそのリスクの進展ステージ
(日本循環器学会：急性・慢性心不全診療ガイドライン〈2017 年改訂版〉[23])

表5　心不全再発のリスク因子

高齢
心不全入院歴
脳性ナトリウム利尿ペプチ
　ド高値
自律神経障害
糖尿病
貧血
慢性腎不全
低ナトリウム血症
低血圧
高尿酸血症
慢性閉塞性肺疾患
睡眠時無呼吸症候群
低運動耐容能
低運動機能
うつ
低体重，低 BMI

LECTURE 12

💡 **ここがポイント！**
急性心不全の理学療法
心不全の急性期から，全身の血行動態を評価しながら早期離床を図り，過度な安静による弊害を予防する．また，早期から再入院予防を見据えて教育プログラムを進めていく．

📖 **調べてみよう**
運動療法の適応と禁忌を調べてみよう．

器質的な心疾患を有するが，心不全症候のない患者はステージ B に分類される．ステージ A および B 症例において，運動療法がステージ C への移行（心不全の発症）を抑制するか否かは現時点で明確ではない．しかし日常的な身体不活動は心不全発症の危険因子である[24]．

3）心不全に対する二次予防

ステージ C における二次予防では，病態悪化の早期発見と過度な活動制限の解除が求められる．心不全を発症した早期においては，低心拍出症候群や起坐呼吸といった心不全徴候の悪化に注意しつつ日常生活動作の拡大を図る．心不全はその経過において増悪と寛解を繰り返す症候群であることから，心不全を増悪させる因子を把握することが重要である（**表5**）．

バイタルサイン，体重，尿量，In/Out バランス，胸部 X 線，運動時の生体応答などを日々チェックして，病態の悪化を早期に把握する．病態悪化の徴候がなければ，廊下歩行を中心に距離の延長を図る．おおむね退院から 3 か月経過して心不全の増悪がないと安定期となり，運動療法の目的は心不全の三次予防へとシフトしていく．心不全入院を繰り返し，薬物療法で心機能が改善しない患者をステージ D とする．ステージ C から D への進展を遅らせることも，二次予防の観点から重要である．

4）心不全に対する三次予防

日本における心不全患者の 1 年死亡率は 7.3%，心不全増悪による再入院率は退院後 6 か月以内で 27%，1 年以内では 35% であり，心不全の再入院率が高い[25]．心不全の再発リスクが高い患者の特徴は多岐にわたる（**表5**）．

安定した心不全症例に対する有酸素運動を中心とした運動療法は，心不全再入院のリスク低減に有効である[18]．運動療法は適応と禁忌を考慮したうえで，個別の運動処方が推奨される．

■引用文献

1) WHO：Global health estimates 2016 deaths by cause, age, sex by country and by region, 2000-2016. 2018. https://www.who.int/healthinfo/global_burden_disease/estimates/en/index1.html

2) 厚生労働省：平成 29 年度国民医療費の概況．2017.

3) 官報．令和元年 10 月 30 日（号外 第 148 号）

4) Ohnishi H, Saitoh S, et al.：Incidence of insulin resistance in obese subjects in a rural Japanese population：the Tanno and Sobetsu Study. Diabetes Obes Metab 2005；7（1）：83-7.

5) Takeuchi H, Saitoh S, et al.：Metabolic syndrome and cardiac disease in japanese men：applicability of the concept of metabolic syndrome defined by the National Cholesterol Education Program-Adult Treatment Panel III to Japanese Men — The Tanno and Sobetsu Study. Hypertens Res 2005；28（3）：203-8.

6) メタボリックシンドローム診断基準検討委員会：メタボリックシンドロームの定義と診断基準．日本内科学会雑誌 2005；94（4）：794-809.

7) Abdullah A, Wolfe R, et al.：The number of years lived with obesity and the risk of all-cause and cause-specific mortality. Int J Epidemiol 2011；40（4）：985-96.

8) 日本高血圧学会高血圧治療ガイドライン作成委員会編：高血圧治療ガイドライン 2014．日本高血圧学会；2014.

9) 日本動脈硬化学会：動脈硬化性疾患予防ガイドライン 2017 年版．

10) Barnoya K, Glantz SA.：Cardiovascular effects of secondhand smoke：nearly as large as smoking. Circulation 2005；111（20）：2684-98.

11) Paffenbarger RS Jr, Hyde RT, et al.：Physical activity, all-cause mortality, and longevity of college alumni. N Engl J Med 1986；314（10）：605-13.

12) Arnett DK, Blumenthal RS, et al.：2019 ACC/AHA Guideline on the Primary Prevention of Cardiovascular Disease：A Report of the American College of Cardiology/American Heart Association Task Force on Clinical Practice Guidelines. J Am Coll Cardiol 2019；74（10）：e177-e232.

13) Balady GJ, Williams MA, et al.；American Heart Association Exercise, Cardiac Rehabilitation, and Prevention Committee；Council on Clinical Cardiology；Councils on Cardiovascular Nursing, Epidemiology and Prevention, and Nutrition, Physical Activity, and Metabolism；American Association of Cardiovascular and Pulmonary Rehabilitation：Core components of cardiac rehabilitation/secondary prevention programs：2007 update：a scientific statement from the American Heart Association Exercise, Cardiac Rehabilitation, and Prevention Committee, the Council on Clinical Cardiology；the Councils on Cardiovascular Nursing, Epidemiology and Prevention, and Nutrition, Physical Activity, and Metabolism；and the American Association of Cardiovascular and Pulmonary Rehabilitation. J Cardiopulm Rehabil Prev 2007；27（3）：121-9.

14) 日本循環器学会ほか編：心血管疾患におけるリハビリテーションに関するガイドライン（2012 年改訂版）．

15) Fletcher GF, Balady GJ, et al.：Exercise standards for testing and training：a statement for healthcare professionals from the American Heart Association. Circulation 2001；104（14）：1694-740.

16) Takiguchi M, Yoshihisa A, et al.：Impact of body mass index on mortality in heart failure patients. Eur J Clin Invest 2014；44（12）：1197-205.

17) Wakabayashi H, Maeda K, et al.：Impact of Body Mass Index on Activities of Daily Living in Inpatients with Acute Heart Failure. J Nutr Health Aging 2019；23（2）：151-6.

18) Kamiya K, Sato Y, et al.：Multidisciplinary Cardiac Rehabilitation and Long-Term Prognosis in Patients With Heart Failure. Circ Heart Fail 2020；13（10）：e006798.

19) Japanese Coronary Artery Disease（JCAD）Study Investigators：Current status of the background of patients with coronary artery disease in Japan. Circ J 2006；70（10）：1256-62.

20) NIPPON DATA80 Research Group：Risk assessment chart for death from cardiovascular disease based on a 19-year follow-up study of a Japanese representative population. Circ J 2006；70（10）：1249-55.

21) Hotta K, Chen B, et al.：Exercise training reverses age-induced diastolic dysfunction and restores coronary microvascular function. J Physiol 2017；595（12）：3703-19.

22) Anderson L, Thompson DR, et al.：Exercise-based cardiac rehabilitation for coronary heart disease. Cochrane Database Syst Rev 2016；2016（1）：CD001800.

23) 日本循環器学会ほか編：急性・慢性心不全診療ガイドライン（2017 年改訂版）．

24) Pandey A, LaMonte M, et al.：Relationship Between Physical Activity, Body Mass Index, and Risk of Heart Failure. J Am Coll Cardiol 2017；69（9）：1129-42.

25) Tsutsui H, Tsuchihashi-Makaya M, et al.；JCARE-CARD Investigators：Clinical characteristics and outcome of hospitalized patients with heart failure in Japan. Circ J 2006；70（12）：1617-23.

LECTURE
12

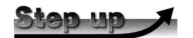

1. 遠隔医療と心疾患予防

2030 年には心不全患者数は 130 万人にも上ると推測されていることから，感染症患者の増大になぞらえて「心不全パンデミック」とよばれている[1]．循環器医療費の増大は経済的な負担を子孫に強いるだけでなく，社会を支える生産性の高い労働者が介護に時間を割くことになる．近年，目覚ましい発達を遂げているインターネット技術（IT），人工知能（AI），スマートフォンおよびウェアラブルデバイスは，私たちの医療を大きく変えようとしており，期待が高まっている．

心不全をはじめとする循環器疾患の再発予防は，きわめて重要なアウトカムであり，その介入時期は退院後の自宅での生活期にある．この時期にいかに患者が自らの病気と向き合い，管理し，予防できるかが医療の目標である．現時点では，外来通院が患者の治療や疾病管理の主役となっているが，徐々に病院から在宅へと医療の場が移りつつある．遠隔医療（telemedicine）とは，通信技術を活用した健康増進，医療および介護に資する行為をさす．スマートフォンアプリ，e メール，ショートメール，SNS などを用いて医療 IT ネットワークを構築することで，遠隔的に患者をモニタリングし，介入することができる．Klersy らによるメタ解析によると[2]，遠隔医療は心不全患者の死亡リスクを 17%，入院のリスクを 7% それぞれ軽減した．したがって，心不全に対する遠隔医療は通常のケアと比べて効果的であると思われる．

遠隔医療の内容についてみてみると，電話によるモニタリングが中心であるが，そのほかにもウェアラブルデバイスあるいは生体内植え込み型のデバイスからデータを遠隔的に入手する方法も用いられている．モニタリングの項目としては，心不全患者の症状，体重，血圧，心拍数，心電図，不整脈，酸素飽和度，右室圧および身体活動量などである[2]．

2. 運動処方

心不全に対する運動療法として，有酸素運動，レジスタンストレーニング，神経筋電気刺激療法，呼吸筋トレーニングおよびインターバルトレーニングが行われている．そのうち，有酸素運動は再入院のリスク軽減の効果が認められている[3]．その他の運動療法については，運動耐容能や筋力の改善は認められているが，再発予防に対する効果に関するエビデンスは不明である．

有酸素運動の頻度，強度，種類，時間の 4 つに着目してみると（表 1）[4]，高強度の運動を実施する場合は週 3 回以上，中強度から高強度の組み合わせの場合は 3〜5 回が推奨されている．運動強度の設定においては，心肺運動負荷試験で得られる最高酸素摂取量（peak $\dot{V}O_2$）や嫌気性代謝閾値（AT）を測定し，これらの値を基準として運動処方に用いる場合がある[4]．

表 1　心臓リハビリテーションのための有酸素運動の方法

有酸素運動の強度	頻度 1 週あたり（日）	強度持続 心拍数予備能（HRR）	強度持続 最高心拍数（HRmax）	強度持続 % peak $\dot{V}O_2$ または AT	自覚的運動強度（Borg 指数）	時間 1 回あたり（分）	種類
超低強度	≧5	<30%	<57%	<37%	<9	10〜20	ウォーキング，サイクリング，ダンス，水中運動など運動強度を調節できる運動
低強度	≧5	30〜39%	57〜63%	37〜45% または AT 未満	9〜11	10〜20	
中強度	≧5	40〜59%	64〜76%	46〜63% または AT 前後	12〜13	30〜60	
高強度	3〜5	60〜89%	77〜95%	64〜90%	14〜17	20〜60	

peak $\dot{V}O_2$：最高酸素摂取量，AT：嫌気性代謝閾値
（日本循環器学会ほか編：心血管疾患におけるリハビリテーションに関するガイドライン〈2021 年改訂版〉[4]）

■引用文献

1) Komuro I, Kaneko H, et al.：Nationwide Actions Against Heart Failure Pandemic in Japan-What Should We Do From Academia? Circ J 2019；83（9）：1819-21.
2) Klersy C, De Silvestri A, et al.：A meta-analysis of remote monitoring of heart failure patients. J Am Coll Cardiol 2009；54（18）：1683-94.
3) Rees K, Taylor RS, et al.：Exercise based rehabilitation for heart failure. Cochrane Database Syst Rev 2004；（3）：CD003331.
4) 日本循環器学会ほか編：心血管疾患におけるリハビリテーションに関するガイドライン（2021 年改訂版）．

LECTURE 12

疾患と予防理学療法(5)
スポーツ外傷・障害

到達目標

- スポーツ外傷・障害予防のための手順を理解する.
- 代表的なスポーツ外傷・障害の疫学を理解する.
- 膝前十字靱帯損傷のスポーツにおける発症メカニズムを理解する.
- 代表的な膝前十字靱帯損傷予防のための運動療法を実施できる.
- 少年野球における野球肘の病態を理解し,予防のための評価方法と運動療法を実施できる.

この講義を理解するために

　競技スポーツによって生じるスポーツ外傷・障害は,その高い活動性から不可抗力と考えられてきました.しかし,近年ではスポーツ外傷・障害を発生させる要因が考えられ,予防医学へと発展しています.競技スポーツにおいてはスポーツ外傷・障害により競技継続が困難となることもあり,予防が選手生命の延伸や個人やチームのコンディショニングとなります.また,スポーツの別の側面として,生活習慣病予防のための有益な効果があり,一方で,外傷既往によりその後に運動器疾患を発症させる可能性を有しています.スポーツに関連した予防理学療法は,アスリートに限らず一般健常者も含めて広い対象者と領域を有しています.

　この講義を学ぶにあたり,以下の項目を学習しておきましょう.

　　□ スポーツ外傷・障害に対する予防の意義について学習しておく.
　　□ スポーツ外傷・障害の発症要因(内的リスク因子と外的リスク因子)について調べておく.
　　□ 少年野球における野球肘について調べておく.

講義を終えて確認すること

　　□ スポーツ外傷・障害予防のための手順を理解できた.
　　□ 代表的なスポーツ外傷・障害の疫学を理解できた.
　　□ スポーツ外傷・障害の発症率を示す athlete exposure (AE) と player hours (PH) を理解できた.
　　□ 膝前十字靱帯損傷のスポーツにおける発症メカニズムを理解できた.
　　□ 代表的な膝前十字靱帯損傷予防のための運動療法を実施できた.
　　□ 少年野球における野球肘の病態(内側障害,外側障害)を理解できた.
　　□ 少年野球における野球肘予防のための評価方法と運動療法を実施できた.

1. スポーツ外傷・障害に対する予防

1）概要

　スポーツ外傷・障害は，外傷によって生じるスポーツ外傷とオーバーユース（繰り返される微小な損傷）によって生じるスポーツ障害に分類される．スポーツ外傷は競技特性からみた分類として，コンタクト（接触）スポーツとノンコンタクト（非接触）スポーツの2種類に大別される．スポーツ障害はスポーツのもつ特徴的な動作が障害の原因となることが多い．選手は，スポーツ外傷，スポーツ障害のいずれでも，繰り返すことによりパフォーマンスを低下させるため，スポーツ外傷・障害では一次予防がきわめて重要となる．

2）スポーツ外傷・障害に対する一次予防

　スポーツ外傷では受傷機転となる動作や状況をつくる要因，スポーツ障害では繰り返されるストレスの発生源を明らかにし，事前にエクササイズ指導や環境要因を改善させる．スポーツ外傷の膝前十字靱帯損傷においては，損傷に至る膝関節アライメントの改善やグランドサーフェイスなどの個人要因ならびに環境要因の改善などである．また，女子選手のスポーツ障害である下肢の疲労骨折は，低栄養や月経異常などによる骨密度低下が指摘されている．疲労骨折に至る原因から栄養の改善や薬物療法などの対処が行われる．

　スポーツ外傷・障害の発生率や予防効果を正確に判定するためには，発生状況の情報を偏りなく収集することが求められる．近年では，試合・練習回数（時間）などの頻度と参加選手数の積に対する外傷の発生件数から算出する方法が推奨されている．試合・練習回数による算定は AE，試合・練習時間による算定は PH で表現される．**図1** に前十字靱帯損傷の発生率を報告した例（PH による評価）を示す[1]．サッカーの女子では練習での発生率が0.28なので，仮に10人の選手が1,000時間の練習を行うと2〜3件の前十字靱帯損傷が発生することになる．

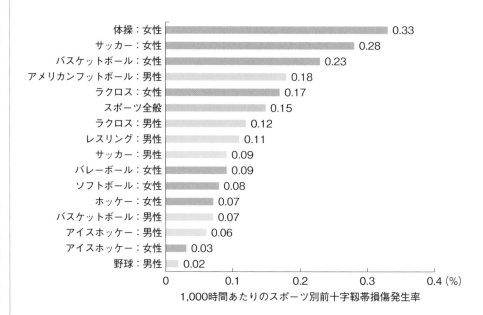

図1　競技ごとの前十字靱帯損傷発生率（大学生）
（LaBella CR, et al.：Pediatrics 2014；133（5）：e1437-50[1]）

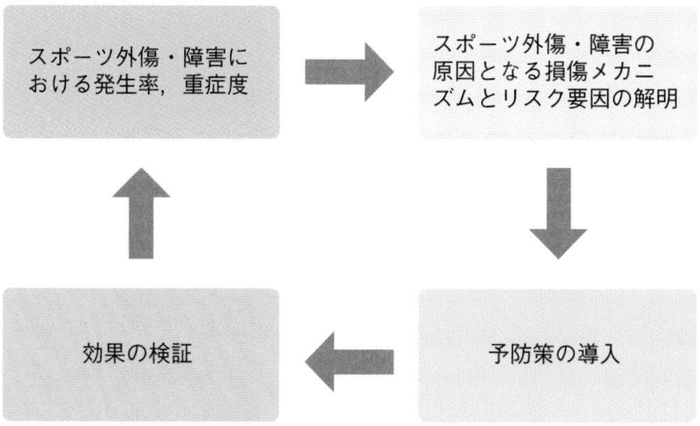

図2　スポーツ外傷・障害予防研究のための4つのプロセス
（Bahr R, et al.：Br Sports Med 2005；39：324-9[2]）

スポーツ外傷・障害を予防する研究手段には4つのプロセスを必要とする．**図2**[2]左上の「スポーツ外傷・障害における発生率，重症度」から時計回りに「スポーツ外傷・障害の原因となる損傷メカニズムとリスク要因の解明」「予防策の導入」，そして最後に「効果の検証」と進み，ループ状に繰り返されることにより，真のスポーツ外傷・障害のリスク因子の解明へと近づく[3]．

外傷発生率の計算方法は，以下の式で求める．

$$外傷発生率（曝露回数；AE）＝\frac{外傷数×1,000}{参加選手数×参加（試合，練習）回数}$$

$$外傷発生率（曝露時間；PH）＝\frac{外傷数×1,000}{参加選手数×参加（試合，練習）時間数}$$

3）スポーツ外傷・障害に対する二次予防

スポーツ外傷・障害に対する二次予防は，検診やメディカルチェックとして実施される．検診は特定の疾患や外傷を発見するために行われるのに対して，メディカルチェックはスポーツ選手に特化した全身の評価である．検診活動の代表例として，少年野球に対する野球肘検診が行われる．メディカルチェックは疾患に特化した評価に加えて，競技特性や個体特性に配慮した評価項目が加わる．例えば，競技特性としてサッカーであれば，下肢筋力の評価，キック動作の分析などが評価され，個体特性としては筋柔軟性などの評価を行う．いずれも逸脱した評価値を示した場合や，すでに症状を認めている場合に，改善のためのエクササイズなどを指導し，発症予防や症状の改善に務める．

4）スポーツ外傷・障害に対する三次予防

スポーツ外傷・障害に対する三次予防は，受傷後や加療後の再発予防である．スポーツ外傷・障害の受傷後に治療が完了したとしても，リスク要因が改善されていない場合は再受傷のリスクが残存する．残存するリスク因子を同時に改善できない場合，競技復帰時に再受傷のリスクが高まるため，外傷・障害部位の機能回復を図るとともに再受傷予防のために適切な改善策も並行して進める．

2. スポーツ外傷に対する予防理学療法

1）概要

スポーツ外傷のリスク要因は選手個人が有する内的リスク要因と選手を取り巻く環境などが影響する外的リスク要因に大別される[2]．内的リスク要因は年齢，性別，競技経験年数，身体組成，骨格のアライメント，関節や筋柔軟性などであり，外的リス

MEMO

Q-angle

knee-in toe-out と関連のある膝関節アライメントの評価にQ-angle がある．上前腸骨棘から膝蓋骨中央を通り脛骨粗面に至る線で示される角度である．男性で15度，女性で20度程度と考えられている．

LECTURE
13

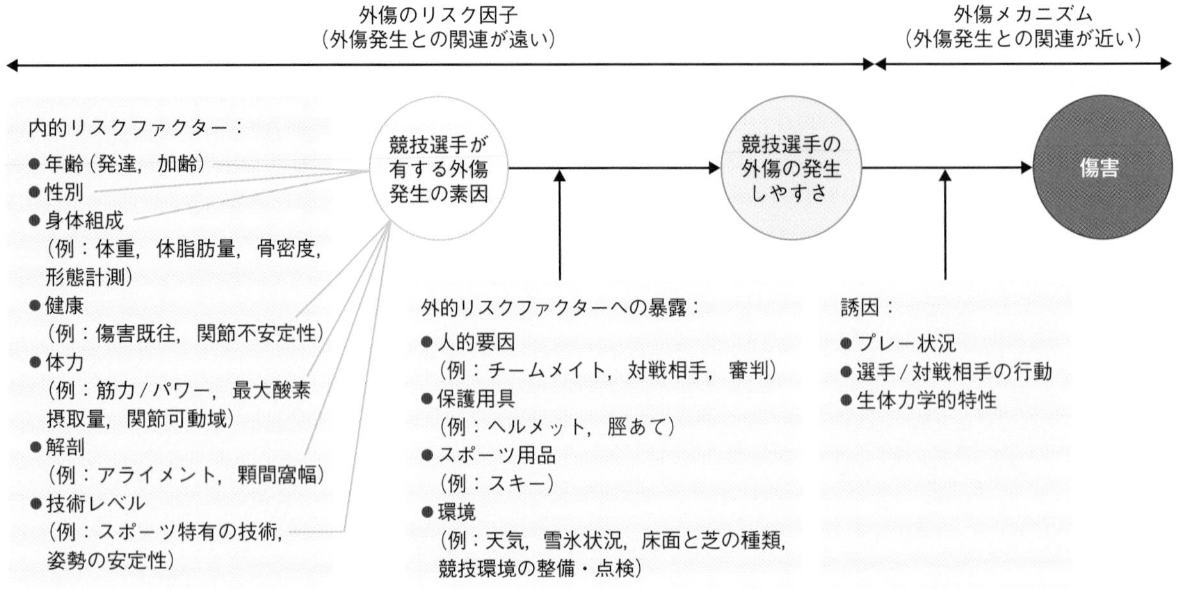
外傷のリスク因子
（外傷発生との関連が遠い）
外傷メカニズム
（外傷発生との関連が近い）
内的リスクファクター：
●年齢（発達，加齢）
●性別
●身体組成
（例：体重，体脂肪量，骨密度，形態計測）
●健康
（例：傷害既往，関節不安定性）
●体力
（例：筋力/パワー，最大酸素摂取量，関節可動域）
●解剖
（例：アライメント，顆間窩幅）
●技術レベル
（例：スポーツ特有の技術，姿勢の安定性）
競技選手が有する外傷発生の素因
競技選手の外傷の発生しやすさ
傷害
外的リスクファクターへの暴露：
●人的要因
（例：チームメイト，対戦相手，審判）
●保護用具
（例：ヘルメット，脛あて）
●スポーツ用品
（例：スキー）
●環境
（例：天気，雪氷状況，床面と芝の種類，競技環境の整備・点検）
誘因：
●プレー状況
●選手/対戦相手の行動
●生体力学的特性

図３　スポーツ外傷・障害発生のリスク因子
（LaBella CR, et al.：Pediatrics 2014；133（5）：e1437-50[1]）

ク要因は対戦相手，競技で使用するエキップメント（防具や用具など），環境（天候，グラウンドの床面や芝のタイプ，競技会場の特徴など）である．内的リスク要因と外的リスク要因のどちらかが強く作用することもあれば，相互に影響し合うことで受傷へとつながる可能性がある（**図3**）[1]．

2）膝前十字靱帯損傷に対する予防理学療法

膝前十字靱帯損傷はコンタクト損傷，ノンコンタクト損傷のどちらでも発生するが，ノンコンタクト損傷がコンタクト損傷に比較して多く，かつ女性は男性のノンコンタクト損傷の約5倍である．このため，膝前十字靱帯損傷の一次予防は主としてノンコンタクト損傷への対策が行われる．対象の多くは，女性のアスリートとなる．ノンコンタクトによる受傷では身体特性に加えて環境要因やエキップメントなど外的な要素も含んでいる．損傷が外的リスク要因に求められる場合は，明確かつ具体的に対応することが可能であるが，選手個人の身体特性が影響している場合は複数の要因が相互に関係している可能性もあり，判断を困難とすることが多い．

（1）予防トレーニング

a．体幹下肢の選択的筋力トレーニング

膝前十字靱帯損傷の一次予防は，二次予防や三次予防に共通する．ノンコンタクトによる受傷機転が膝関節の外反，身体の後方重心化にあるのでパフォーマンス上の改善が必須となる．身体バランスを崩す原因として，下肢など末梢から生じる場合に加えて体幹など上位の体節から生じることもある．

体幹の強化では腹横筋など深部筋群に対する選択的トレーニングを実施する（**図4**）．下肢のトレーニングでは膝外反を抑制するため，殿筋群や前十字靱帯に保護作用のあるハムストリングスの強化を行う．

b．ジャンプエクササイズ[4]

ジャンプエクササイズではノンコンタクト損傷の受傷機転である着地動作（ランディング）に重点をおく．アスリートは着地時に膝が外反位をとらないように意識してジャンプ動作を行う．ジャンプの種類は最初に単純なウォールジャンプを行い，徐々に複雑なジャンプ形態に発展させる（**図5，6**）．

MEMO
●トゥエルボー
体幹に対するコアトレーニング．深部にある腹筋（腹横筋など）を選択的に強化するトレーニング法．
●ノルディックハムストリングス
ハムストリングスに対する遠心性収縮によるトレーニング法．

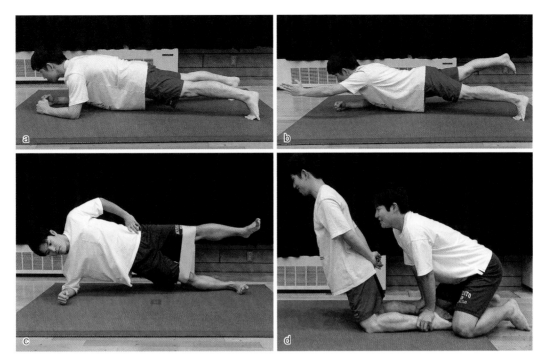

図4 体幹，下肢の選択的筋力トレーニング

a：トゥエルボー．四つ這い位から両肘を床面につき，股関節，膝関節を伸展させつま先で支持する．脊椎，骨盤，下肢までの直線となるように肢位を保持する．適切に肢位が保持されているときは下部腹筋に緊張を感じる．

b：トゥエルボー（対角線支持）．トゥエルボーの肢位から対角線上にある上肢と下肢を挙上する．トゥエルボーよりも強度の高いエクササイズ．

c：サイドブリッジ．側臥位から床面側の上肢で支持し，体幹，骨盤を挙上させる．体幹側腹筋群の強化を目的とするが中殿筋の活動の高いエクササイズとなる．図ではチューブを利用し，強度を上げている．

d：ノルディックハムストリングス．後方から下腿遠位を固定し，膝立ち位となる．ゆっくりと身体を前方に下ろし，耐えられる限界の位置で姿勢を一定時間維持し元の姿勢に戻す．股関節を屈曲させないように注意する．

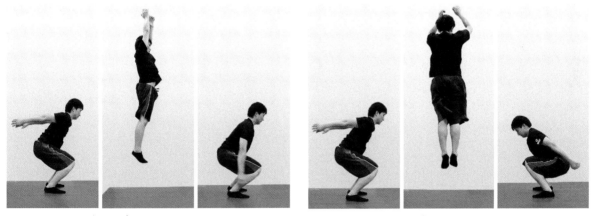

図5 ウォールジャンプ　　　　**図6 180度ジャンプ**

c. 神経筋トレーニング

　神経筋トレーニングは主として固有感覚トレーニングとして実施する．多くの膝前十字靱帯損傷予防トレーニングにバランストレーニングが導入されており，再発予防に最も効果があるとされている．

　最初は静的な姿勢保持から徐々に動的な外乱要因を加えていき，スポーツパフォーマンスを想定した条件に近づける（図7，8）．

（2）再受傷のリスク因子

　現在の前十字靱帯損傷の再建術では術後6か月から10か月程度でスポーツ復帰となる．膝前十字靱帯再建術は長期の経過を要する．スポーツ復帰のためには効果的なリハビリテーションを実施し，大腿四頭筋とハムストリングス筋力の健患側比は復帰

LECTURE 13

MEMO
膝前十字靱帯再建術
国内で実施されている膝前十字靱帯再建術はハムストリングス（半腱様筋）や膝蓋腱を自家腱として移植する方法が用いられている．近年では，解剖学的に再建するため，自下腱を二重に配置する二重束再建術が行われている．

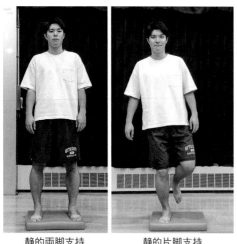

静的両脚支持 　　　静的片脚支持

図7　バランストレーニング

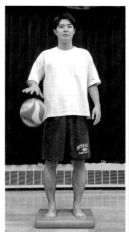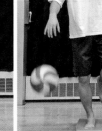

両脚支持ドリブル 　　　片脚支持ドリブル

図8　バランストレーニング（ドリブル）

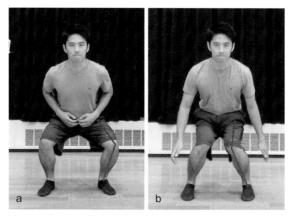

図9　ジャンプ着地時の不良姿勢（b）

a：膝とつま先が同一方向を向き，膝関節の外反を伴っていない良好な着地姿勢．
b：膝がつま先の向きよりも内側に位置し，膝関節の外反を伴う不良姿勢．不良姿勢での着地は再受傷のリスクを高める．

までに80％以上が求められる．特に，ハムストリングスは再建靱帯に対して保護作用を有するので絶対的な筋力確保が必須である．

　また，リハビリテーションの過程の中でジャンプ着地動作は後半に獲得されるべき機能であるが，受傷機転となる動作であるためきわめて重要である．競技復帰に向けて膝外反位とならないように，着地と同時に膝蓋骨とつま先が同方向を向くように運動学習を与える（図9）．

3. スポーツ障害に対する予防理学療法

1）概要

　スポーツ障害は繰り返される動作により過使用となる身体部位に過負荷が加わり受傷する．過使用となる身体部位はスポーツ動作の特性によって生じているため，スポーツ障害はスポーツに特異的な障害となる．しかし，スポーツ障害発生のリスク因子が個人要因や環境要因に影響されることもあり，競技特性に合わせて考慮する．近年では，野球肘に対する検診に合わせて理学療法士による評価や予防のためのエクササイズ指導が行われている．

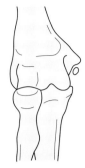

図10　野球肘の発症部位
（神奈川少年野球手帳制作委員会編：ベースボールハンドブック，第2版．神奈川県野球協議会；2019.
p.22[5]）

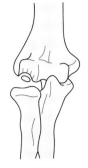

a. 内側型　　　b. 外側型

図11　野球肘の内側型（a）と外側型（b）
内側型では内側上顆にある二次骨化核の離開，分離像がみられる．外側型は初期では透亮像を示すが，bでは，遊離体のみられる晩期である[5]．

2）野球肘に対する予防理学療法

（1）野球肘

　野球肘とは野球によって生じる肘障害の総称で症候群である．発症の部位は肘関節の内側，外側，後側の3部位に分類される．

　成長期では内側と後側は成長に伴う成長軟骨の離解や遊離による骨端症であり，成人では内側側副靱帯の損傷など軟部組織由来となる．

　成長期に生じる内側型の野球肘はリトルリーガーズエルボーともよばれる（**図10，11**）[5]．

　外側型は上腕骨小頭の離断性骨軟骨炎であり，初期は無症候性であるが野球を続けることにより増悪する．離断性骨軟骨炎が変形性肘関節症へと増悪すると生涯に続く可動域制限を残すことがあり，予防がきわめて重要となる．現在，離断性骨軟骨炎の発症を予防するための一次予防の知見は少なく，主として早期発見によるすみやかな治療の導入による二次予防が主流である．

（2）野球肘検診（**図12**）

　野球肘の中でも，離断性骨軟骨炎は早期の発見が有効である．初期の離断性骨軟骨炎であれば，投球禁止による保存療法にて治癒することが可能である．近年では，全国的に少年野球に対する野球肘検診が実施されている．この背景には小型化し，性能の向上した超音波画像診断装置の開発がある．医師が超音波で上腕骨小頭を観察することにより，無症候性の初期の離断性骨軟骨炎を発見することができる．

　野球肘による離断性骨軟骨炎の発症原因は，肘に負担の加わらないサッカー選手や非利き手にも発症することから，野球とは関係なく自然発生的に生じているものと考えらる．しかし，野球選手はその後，増悪の経過をたどるため，野球による身体活動が増悪因子となる．そのため，予後を改善させるためにも野球に特化した身体機能の問題点の検出や改善は，予防のための有効な手段となる．

　野球肘検診では画像診断に加えて理学療法士が介入することにより，投球動作に必要な身体の柔軟性などの評価を行う．投球動作は全身による運動であり，股関節，体幹，肩関節などの柔軟性を中心に評価し，該当する筋群のストレッチ指導を行う（**図13**）[5]．

💡 **ここがポイント！**
野球肘の発症部位（図10）
代表的な野球肘は内側型野球肘と外側型野球肘に大別される．発症のメカニクスは投球動作の際に肘関節は内側に牽引力，外側に圧縮力が加わるためと考えられている[5]．

📓 **MEMO**
離断性骨軟骨炎
（osteochondritis dissecans）
離断性骨軟骨炎は軟骨下骨の無腐性壊死であり，膝関節と肘関節が好発部位である．増悪の転機を迎えた場合，変形性関節症へと進行する．

LECTURE
13

MEMO

超音波検査（離断性骨軟骨炎）
医師による超音波検査は，上腕骨小頭を中心に前方（肘伸展位）からと後方（肘屈曲位）から観察する．超音波による所見（離断性骨軟骨炎）が観察された場合，医療機関で二次検診を受診する．

気をつけよう！

成長期の検診に対する留意点
肘検診で離断性骨軟骨炎が発見された場合，当日から投球禁止が指示されるので子どもに対する心理的支援も重要である．子どもは自身の病状を理解することが困難なため，保護者にわかりやすく説明するとともに治療への参加・協力をお願いする．

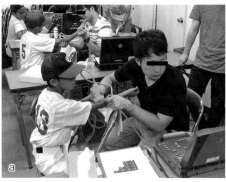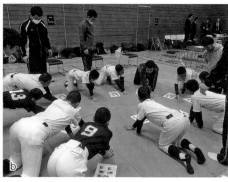

図12 野球肘検診
超音波画像診断装置による上腕骨小頭の観察（a）の後に，予防のための運動療法を実施する（b）．

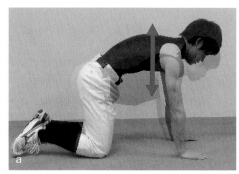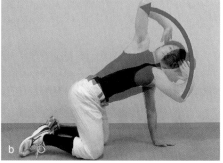

図13 野球肘予防のためのエクササイズ（例）
a：キャットアンドドッグ．脊柱に対する柔軟性の改善を目的とする．四つ這い位となり，肘を伸展したまま脊椎を後彎させるとともに頸部を前屈させる．次に脊椎を前彎させ，頸部を後屈させる．
b：エルボーアップ．脊柱に対する柔軟性の改善を目的とする．四つ這いとなり，片側の肘を屈曲させて手掌を後頭部におく．体幹の伸展位を維持したまま，身体を捻り天井を見るように回旋させる．
（神奈川少年野球手帳制作委員会編：ベースボールハンドブック，第2版．神奈川県野球協議会；2019．p.22[5]）

（3）野球肘の三次予防

　部位に限らず野球肘の治療のためには投球禁止による患部へのストレスを軽減する必要がある．また，治癒が認められた後には発症要因として考えられる投球動作への介入が行われる．

■引用文献

1）LaBella CR, Hennrikus W, et al.：Anterior cruciate ligament injuries：diagnosis, treatment, and prevention. Pediatrics 2014；133（5）：e1437-50.
2）Bahr R, Krosshaug T：Understanding injury mechanisms：a key component of preventing injuries in sports. Br J Sports Med 2005；39：324-9.
3）Van Mechelen W, Hlobil H, et al.：Incidence, severity, aetiology and prevention of sports injuries. A review of concepts. Sports Med 1992；14（2）：82-99.
4）Myer GD, Ford KR, et al.：Methodological approaches and rationale for training to prevent anterior cruciate ligament injuries in female athletes. Scand J Med Sci Sports 2004；14：275-85.
5）神奈川少年野球手帳制作委員会編：ベースボールハンドブック，第2版．神奈川県野球協議会；2019．p.22.

LECTURE 13

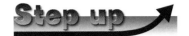

足関節捻挫予防

　足関節捻挫予防のプログラムは，前十字靱帯損傷予防プログラムほど多く考案されていないものの複数の手段が報告されている[1-3]．足関節捻挫は受傷機転として内反捻挫と外反捻挫に大別される．スポーツにおける内反捻挫はスポーツ外傷の中で頻度の高い外傷である．足関節内反捻挫は予後良好なスポーツ外傷であり，繰り返すことにより機能障害が重度化する．

1）足関節捻挫によって生じる靱帯損傷

　足関節の外側靱帯は前方から順番に前距腓靱帯，踵腓靱帯，後距腓靱帯の3本が配置されている（図1）．内側には三角靱帯が配置されている．また，脛骨と腓骨とのあいだに脛腓間靱帯が存在する．足関節捻挫の種類は外反捻挫と内反捻挫に大別される．最も頻度が高いのは外反捻挫であり，受傷の重度化に伴い前距腓靱帯，踵腓靱帯，後距腓靱帯の順に損傷が拡大する．外反捻挫は脛腓間靱帯を損傷し，まれに三角靱帯が損傷する．外反捻挫は内反捻挫に比較して予後不良である．

2）競技種目

　足関節捻挫の多い競技種目はサッカー，バレーボール，バスケットボール，ラグビーなどが報告されており，ほとんどすべてのスポーツ種目において頻度が高い．

3）受傷機転

　足関節捻挫のリスク因子は前十字靱帯損傷のリスク因子と同様に内的リスク要因と外的リスク要因に分けることができる．内的リスク要因には年齢，性別，体重，利き足，柔軟性，筋力，不良姿勢などがあり，外的リスク要因には競技レベル，シューズ，グラウンドサーフェイス，テーピングやブレースの有無などである．

4）解剖学的不安定性と機能的不安定性

（1）構造的不安定性

　足関節外側靱帯は過度な内反ストレスを受けると前距腓靱帯，踵腓靱帯，後距腓靱帯の順に損傷する．靱帯損傷はⅠ～Ⅲ度で分類されており，損傷の程度が高くなるほど，損傷靱帯が増えるほど関節の構造的不安定性は増大する．また，足関節捻挫は繰り返すことが問題であり，複数回の受傷で捻挫が慢性化すると，構造的不安定性も増悪する．

（2）機能的不安定性

　関節の安定化に寄与する靱帯は機械的に関節の安定化に作用するだけでなく，靱帯内に存在する感覚受容器を介して働く筋の応答や姿勢制御による動的な安定化作用を有する．捻挫による靱帯損傷の後遺症として関節位置覚，

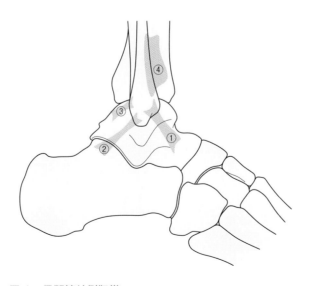

図1　足関節外側靱帯
①前距腓靱帯，②踵腓靱帯，③後距腓靱帯，④前下脛腓靱帯．

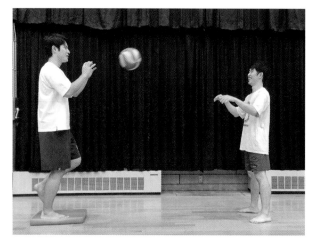

図2　ボールを用いた対人トレーニング（バランスマット上）

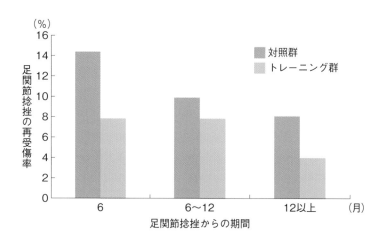

図3　足関節捻挫からの経過期間と再受傷率
対照群に比較してトレーニングを実施した群は再受傷の割合が低い.

筋反応時間，姿勢制御機構の低下が報告されている.

5）予防プログラム

　足関節捻挫は予後良好であるものの，繰り返すことが問題であるため再受傷を予防することに重点がおかれている．また，足関節捻挫の受傷後は関節可動域の制限や足関節周囲筋群の筋力低下を生じ，再受傷のリスクとなる．さらに固有感覚や姿勢制御のトレーニングとしてバランストレーニングの有効性が示されている（図2）.

6）予防プログラムの効果

　足関節捻挫はスポーツ傷害の中でも発生頻度がきわめて高く，その多くは初回受傷に続く再受傷の繰り返しである．足関節捻挫は比較的予後良好と考えられているが，不十分な機能回復でスポーツ復帰することが多いため，再受傷を繰り返す悪循環に陥る．そのため，足関節内反捻挫の予防理学療法は一次予防に比較して二次予防に関する報告が多い．図3に示すグラフは足関節捻挫後にトレーニングを実施した群とトレーニングを実施しなかった群（対照群）の再受傷率の比較で，トレーニングを実施した群はトレーニングを実施しなかった群に比較して足関節捻挫の発生率が低下している[4].

LECTURE 13

■引用文献

1）Bahr R, Lian O, et al.：A twofold reduction in the incidence of acute ankle sprains in volleyball after the introduction of an injury prevention program：a prospective cohort study. Scand J Med Sci Sports 1997；7（3）：172-7.
2）Söderman K, Werner S, et al.：Balance board training：prevention of traumatic injuries of the lower extremities in female soccer players？ A prospective randomized intervention study. Knee Surg Sports Traumatol Arthrosc 2000；8（6）：356-63.
3）Tropp H, Askling C, et al.：Prevention of ankle sprains. Am J Sports Med 1985；13（4）：259-62.
4）Verhagen E, van der Beek A, et al.：The effect of a proprioceptive balance board training program for the prevention of ankle sprains：a prospective controlled trial. Am J Sports Med 2004；32（6）：1385-93.

ウィメンズヘルス・メンズヘルスにおける予防理学療法

到達目標

- ●ウィメンズヘルス・メンズヘルスの概要を理解する.
- ●女性,男性のライフステージで抱えやすい問題を理解する.
- ●ウィメンズヘルス・メンズヘルスの理学療法を理解する.
- ●ウィメンズヘルス・メンズヘルスの日本における現状を理解する.

この講義を理解するために

　この講義では,ウィメンズヘルス・メンズヘルス領域における予防理学療法について概説します.最初に,男性・女性が,どのような時期に,どのような問題を抱えやすいのかを理解し,理学療法士がどのようにかかわることができるのかを学習します.

　この講義を学ぶにあたり,以下の項目を学習しておきましょう.

　　□ 妊娠・出産の経過を学習しておく.

　　□ 男性・女性それぞれの骨盤内臓器の解剖について学習しておく.

　　□ 骨盤帯の運動学について学習しておく.

講義を終えて確認すること

　　□ ウィメンズヘルス・メンズヘルスの概要を理解できた.

　　□ 男性・女性のライフステージで抱えやすい問題を理解できた.

　　□ ウィメンズヘルス・メンズヘルスの理学療法について理解できた.

　　□ ウィメンズヘルス・メンズヘルスの現状について理解できた.

1. ウィメンズヘルス・メンズヘルスとは

　男性および女性においては，性別上の身体的特性があるだけでなく，その身体・精神状態はそれぞれのライフステージによってさまざまな影響を受ける．心身の健康を維持・増進し，生活の質を高めるためには，男性・女性それぞれの特性を考慮し，ライフステージに沿ったサポートが必要である．これらのことより，性差医療の視点から健康をとらえた「ウィメンズヘルス・メンズヘルス」という語が用いられ，近年日本においても注目されている領域である．ウィメンズヘルス・メンズヘルス領域における理学療法士のかかわりも増加しており，これからは男性・女性それぞれのライフステージごとの身体的・精神的変化に関する知識が求められる．本講義では具体的にライフステージによってどのような変化が生じるのか，理学療法士がどのようにかかわることができるのかについて解説する．

2. 各ライフステージ（成人期，高齢期）における身体・精神状態の変化

1）成人期・女性

　成人期は，女性にとって大きなライフイベントを多く迎える時期である．特に，多くの女性が妊娠・出産を経験する．妊娠・出産に伴い，女性の身体は外見だけでなく，生理的側面においても，約10か月という短い期間に大きく変化する．妊娠期にはマイナートラブルとよばれるさまざまな症状が出現することが報告されており，妊娠初期・中期（14週～）・末期（28週～）によってその症状の内訳および有症率は異なる（**表1**）[1]．さまざまなマイナートラブルのなかでも，骨盤痛・腰背部痛，尿失禁に着目する．

（1）骨盤痛・腰背部痛

　妊娠中の骨盤痛・腰背部痛には，大きくホルモンによる影響と姿勢変化による影響が考えられている．妊娠中はリラキシンとよばれるホルモンが分泌される．リラキシンの分泌は出産に向けた準備として不可欠であるが，この作用により恥骨結合や仙腸関節の可動性が増加し，骨盤周囲の安定性が低下するために疼痛を生じると考えられている．また，胎児の発育に伴い腹部は突出し，質量中心が偏位する．この状態で姿勢を安定させようとするため，脊柱や骨盤のアライメントの変化が生じ（**図1**），疼痛の原因となる．

　妊娠経過に伴い骨盤痛・腰背部痛を有する妊婦は増加し，妊娠末期には8割を超える妊婦が症状を訴えている（**表1**）[1]．加えて，骨盤痛・腰背部痛は妊娠中のみならず，産後にも持続するケースが数多く報告されており，産後には育児や家事に支障をきたす可能性もあり，妊娠中および産後の骨盤痛・腰背部痛は，理学療法士が介入すべき重要な問題である．

（2）尿失禁

　尿失禁のなかでも，妊娠中・産後の女性には腹圧性尿失禁が多くみられる．骨盤内臓器は，靱帯や筋膜，筋群（骨盤底筋群）によって支えられている（**図2**）[2]．妊娠中は胎児の発育に伴って子宮の重量は増加するため，骨盤底部にかかる負荷は増大し，骨盤底筋群は脆弱化する．また，出産時に胎児が娩出される衝撃により骨盤底筋群は大きく引き伸ばされる．これらより，妊娠・出産を通して骨盤底筋群の機能不全が生じるため，腹圧性尿失禁を呈することが多い．

　尿失禁はQOLの低下に関与する．マタニティーブルーズや産後うつといった語が

✎ MEMO

マイナートラブル
妊娠中の女性が自覚する不快症状．妊娠によるホルモンバランスの変化，胎児の発育による生理的変化・身体的変化，それらに伴う精神的変化が原因となっていることが多い．

💡 ここがポイント！

尿失禁
客観的に証明できる不随意な尿漏出．尿失禁にはさまざまな症状があり，腹圧性尿失禁，切迫性尿失禁，溢流性尿失禁，機能性尿失禁の4つに大別される．腹圧性尿失禁とは，重いものを持ち上げたとき，走ったりジャンプをしたとき，咳やくしゃみをしたときなど，腹圧がかかったときに漏れてしまうものをいう．

📖 調べてみよう
骨盤底筋群にはどんな筋が含まれるのか，どのように動くのか調べてみよう．

QOL（quality of life；生活の質）

📖 調べてみよう
マタニティーブルーズや産後うつなどの，妊産婦が抱えやすい精神的問題について調べてみよう．

LECTURE
14

表 1　成人期・女性のマイナートラブルの発症率

	症状名	初期 (n=56)		中期 (n=201)		末期 (n=366)	
		発症率		発症率		発症率	
		人	%	人	%	人	%
消化器系症状	腹部の締め付け感	51	91.1	176	88.0	327	89.3
	口渇	49	87.5	170	84.6	311	85.2
	排便困難感	46	82.1	158	79.0	298	81.4
	胃部圧迫感	36	64.3	148	74.0	299	82.6
	食欲増進	39	69.6	155	77.5	280	76.9
	便やガスによる腹部膨満感	45	80.4	148	74.4	251	68.8
	嘔気	47	83.9	138	68.7	239	65.3
	排便回数・量の減少	37	66.1	138	69.0	226	61.9
泌尿器・生殖器系症状	頻尿	50	90.9	185	93.0	344	94.0
	帯下の増加	47	83.9	161	80.5	310	84.9
	性欲減退感	45	80.4	160	80.4	300	83.6
	下腹部の緊張やつれ	41	73.2	149	75.3	299	82.8
	乳房緊満感	44	78.6	140	70.4	223	61.4
	尿漏れ	23	41.1	115	57.2	236	64.7
	残尿感	24	42.9	103	51.2	220	60.1
	陰部不快感	22	39.3	95	47.7	201	54.9
関節運動器系症状	肩こり	48	85.7	151	75.1	277	75.7
	骨盤痛	37	66.1	137	68.2	298	81.4
	腰背部痛	33	58.9	133	66.5	294	80.5
	下肢のだるさや痛み	29	51.8	133	66.5	271	74.0
	こむら返り	17	30.4	94	46.8	246	67.4
全身性・精神神経系症状	易疲労感	52	92.9	191	95.5	345	94.3
	全身倦怠感	52	92.9	184	91.5	338	92.6
	強い眠気	51	91.1	174	86.6	308	84.4
	イライラ感	44	78.6	161	80.1	295	80.6
	熟眠困難感	39	69.6	134	66.7	286	78.1
	抑うつ気分	38	70.4	139	69.5	250	70.8
	入眠困難感	35	62.5	124	61.7	259	70.8
	ちょっとしたことが思い出せない	36	64.3	105	52.2	198	54.2
	物事が気にかかる	30	53.6	105	52.2	197	54.0
	脱力感	36	64.3	98	48.8	179	48.9

発症率：「1点：まれにある」から「5点：いつもある」と回答した数 (有症者数) とその割合.
　　　：発症率 75％以上 90％未満,　　　：発症率 90％以上.
（新川治子ほか：日本助産学会誌 2009：23 (1)：48-58[1]）

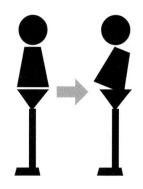

図 1　妊娠経過に伴う姿勢変化
胎児の発育に伴い腹部が突出するため，質量中心は前方に偏位し，胸腰椎の彎曲や骨盤の前後傾に変化が生じる．詳細な変化の内容については，初産婦・経産婦間での違いや個人差があると報告されている.

よく知られているように，妊娠期から産後というのは精神的に脆弱な時期であり，尿失禁や骨盤痛・腰背部痛が精神状態に与える影響も危惧される．一般的に，他者に相談しにくいと感じる尿失禁に関しても，相談しやすく，容易に情報が受けられる環境づくりや，理学療法士による介入が必要である.

2) 成人期・男性

　男性も，就業や家庭での役割など女性同様に多くのライフイベントを迎える．男性においては，女性が経験する妊娠・出産のような短期間での大きなホルモンバランスの変化は生じないものの，男性ホルモンの分泌は 20 歳代をピークとして徐々に減少する．そのため，男性にも更年期障害は存在する．加齢男性性腺機能低下 (LOH) 症候群は，加齢に伴う血中男性ホルモンの低下によって生じる症候群で，男性更年期障害のなかでも血清テストステロン値の低下が示された場合の診断名である．症状としては，加齢によるアンドロゲンの低下，臓器機能の低下によるものがあげられる（**表**

MEMO
LOH (late onset hypogonadism) 症候群の薬物療法
症候群の治療として一般的なのが男性ホルモンの注射による男性ホルモン補充療法である．男性ホルモンが低値を示した場合に適応となり，前立腺肥大症，前立腺がんを有する場合は適応外である.

LECTURE 14

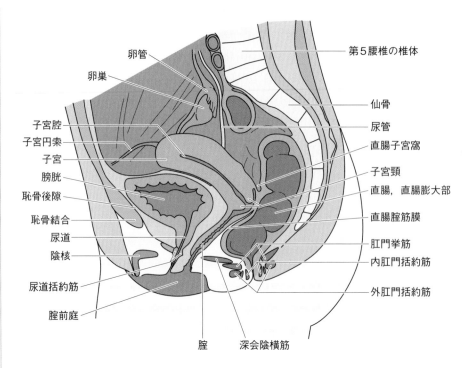

図2　女性の骨盤の正中矢状断面
(プロメテウス解剖学アトラス―解剖学総論/運動器系，第2版[2] をもとに作成)

図の各部名称：
卵管、卵巣、子宮腔、子宮円索、子宮、膀胱、恥骨後隙、恥骨結合、尿道、陰核、尿道括約筋、腟前庭、腟、深会陰横筋、第5腰椎の椎体、仙骨、尿管、直腸子宮窩、子宮頸、直腸，直腸膨大部、直腸腟筋膜、肛門挙筋、内肛門括約筋、外肛門括約筋

表2　加齢男性性腺機能低下症候群による症状

精神・心理症状
落胆，うつ，いら立ち，不安
身体症状
関節・筋肉関連症状，発汗，ほてり，骨粗鬆症
性機能関連症状
性欲低下，勃起障害

(小林秀行：泌尿器 Care & Cure Uro-Lo 2018；23 (4)：475-80[3])

MEMO
骨盤内臓器脱
子宮脱，膀胱瘤，直腸瘤，腟断端瘤を呈する複雑な複合疾患．骨盤内の支持組織において，どの部位が破綻するかにより，脱出する臓器が異なる．

MEMO
過活動膀胱
尿意切迫感を必須症状とし，日中や夜間の頻尿を伴う蓄尿障害．高齢になるほど有病率は高くなる．

MEMO
下部尿路症状
蓄尿症状，排尿症状，排尿後症状に分類される．男性では蓄尿症状に加えて，膀胱出口部閉塞による排尿症状，排尿後症状が多い．

---

2)[3]．治療は薬物療法が中心になるが，精神・心理症状や身体症状の軽減のために，理学療法士の介入は可能である．また，生活習慣病の発症リスクが高まる時期であり，運動療法が重要である．

3) 高齢期・女性

成人期の後半に女性は閉経を迎える．閉経によってエストロゲンレベルが低下するため，高齢期には骨粗鬆症の発症リスクが非常に高くなる．加齢とともに下肢筋力やバランス能力をはじめとした運動機能も低下するため，骨粗鬆症に関連した脆弱性骨折に注意が必要である．

高齢期になると，加齢による骨盤底筋群の筋力低下によって尿失禁や骨盤内臓器脱が起こりやすくなる．出産経験がある場合は，この時期の尿失禁・骨盤内臓器脱の発症リスクが高まる．この理由としては，妊娠・出産に伴う骨盤底筋群の脆弱化および損傷があげられる．高齢期の尿失禁は，腹圧性尿失禁に次いで，切迫性尿失禁および腹圧性・切迫性尿失禁の両者が混在する混合性尿失禁の割合が増加する．切迫性尿失禁は膀胱が過敏状態にあり，急に強い尿意を感じて耐えられず尿が漏出してしまう状態をさす．この切迫性尿失禁には，過活動膀胱を伴うことがあり，治療の一つに薬物療法もあげられる．後述する高齢期の男性においても，尿失禁などの下部尿路症状は重要な問題となるが，下部尿路症状のために医療機関を受診する女性は，男性と比較して少ないことが報告されている．加齢による生理現象ととらえ，症状を我慢するのではなく，受診により適切な治療を受けるべきである．

4) 高齢期・男性

高齢期の男性に多くみられるのが下部尿路症状である．成人期後半から症状が出現し，加齢に伴いその頻度は増加する．下部尿路症状にも性差があり，これは男性における前立腺の存在によるところが大きい（図3）[2]．次に前立腺肥大症，前立腺がんについて述べる．

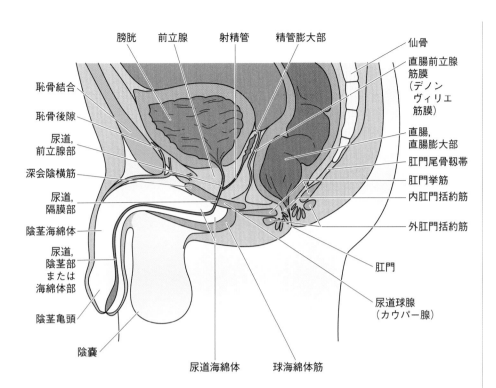

図3　男性の骨盤の正中矢状断面
（プロメテウス解剖学アトラス―解剖学総論/運動器系，第2版[2]をもとに作成）

（1）前立腺肥大症

　前立腺肥大症は，肥大した前立腺が尿道を圧迫して尿の通過障害をきたし，排尿困難感や尿勢の低下といった排尿症状，頻尿，尿失禁などの蓄尿症状，残尿感や排尿後の尿滴下に代表される排尿後症状を呈する．前立腺肥大症の有病率は加齢とともに増加し，なかには治療を要する症状を発症する場合もある．治療は薬物療法が中心となり，十分な改善が認められない場合には手術療法が適応となる．

（2）前立腺がん

　日本において前立腺がんは，高齢化，食生活の欧米化，前立腺特異抗原（PSA）による早期診断が可能となったことにより，その罹患率は増加傾向にある．前立腺がんのリスクファクターとして，家族歴や高齢，食事などがあげられ，食事・運動面からのライフスタイルの改善が前立腺がんの予防に関与する可能性が報告されている．早期の前立腺がんでは多くの場合は自覚症状がないが，前立腺肥大症と同様の排尿症状や蓄尿症状を呈することもある．前立腺がんが進行すると，下部尿路症状に加え血尿や転移部の疼痛が生じる．

PSA（prostate specific antigen）

　治療には，監視療法，手術療法，放射線療法，ホルモン療法，化学療法などがあり，がんの進行度や患者の年齢，全身状態，治療への意向などに基づいて選択される．近年，手術療法ではロボット支援前立腺全摘除術（RALP）が全体の過半数を占め，標準術式となっている．術後の合併症として重要なのが尿失禁であり，QOLを著しく低下させる．一般的に，術後の尿失禁は経時的に回復するとされているが，一部持続する場合も報告されており，対応が必要である．

RALP（robotic-assisted laparoscopic radical prostatectomy）

3. ウィメンズヘルス・メンズヘルスにおける予防理学療法

　ここまではライフステージ別に男性，女性が抱えやすい問題について説明した．理学療法士はこれらの問題を理解し，重症化を防ぐだけでなく，将来的には予防的にかかわっていく必要がある．予防には，一次予防（健康増進），二次予防（リスク者の発

LECTURE
14

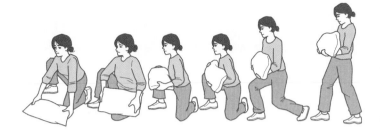

図4 抱き上げ動作の例
胸腰椎に過度な負荷がかからないよう，子ども（枕を見立てている）を身体の近くに引き寄せてから抱き上げ，立ち上がる際は片方の膝を立てる．
(Irion JM, Irion GL：Women's Health in Physical Therapy. Lippincott Williams ＆ Wilkins：2009. p.396[4]）を参考に作成)

調べてみよう
インナーユニットの構成要素の位置関係と，吸気・呼気での動きを調べ，イメージしてみよう．

試してみよう
床に置いた物を次の2つの方法で持ち上げ，腰部にどのような負荷がかかるのかを確認してみよう．
①しゃがみ込んで持ち上げる．
②しゃがみ込まずに，体幹を前屈して持ち上げる．

MEMO
バイオフィードバック療法
骨盤底筋群の筋収縮の情報を，膣圧や肛門圧，筋電図，超音波による画像を用いて，音や光や図形という形で患者に提示し，異常となっている生理反応を認識してもらいトレーニングする方法である．

症予防)，三次予防（発症者の重症化・再発予防）がある．理学療法士がかかわる機会が少ないライフステージでは三次予防が中心となり，近年増加傾向にあるウィメンズヘルス・メンズヘルスにおける理学療法でも，その多くが三次予防に含まれる．各ライフステージにおける問題が一般的に認知され，三次予防から二次予防，二次予防から一次予防へと，対象をより広げていくことが求められる．

1) 妊娠中・産後の骨盤痛・腰背部痛に対する予防理学療法

妊娠中の骨盤痛・腰背部痛に対しては，体幹・骨盤周囲の安定性を高める必要がある．インナーユニットとよばれる横隔膜，腹横筋，骨盤底筋群，多裂筋は共同収縮を促すことにより腹腔内圧を上昇させ，体幹および骨盤帯の安定性の改善に寄与する．妊娠中であっても指導しやすい方法として腹式呼吸があげられ，この呼気時には腹横筋と骨盤底筋群の共同収縮が生じる．また，妊娠中および産後の骨盤周囲の不安定性に対して，骨盤ベルトもよく用いられているが，使用方法や使用期間について正しく指導する．具体的には，体幹の筋力低下を誘発しないよう，固定を強くしすぎないことや長期間にわたって使用しないことなどがあげられる．疼痛部位に対して固定するなど，圧迫部位を誤った状態で使用している場合もあるため，確認・指導する．

ここまでに述べた腹式呼吸や骨盤ベルトは，すでに疼痛が生じている場合のみならず予防的にも用いることができる．骨盤痛・腰背部痛の既往がある場合や，妊娠期の体重増加量が大きい場合は，疼痛の有無にかかわらず，予防的に体幹・骨盤周囲の安定性を高めることが望ましい．

妊娠中に生じた姿勢変化は産後にも持続する可能性が報告されており，理学療法士による姿勢の評価および修正が重要である．産後には育児動作による身体への負荷が増加する．抱き上げ動作や抱っこの姿勢，授乳姿勢などの育児動作に関して，骨盤痛・腰背部痛の観点からも身体に負担の少ない動作指導を行う（**図4**)[4]．産後の骨盤痛・腰背部痛は，育児・家事への支障や，その後に慢性痛へ移行する可能性が考えられる．これらを予防・改善するために，産後に理学療法士が介入する，または注意喚起を行う必要性は高い．妊娠中の女性に対して理学療法を行う際は，介入時の体位などリスク管理に細心の注意を払う．

2) 妊娠中・産後の尿失禁に対する予防理学療法

2019年に発行された『女性下部尿路症状診療ガイドライン，第2版』において，妊婦または産後の尿失禁予防に対する骨盤底筋体操について，「グレードB」で行うよう勧められている．腹圧性尿失禁に対して骨盤底筋体操を行うことで，収縮の強度およびタイミングが向上することが報告されている．体操を行う姿勢は重力除去位から開始し，徐々に抗重力位へと難易度を上げていく．同一姿勢での骨盤底筋群の収縮が可能になれば，動作時の随意収縮もトレーニングする．体操を行う際は，骨盤底筋群を収縮できているか，腹直筋や股関節内転筋群の過剰収縮による代償が生じていないかをそのつど確認する．近年，バイオフィードバック療法により視覚的に骨盤底筋群

の収縮を確認し，収縮の感覚をつかみやすくしている施設もある．骨盤底筋体操の効果が現れるまでは時間を要するため最低でも３か月以上の継続が必要であり，セルフトレーニングとして自宅で実施しやすいようパンフレットなどを配布し，実施したことを記録できる状態が望ましい．ガイドライン内では，骨盤底筋体操は尿失禁のある女性においては悪化の予防効果があるが，尿失禁のない女性を含めた場合には対照に対する優越性がみられないという報告もあると述べられており，尿失禁の発症予防に対しての骨盤底筋体操の効果は今後さらなる調査が必要である．

3）高齢女性の尿失禁に対する予防理学療法

『女性下部尿路症状診療ガイドライン，第２版』において，高齢女性の骨盤底筋体操は「グレードＡ」で行うよう強く勧められている．腹圧性尿失禁に対する骨盤底筋体操の効果は前述したとおりであり，切迫性尿失禁に対しては，骨盤底筋群の収縮により排尿筋の収縮が反射的に抑制されるため，骨盤底筋体操の効果が期待できる．また，腹圧性尿失禁には肥満や喫煙といった生活要因の関連も報告されており，減量をはじめとした生活指導が推奨されている．対象者によっては，骨盤底筋体操の指導と併せて，理学療法士の視点から減量を目的とした運動療法を指導することも重要である．骨盤底筋体操や生活指導といった行動療法，薬物療法においても改善がみられない場合は手術療法も考慮される．

4）成人男性の更年期障害に対する予防理学療法

更年期障害の治療は薬物療法が中心であるが，更年期障害には環境因子も影響しており，生活習慣の改善を含めた包括的なアプローチが必要である．その一つとして運動療法があげられる．BMIの増加および運動不足は，テストステロン値の低下に関連していると報告されており，適度な運動はテストステロン値の上昇に寄与する可能性がある．この場合の運動療法には，筋肉量の改善を見込める筋力トレーニングが望ましい．また，ウォーキングを中心とした運動がノルアドレナリン神経系の増強作用を有しており，抑うつ状態を改善させる可能性も報告されている．更年期障害の症状として精神・心理症状がみられる場合は，気分転換としても運動は推奨される．うつ症状の軽減を目的とする場合は，ウォーキングといった低負荷の有酸素運動であっても有効である．

5）前立腺がん術後の尿失禁に対する予防理学療法

『前立腺癌診療ガイドライン2016年版』において，術後尿失禁に対する治療としての骨盤底筋体操は「グレードＢ」である．なかでも，術前から行う骨盤底筋体操は早期の尿禁制回復に対して有効であると報告されている．手術の決定後できるだけ早期から骨盤底筋体操を指導・開始するのが望ましい．

骨盤底筋体操の実施方法は男性・女性で大きな違いはない．女性と同様に，腹直筋や股関節内転筋群の過剰収縮による代償に注意する．手術待機期間にも，パンフレットを使用して自宅での骨盤底筋体操を継続してもらい，術後，泌尿器科医の許可を得てから再開し，少しずつ骨盤底筋群の収縮のタイミングをつかんでいく．排尿日誌を用いて，１日の排尿回数や尿意・失禁があったかどうかなどを記録し，排尿のパターンを把握することも重要である．術後の尿失禁により，精神的に落胆する患者は多い．精神面のフォローも行いながら，骨盤底筋体操を進めていく．

4. ウィメンズヘルス・メンズヘルス領域における日本の理学療法の現状と今後の展望

日本におけるウィメンズヘルス・メンズヘルス領域の理学療法の歴史は，ヨーロッパなどの海外諸国に比べるとまだ浅いが，2015年９月には日本理学療法士協会，日

MEMO

● 尿失禁に対する行動療法
骨盤底筋体操，生活指導のほかに，膀胱体操や計画療法も行動療法に含まれる．膀胱体操は，排尿を我慢することにより蓄尿症状を改善させる方法である．また，膀胱容量を超えない一定の時間で排尿し，失禁が生じないように排尿スケジュールを作成するものを計画療法という．

● 尿失禁に対する薬物療法
切迫性尿失禁がある場合に伴うことが多い過活動膀胱の治療には，抗コリン薬が最も多く用いられており，その有効性と安全性が確立されている．

BMI (body mass index)

調べてみよう
有酸素運動の定義と，具体的な運動の種類を調べてみよう．

MEMO
尿禁制
自分の意図したとおりに排尿をコントロールでき，尿失禁がない状態．

MEMO
排尿日誌
排尿時刻と排尿量，尿意・切迫感の有無，尿失禁の有無・量を記録するもので，数日間排尿日誌をつけることで排尿パターンの把握に役立つ．排尿量の把握に伴い，飲水量の記録も重要である．

LECTURE
14

MEMO

日本の母子健診制度

妊婦健診として，厚生労働省では妊娠初期～23週までは4週間に1回，妊娠24～35週までは2週間に1回，妊娠36週～出産までは1週間に1回の受診を推奨している．産後は産婦健診として産後2週間，産後1か月に行われ，支援が必要な産婦を把握する貴重な機会となっている．その後は市区町村が必要に応じて乳幼児健診を実施している．

MEMO

メンズヘルス外来

男性のための健康支援と男性特有の疾患の医療を提供する専門外来，「メンズヘルス外来」を設けている病院がある．世界保健機関（WHO）はすでにメンズヘルスを推進することを加盟国に推奨しており，日本においてもメンズヘルス外来の普及や健康施策の進捗が望まれる．

本理学療法士学会にウィメンズヘルス・メンズヘルス理学療法部門が発足し，認知度は向上してきている．しかし，妊娠中・産後の女性と理学療法士がかかわることのできる機会には限りがあるのが現状である．一部の産婦人科クリニックや病院においては，理学療法士による妊娠中・産後の身体チェックが行われており，今後は地域格差なくこのような機会が設けられることが必要である．そのためには，産婦人科の医師や助産師に，理学療法士が妊娠中・産後の女性に対してどのようなことができるかを理解してもらい，この時期の理学療法の必要性を認識してもらうことが重要である．また日本の制度上，産後1か月健診を境に健診の主な対象は母親から子どもに移行していく．産後女性は育児や家事に多忙であり，自身の問題では病院・クリニックを受診しにくいことが予想される．これに対しては，制度上受診が義務づけられている子どもの健診時に母親の心身の健康状態もチェックし，必要時には理学療法士が介入できるよう，地域の保健師との連携が必要である．今後，女性の心身の健康に理学療法士が積極的に携わっていくために，より早期からの妊娠中や産後の解剖学的・生理学的知識の習得，ウィメンズヘルス理学療法のさらなるエビデンスの構築が期待される．

一方，メンズヘルス領域における理学療法士のかかわりは依然として報告が少ない．男性もライフステージによってさまざまな問題を抱えているが，女性が抱えている問題以上に周囲の理解が不十分である．「メンズヘルス外来」の普及と，社会的なサポート体制の充実が必要である．現状としては，診療報酬上の問題によって前立腺がん患者への外来での介入機会には限度があるが，今後も前立腺がん患者は増加することが予想され，理学療法士が密接にかかわることのできる体制づくりが重要である．また，2016年には排尿自立指導料の算定が理学療法士・作業療法士を含むチームで可能となった．これにより，排尿ケアチームの一員として，リハビリテーション職が下部尿路症状にかかわる機会が増加してきている．ウィメンズヘルス・メンズヘルスにも大きくかかわる下部尿路症状について，養成過程から学び，理解することが必要である．

ウィメンズヘルス・メンズヘルス領域における理学療法士の職域拡大には，多職種との連携が必須である．より多くの理学療法士が男性・女性の心身の健康に目を向け，興味をもち，将来的には理学療法のエビデンスが構築され，ウィメンズヘルス・メンズヘルス理学療法がさらなる発展を遂げることが期待される．

■**引用文献**

1) 新川治子，島田三恵子ほか：現代の妊婦のマイナートラブルの種類，発症率及び発症頻度に関する実態調査．日本助産学会誌 2009；23（1）：48-58.
2) 坂井建雄，松村讓兒訳：プロメテウス解剖学アトラス―解剖学総論/運動器系．第2版．医学書院；2011．p.186.
3) 小林秀行：勃起障害・加齢男性性腺機能低下症候群．泌尿器 Care & Cure Uro-Lo 2018；23（4）：475-80.
4) Irion JM, Irion GL：Women's Health in Physical Therapy. Lippincott Williams & Wilkins；2009. p.396.

■**参考文献**

1) ウィメンズヘルス理学療法研究会編：ウィメンズヘルスリハビリテーション．メジカルビュー社；2014.
2) 石井美和子，福井　勉編：ウィメンズヘルスと理学療法．理学療法MOOK20．三輪書店；2016.
3) 田舎中真由美：まゆみんが教える!! 骨盤底機能―腰痛・骨盤帯痛や尿失禁に対する評価とアプローチ．ヒューマン・プレス；2019.

LECTURE 14

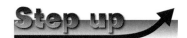

1. 排尿自立指導料とは

　排尿・排便などの排泄行為は，患者の QOL に多大な影響を与え，排泄行為に介助が必要なことを苦痛に感じる患者は多い．このような患者本人の心理的側面に加え，在宅での生活における排泄介助は介助者である家族の身体的・心理的負担にも少なからずつながる．このような中で，入院患者の排尿の自立が退院後の生活においても重要であることが認められ，「排尿自立指導料」が平成 28 年度診療報酬改定において新設された．さまざまな職種における排尿に関する知識，ケアを向上させることで，早期から尿道カテーテルを抜去し，入院中に排尿を自立できるよう導くための取り組みがこれに相当する．

　対象患者は「尿道カテーテル抜去後に，尿失禁・尿閉等の下部尿路機能障害の症状を有する患者」あるいは「尿道カテーテル留置中の患者であって，尿道カテーテル抜去後に下部尿路機能障害を生ずると見込まれる者」と定められている．排尿自立指導料の算定には施設基準を満たす必要があり，その条件の一つに排尿ケアチームの設置があげられ，ここに理学療法士もしくは作業療法士が含まれている（表1）．そして，排尿自立指導には図1のような流れがあり，病棟看護師と排尿ケアチームの連携が必要である．

　令和 2 年診療報酬改定において入院患者に対する排尿自立指導の見直しが行われ，「排尿自立支援加算」として入院基本料等加算において評価を行うこととなり，また算定可能な入院料が拡大された．新たに算定可能となった入院料は，地域包括ケア病棟入院料，回復期リハビリテーション病棟入院料，精神科救急入院料，精神療養病棟入院料等であり，条件を満たしていれば理学療法士がかかわるより多くの施設において算定可能となった．これまでの排尿自立指導料の算定は週 1 回に限り 6 週を限度としていたが，排尿自立支援加算の算定は週 1 回に限り 12 週まで期間が延長された．加えて，これまでの排尿自立指導料について，入院患者以外を対象とした評価に変更し，名称は「外来排尿自立指導料」に見直された．これにより，入院中のみならず，退院後に外来においても継続的に指導を行える体制が整えられた．ただし，在宅自己導尿指導管理料を算定する場合は算定できないという注意点がある．

表 1　排尿ケアチームの職種とその規定

医師	下部尿路機能障害を有する患者の診療について経験を有する医師
看護師	下部尿路機能障害を有する患者の看護に従事した経験を 3 年以上有し，所定の研修（16 時間以上）を修了した専任の常勤看護師
理学療法士/作業療法士	下部尿路機能障害を有する患者のリハビリテーション等の経験を有する専任の常勤理学療法士/作業療法士

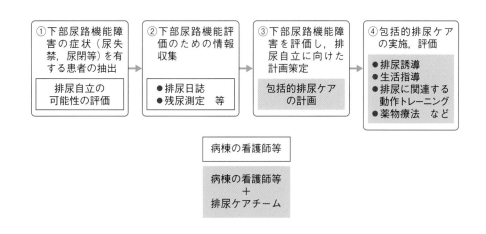

図 1　排尿自立指導の流れ

2. 排尿ケアチームにおける理学療法士の役割

排尿ケアチームの専任理学療法士は，対象となる患者のリハビリテーションの内容や病棟でのADL，具体的な排泄動作能力などの情報を，カルテ情報および担当理学療法士より収集し，チーム回診時に理学療法士の視点から情報提供を行う．回診後には，担当理学療法士に対して排尿ケアチームの視点から情報提供を行い，必要があれば排泄動作能力の向上を目指したリハビリテーションプログラムの検討を依頼する．というのも，図1の「④包括的排尿ケアの実施，評価」における「排尿に関連する動作トレーニング」は，排尿ケアチームの専任理学療法士ではなく，担当理学療法士が実施するものである．そのため，担当理学療法士との密接な連携が必要である．

現在，排尿ケアチームの専任理学療法士には研修受講義務は課されておらず，下部尿路機能障害に関する知識は他職種に比べ不足しているのが現状である．排尿ケアチームへの所属の有無にかかわらず，理学療法士は下部尿路機能障害について学ぶ機会が少ない．前述したように，排泄行為は患者のQOLに多大な影響をもたらし，誰もが人の手を借りずに行いたいと思う行為である．理学療法士は患者のADL，QOLを向上させる手助けをする立場であり，排泄動作に対するアプローチの重要性は臨床現場では自ずと実感するものである．診療報酬改定を受け，排尿自立支援加算を算定する施設の増加，排尿ケアチームに属する理学療法士の増加が予想される．脳血管疾患や運動器疾患について学ぶように，多くの患者が合併しやすい下部尿路機能障害についても，今後は多くの理学療法士が学び，関心が高まることが期待される．

3. 前立腺がんの予防と理学療法士

メンズヘルスの中でも理学療法士がかかわる機会が多い前立腺がんの罹患数は，2012年に全世界で年間110万人にも上り，男性がんの14.8%を占め第2位となった．日本においても2016年に男性がんの第1位と推定されている．『前立腺癌診療ガイドライン2016年版』によると，前立腺がんのリスクとして，すでに知られている家族歴（遺伝的要因）に加え，後天的要因として①生活習慣（食事，運動，嗜好品，機能性食品など），②肥満，糖尿病およびメタボリック症候群，③前立腺の炎症や感染，④前立腺肥大症や男性下部尿路症状，⑤環境因子や化学物質への曝露，などが推測されている．前立腺がんは総じて進行は緩徐であるものの，一部は進行して致死的になると推察されており，近年の罹患数の増加からも，これからは予防的観点が重要になると考えられる．

前立腺がんに限らず，広くがん予防という観点から「生活習慣の見直し」が非常に重要である．理学療法士に関連する部分では，身体活動により適正体重を維持することが予防策の一つとしてあげられる．国立がん研究センターが発出している「日本人のためのがん予防法」においては，具体的な身体活動量として「歩行またはそれと同等以上の強度の身体活動を1日に60分行うこと」または「息がはずみ汗をかく程度の運動を1週間に60分程度行うこと」が推奨されている．実際に身体活動・運動を行う場合，安全に実施できるかどうかが重要になるため，理学療法士としてさまざまな身体状況に応じた身体活動・運動の提案が必要となる．現代の多様な情報発信源を活用し，がん予防の生活習慣の普及に理学療法士がかかわる機会が増加していくことを期待する．

■参考文献

1）大野芳正：排尿自立指導のための排尿ケアチームのつくり方．泌尿器 Care & Cure Uro-ro 2018；23（6）：664-7.
2）井上倫恵，渡邊日香里ほか：排尿ケアチームによる看護師・理学療法士・作業療法士への教育を充実させる工夫．泌尿器 Care & Cure Uro-ro 2018；23（6）：731-4.

産業保健における予防理学療法

到達目標

- 産業保健における健康の位置づけを理解する.
- 産業保健をとりまく関連法規を理解する.
- 労働衛生における3管理を理解する.
- 産業保健における健康問題を理解する.
- 産業保健における理学療法士の役割を理解する.

この講義を理解するために

働く世代の健康対策には企業の役割が大きく，国は積極的な健康対策への参加を期待している．産業保健を理解するためには，関連法規と労働衛生における3管理について学び理解する必要があります．さらに，実際にどのような健康問題が産業分野で起こっているのかを知り，理学療法士がどのような役割を果たすかについて学びます．

この講義を学ぶにあたり，以下の項目を学習しておきましょう.

- □ 一次予防，二次予防の違いを復習しておく（Lecture 1 参照）.
- □ 腰痛の成因とリスク，運動療法について学習しておく.
- □ 生活習慣病の成因とリスク，運動療法について学習しておく.

講義を終えて確認すること

- □ 産業保健における健康の位置づけを理解できた.
- □ 産業保健をとりまく関連法規を理解できた.
- □ 労働衛生における3管理を理解できた.
- □ 産業保健における健康問題を理解できた.
- □ 産業保健における理学療法士の役割を理解できた.

LECTURE
15

151

1．産業保健における健康の位置づけ

1）産業保健における健康問題

産業保健における健康の位置づけは「労働安全衛生法」に明記されている．その目的は「労働災害の防止のための危害防止基準の確立，責任体制の明確化及び自主的活動の促進の措置を講ずる等その防止に関する総合的計画的な対策を推進することにより職場における労働者の安全と健康を確保するとともに，快適な職場環境の形成を促進することを目的とする」とある．1972（昭和47）年に施行された労働安全衛生法は，労働者が就業しているときに建設物，設備，原材料，ガス，蒸気，粉じん等により，労働者が負傷し，疾病にかかり，死亡することを念頭においていた．

日本産業衛生学会の「産業保健専門職の倫理指針」において，産業保健活動の主目的は，「労働条件と労働環境に関連する健康障害の予防と労働者の健康の保持増進ならびに福祉の向上に寄与することにある」と明記されている．また，活動対象には「個々の労働者だけでなく労働者が所属する組織地域をも含む」とも示されている．個別のアプローチではなく，企業全体，さらにはその地域までみていく必要性を説いている．産業保健の対象とする疾患には，生活習慣病，メンタルヘルス，労働災害（転倒など），筋骨格系疾患（腰痛，肩こりなど），粉じん（アスベスト）など多岐にわたる．

2）国の考える産業界における健康対策

近年，少子高齢化が急速に進展する日本において，国民一人ひとりの健康寿命の延伸と適正な医療について，民間組織が連携し行政の全面的な支援のもと，実効的な活動を行うことを目的とした日本健康会議が組織された．その会議で「健康なまち・職場づくり宣言2020」を行い，①健保組合等保険者と連携して健康経営に取り組む企業を500社以上とする，②協会けんぽ等保険者や商工会議所等のサポートを得て健康宣言等に取り組む企業を3万社以上とする，という目標が掲げられている．すなわち，日本では企業が健康問題に取り組むことを期待されている．

「健康経営」とは，日本再興戦略，未来投資戦略に位置づけられた「国民の健康寿命の延伸」に関する取り組みの一つで，従業員等の健康管理を経営的な視点で考え，戦略的に実践することである（**図1**）[1]．経済産業省では，従業員や求職者，関係企業や

MEMO

日本健康会議
経済団体，医療団体，保険者などの民間組織や自治体が連携し，職場，地域で具体的な対応策を実現していくことを目的としている．

覚えよう！

保険者
健康保険の場合，保険料の納付を受け保険給付といった保険事業を行うものを「保険者」という．保険料を納めている個人は，「被保険者」という．

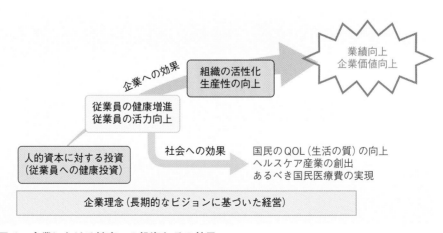

図1　企業における健康への投資とその効果
（経済産業省ヘルスケア産業課：健康経営の推進について．令和2年4月[1]）

金融機関などから「従業員の健康管理を経営的な視点で考え，戦略的に取り組んでいる企業」として社会的に評価を受けることができる環境を整備し，優良な健康経営に取り組む法人を「見える化」するため，平成 26 年度から「健康経営銘柄」の選定を行っており，平成 28 年度には「健康経営優良法人認定制度」を創設した．「健康経営銘柄」とは，優れた健康経営を実践している企業を，東京証券取引所の上場企業 33 業種から，経済産業省と東京証券取引所が共同で各業種につき原則 1 社ずつ選定するものである．「健康経営優良法人認定制度」とは，上場企業に限らず，未上場の企業や，医療法人等の法人を「健康経営優良法人」として認定する制度である．健康経営銘柄や優良法人として認定されるメリットとしては，①投資家への情報発信やアピール，②就職する学生へのイメージング，③企業イメージの向上やブランディング，などがあげられる．このように，国は企業が健康に対して積極的に投資できるように（経営上のメリットがあるように）仕掛けづくりを行っている．

3）なぜ，企業なのか

日本健康会議を組織し健康経営の推進を行うなど，日本では国をあげて産業界における健康への取り組みを推奨している．中年期は多くの人が就業をしており，一般的に 1 日 8 時間以上（週では 40 時間以上）拘束されている．通勤時間も含めると，中年期には仕事を中心とした生活習慣が形成されている．人の健康は働く環境に大きく影響を受けており，企業が意識して従業員の健康を守る視点が健康維持・増進の鍵となる．一次予防では従業員に対する望ましい健康行動の促進，二次予防では毎年実施している特定健診の受診率の向上，受診でリスクの高い人への再受診の促進など，従業員個人では知識・時間的に解決しにくい課題でもあり，企業の担うべき役割が大きい．

2．産業保健をとりまく関連法規

1）労働基準法（労基法）

労働基準（労働条件に関する最低基準）を定める法律であり，日本国憲法第 27 条第 2 項の規定に基づき，1947（昭和 22）年に制定された．労働者を守るための法律でありすべて重要であるが，本講義に関連する項目として，「第 4 章 労働時間，休息，休日及び年次有給休暇」「第 8 章 災害補償」に関しては特に重要となる．「第 5 章 安全及び衛生」は最も重要であるが，安全衛生法の施行に伴い，当該事項は労働安全衛生法で定めることとなったため，労働基準法上の条文は削除された．

2）労働安全衛生法（安衛法）

本法は，労働基準法と相まって，労働災害の防止のための危害防止基準の確立，責任体制の明確化および自主的活動の促進の措置を講ずる等その防止に関する総合的計画的な対策を推進することにより職場における労働者の安全と健康を確保するとともに，快適な職場環境の形成と促進を目的とした法律であり，1972（昭和 47）年に制定された．事業者はこの法律で定める労働災害防止の最低基準を守るだけでなく，快適な職場環境の実現と労働条件の改善を通じて職場における労働者の安全と健康を確保することを求められる．

3）労働安全衛生法施行令

労働安全衛生法に規定された事項を実施するための細則を定めた政令であり，用語の定義，総括安全衛生管理者・安全管理者・衛生管理者・産業医を選任すべき事業場，就業制限に係る業務，健康診断を行うべき有害な業務などについて定めている．

4）労働安全衛生規則

厚生労働省が労働の安全衛生についての基準を定めた省令で，労働安全衛生法で大まかな原則を定め，労働安全衛生規則でより具体的な事項であるルールや行動の指針

📖 調べてみよう
健康経営銘柄
以下の URL から，最新の「健康経営銘柄」を調べてみよう．
https://www.meti.go.jp/policy/mono_info_service/healthcare/kenko_meigara.html
（経済産業省，健康経営銘柄で検索してもよい）

👁 覚えよう！
一次予防とは疾病に罹患する前に，個人または共同社会の努力によって疾病の罹患を減少させること，二次予防とは疾病の罹病期間を短縮することによって，疾病の有病率を減少させることであり，早期発見，早期治療のことである．

📖 調べてみよう
労働基準法「第 4 章 労働時間，休息，休日及び年次有給休暇」「第 8 章 災害補償」について調べてみよう．

LECTURE
15

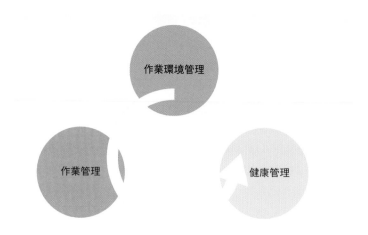

図2 労働衛生の3管理の関係
(坪井大和ほか：理学療法兵庫 2018：24：22-8[2])

を定めている.

3. 労働衛生における3管理

　働く現場への対策の本質は，就業に関連した労働災害や健康障害を防ぎ，事業者として労働者に対する安全配慮義務を遂行することにある．そのために作業環境管理，作業管理，健康管理からなる「労働衛生の3管理」といわれる考え方が大切になる（**図2**）[2]．作業環境管理とは，労働者が安全かつ健康に働きやすいように作業場の室温や照明の調整，床の滑り防止，騒音や振動を軽減する措置などが含まれる．作業管理とは，労働者が安全かつ健康に働きやすいように作業方法や作業手順を管理することである．具体的には，体に負担のかかる作業の機器による自動化・省力化，作業姿勢・動作の改善，作業の手順・人数・時間などに関する作業標準の策定，安全かつ快適な服装・靴などへの配慮などが該当する．健康管理とは，健康診断の実施により病気や不調の早期発見や，その結果に基づく事後措置や保健指導の実施，労働者の疾病や傷害を未然に防ぐことである．リフレッシュ体操の導入による健康増進や，復職支援なども含まれる．これらの3管理を通して，労働衛生対策では就業による健康影響を最小限に抑えることを目指している[2]．

　この3管理には作業環境管理→作業管理→健康管理という本来のやるべき順序がある．就業による健康影響の予防には，労働者が働く環境を適切に管理（作業環境管理）することや働き方自体を適切に管理すること（作業管理）が上流にあり，それらが適切に管理されたうえで次に健康管理がくるという関係になる[3]．

　ここに労働衛生教育と統括管理を加えて5管理とする場合もある．労働衛生教育とは，労働者が自分で健康を管理できるようにヘルスリテラシーを高めることを目的としている．統括管理とは，上記の管理や関係者間の連携が円滑に進んでいるかを管理することである．

4. 産業保健にかかわる企業内組織とステイクホルダー

1）企業内の組織

　労働安全衛生法に基づき，一定の基準に該当する事業場では安全委員会，衛生委員会を設置しなければならない（**表1**）．設置の基準や委員の構成はやや異なるが，安全委員会と衛生委員会の両方を設置しなければならない場合は，安全衛生委員会として開催することが可能である．両委員会（または安全衛生委員会）の共通事項として，

MEMO
労働衛生教育
腰痛の発生状況や原因・対策に関する講習の開催など.

MEMO
ヘルスリテラシー
健康に関連する情報を探し出し，理解して，意思決定に活用し，適切な健康行動につなげる能力のこと．ヘルスリテラシーの高い人は，適切な健康行動をとりやすく，その結果，疾病にかかりにくく，かかっても重症化しにくいことが知られている．ヘルスリテラシーは，医療者－患者コミュニケーション，マスコミ，インターネットなどによる健康医療のメディアコミュニケーション，ヘルスキャンペーンなどを進めるにあたって，常に考慮すべき重要な要素である（日本ヘルスリテラシー学会）.

MEMO
ステイクホルダー
組織が活動を行うことで影響を受ける利害関係者のこと.

LECTURE
15

表1 安全委員会と衛生委員会の基準

	安全委員会	衛生委員会
設置基準	1. 常時使用する労働者が50人以上の事業場で，次の業種に該当するもの：林業，鉱業，建設業，製造業の一部の業種（木材・木製品製造業，化学工業，鉄鋼業，金属製品製造業，輸送用機械器具製造業），運送業の一部の業種（道路貨物運送業，港湾運送業），自動車整備業，機械修理業，清掃業 2. 常時使用する労働者が100人以上の事業場で，次の業種に該当するもの：製造業のうち①以外の業種，運送業のうち①以外の業種，電気業，ガス業，熱供給業，水道業，通信業，各種商品卸売業・小売業，家具・建具・じゅう器等卸売業・小売業，燃料小売業，旅館業，ゴルフ場業	常時使用する労働者が50人以上の事業場（全業種）
委員の構成	1. 総括安全衛生管理者又は事業の実施を統括管理する者（1名） 2. 安全管理者（1名以上） 3. 労働者（安全に関する経験を有する者）（1名以上）	1. 総括安全衛生管理者又は事業の実施を統括管理する者等（1名） 2. 衛生管理者（1名以上） 3. 産業医（1名以上） 4. 労働者（衛生に関する経験を有する者）（1名以上）

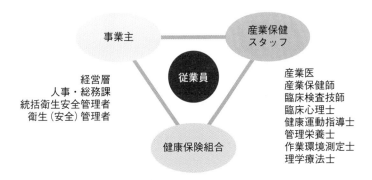

図3 産業保健にかかわるステイクホルダー

毎月1回以上開催すること，委員会における議事の概要を労働者に周知すること，重要な議事の記録を3年間保存することが決められている．選任される安全管理者，衛生管理者は資格が必要であるが，もっている人がいなかった場合には，人事，総務，庶務などの従業員が資格をとって担当することが多い．また，労働者は安全または衛生に関しての経験をもつメンバーで，必ずしも資格は必要ない．

2) 産業保健にかかわるステイクホルダー

従業員の健康を守るために，産業保健にかかわるステイクホルダーは，①事業主，②保険者，③産業保健スタッフ，である（図3）．事業主は従業員の健康と安全を守るため，人材と財源を投入し安全委員会や衛生委員会を設置し，健康管理に努めなければならない．保険者は特定健診などの事業実施，情報管理を行う．産業保健スタッフとして，事業実施に明記されているのは産業医のみである．規模の大きな企業または健康経営に意識的な企業は保健師を配置しているが，理学療法士を正規職員として雇用しているのはまれである．そのため，産業保健スタッフは外部専門事業者として委託されている場合が多い．

MEMO
安全管理者
受験資格があり，厚生労働大臣が定める研修（安全管理者選任時研修）を受講したもの．

MEMO
衛生管理者
労働者の健康障害や労働災害を防止するために，労働安全衛生法で定められた国家資格．

MEMO
動作要因
人力による人の抱き上げ作業：
介護・看護作業における人力に
よる人の抱き上げ作業．
長時間の静的作業姿勢：拘束
姿勢；長時間の立位，椅座位な
どの静的作業姿勢．
不自然な姿勢：定期的な前屈，
ひねりおよび後屈ねん転などの
不自然な作業姿勢．
急激または不用意な動作：物を
急に持ち上げるなどの急激また
は不用意な動作．

調べてみよう
職場における腰痛予防対策指針
について調べてみよう．

気をつけよう！
生活習慣病
2008年以前，生活習慣病と
非感染性疾患はほぼ同義で
あった．しかし，2008年高齢
者の医療の確保に関する法律
第十八条第一項に規定する政
令で，「生活習慣病は，高血
圧症，脂質異常症，糖尿病そ
の他の生活習慣病であって，
内臓脂肪（腹腔内の腸間膜，
大網等に存在する脂肪細胞内
に貯蔵された脂肪をいう）の蓄
積に起因するものとする」と定
義された．しかし，生活習慣病
と非感染性疾患は明確に区別
されず使用されており，本講義
では生活習慣病≒非感染性疾
患として取り扱う．

MEMO
WHO（World Health Organi-
zation；世界保健機関）
人間の健康を基本的人権の一つ
ととらえ，その達成を目的として設
立された国際連合の専門機関で
ある．1948年に設立され，スイ
スのジュネーヴに本部がある．

非感染性疾患
（non-communicable
diseases）

VDT（visual display terminals）

IT（information technology）

5. 健康問題

1）腰痛

　産業界における腰痛の問題は古くから存在し，腰痛は労働災害の原因の第1位であり，休業を4日以上する職業性疾病の6割を占めている．発生の多い作業としては，重量物の取り扱い作業，立ち作業，座り作業，福祉・医療分野における介護・看護作業，車両運転などの作業である．腰痛の発生要因は動作要因，環境要因，個人的要因，心理・社会的要因などさまざまであるが，動作要因は特に重要である．動作要因は重量物の持ち上げや運搬などにおいて強度の負荷を腰部に受けることで，人力による人の抱き上げ作業，長時間の静的作業姿勢，不自然な姿勢，急激または不用意な動作があげられる．どの業種でもありえるが運送業，医療・福祉に特に多い．平成25年に国は「職場における腰痛予防対策指針」を改定し，要因別，作業態様別の対策のあり方，リスクアセスメントやマネジメントシステムの活用など，より多面的に対策を示した．

2）生活習慣病（≒非感染性疾患）

　医療技術の発展，産業構造や生活習慣の変化とともに日本人の死亡原因も変化してきた．現在，日本人の死亡原因は悪性新生物，心疾患，肺炎，脳血管疾患の順となっている．悪性新生物，心疾患，脳血管疾患はウイルスや細菌による感染性の疾患ではなく，生活習慣が重なり合って起こる疾患としてWHOは非感染性疾患と定義している．世界的に中年・高齢者で増加しており，死亡者のうち63％がこの非感染性疾患といわれている．非感染性疾患には共通の原因があり，喫煙，運動不足，偏った食事，アルコールの過剰摂取といった不健康な生活習慣を長期間続けることである．

3）VDT作業

　職場におけるIT（情報技術）化の急速な進展により，液晶などの画面表示機器とキーボードやマウス，タッチ画面などの入力機器による情報端末を使用する作業（VDT作業）が増加してきている．VDT作業における長時間化，複雑化は進展の一途をたどっており，平成20年度の厚生労働省の調査では1日のうち4時間以上従事する労働者の割合は全労働者の半数近くにまで及んでいる．VDT作業による健康への影響は，①視機能に関するもの，②筋骨格系に関するもの，③精神・心理的なもの，の3つに大別されている[4]．視機能に関しては主に表示画面や連続作業に関係するとされており，骨格筋系に関するものとしては，長時間の拘束作業や座位作業によるもの，キーボードやマウス，タッチ画面などの入力操作といった環境によるものとされており，首や肩のこり，腰痛，背部痛，腱鞘炎，頸肩腕症候群を誘発する．

6. 産業保健における予防理学療法

1）概要

　産業界における健康問題は，個人だけでなく企業が中心となって予防的に活動すべきことである．産業保健における理学療法士の役割としては，腰痛，生活習慣病，VDT作業によって起こる症状や疾患を起こさないように，一次予防において特に3管理のうち「作業管理」「健康管理」に注視し，二次予防として特定健診だけでなく，症状の出ている人を早期に発見する役割が期待される．一方，三次予防に関しては腰痛，生活習慣病，VDT作業によって起こる症状や疾患については対処しにくく，疾患の治療，重度化しないように配置転換や休職，医療介入が必要となる．しかし，理学療法士が必ずしも企業に配置されてはいないため，一次・二次予防ともにタイムリーにかかわりにくいのが現状である．産業界で理学療法士が活躍できる場として

〈作業環境管理〉
□ 作業場所などで，足もとや周囲の安全が確認できるように適切な照度を保つ
□ 転倒，つまずきや滑りなどを防止するため，凹凸や段差がなく，滑りにくい床面とする
□ 立ち作業の場合，作業機器や作業台は労働者の体型を考慮したものを配置する
□ 両足をあまり使用しない立ち作業では，適当な高さの片足置き台を使用させる
□ 座り作業の場合，椅子は労働者の体格に合ったものを使用させ，机，作業台の高さや椅子との距離は調節できるようにする

〈作業管理〉
□ 常時行う重量物取扱い作業は，リフターや自動搬送装置の使用により自動化・省力化する
□ コンベアや台車などで運搬したり，運搬しやすくなるようなフックや吸盤などを用いる
□ 取り扱う重量物の重量を制限する．常時人力のみにより取り扱う重量は，満18歳以上の男性の場合，体重のおおむね40％以下，女性は24％以下とする．製造業では，10kg程度に設定する例もみられる
□ 上の重量制限を超える場合は，身長差の少ない2人以上で作業を行わせる
□ 取り扱う重量物の重量が，あらかじめわかるように表示する
□ できるだけ重量物に身体を近づけ，重心を低くするような姿勢をとるようにする
□ 床面から重量物を持ち上げる場合，片足を少し前に出し膝を曲げ，腰を十分に下ろして重量物を抱え，膝を伸ばすことによって立ち上がるようにする
□ 大きな物や重量物を持っての移動距離を短くし，人力での階段昇降は避ける
□ 重量物を持ち上げるときは，呼吸を整え，腹圧を加えて行うようにする
□ 重量物を持った場合は，背を伸ばした状態での腰部のひねりを少なくなるようにする
□ 作業動作，作業姿勢，作業手順，作業時間などをまとめた作業標準を策定する
□ 労働者にとって過度の負担とならないように，単位時間内での取り扱い量を設定する
□ 立ち作業の場合，1時間に1・2回程度の小休止・休息を取らせ，屈伸運動やマッサージなどを行わせる
□ 他の作業を組み合わせることにより，長時間の立位姿勢の保持を避ける
□ 座り作業の場合，不自然な姿勢とならないよう，作業対象物は，ひじを伸ばして届く範囲内に配置する
□ 直接床に座る作業は，関節などに負担がかかるため，できるだけ避ける
□ 作業靴は滑りにくく，クッション性があるものを使用させる

図4　腰痛リスクの回避・低減対策チェックリスト例
（厚生労働省・都道府県労働局・労働基準監督署：重量物取扱いなどによる腰痛を予防しましょう[5] をもとに作成）

は，システムとしての3管理と，予防すべき疾患（症状）としての腰痛，生活習慣病，VDT作業を考えると，3×3の9パターンで活躍できる場がある．

2) 腰痛に対する予防理学療法

　3管理別の腰痛リスクの回避・低減対策チェックリスト例を厚生労働省が示している（図4）[5]．これらのチェックリストは方向性を示しているのみで，必ずしも具体的ではない．作業環境管理で「両足をあまり使用しない立ち作業では，適当な高さの片足置き台を使用させる」とあるが，どの程度の高さで，どれくらいの頻度で使用すればよいのかについては具体的でない．また，作業管理で「できるだけ重量物に身体を近づけ，重心を低くするような姿勢をとるようにする」「重量物を持ち上げるときは，呼吸を整え，腹圧を加えて行うようにする」とあるが，これはどのような動作が正解なのか具体的でない．理学療法士は作業環境管理については床面や作業スペースについて，作業管理については作業方法，作業手順などに関して専門家としてその職場環境に適した具体的なアドバイスが期待される．

　健康管理については理学療法士が最も必要とされている役割である．特に職場や家庭において腰痛予防体操を実施し，腰部を中心とした腹筋，背筋，殿筋などの筋肉の柔軟性を確保し，疲労回復を図ることで腰痛を予防する．腰痛予防体操は，ストレッチングを主体とするものが望ましく，実施する時期についても作業開始前，作業中，作業終了後などが考えられるが，疲労の蓄積度合いに応じて適宜実施できるようにする[6]．ストレッチングのポイントを表2[6]にまとめた．一見簡単そうであるが，効果的なストレッチを行うためには，個別または集団での直接指導がよい．また，職場環

MEMO
床面
床面はできるだけ凹凸がなく，防滑性，弾力性，耐衝撃性，耐へこみ性に優れたものにすることが望まれる．

表2　ストレッチングのポイント

①息を止めずにゆっくりと吐きながら伸ばしていく
②反動・はずみはつけない
③伸ばす筋肉を意識する
④張りを感じるが痛みのない程度まで伸ばす
⑤20秒から30秒伸ばし続ける
⑥筋肉を戻すときはゆっくりとじわじわ戻っていることを意識する
⑦一度のストレッチングで1回から3回ほど伸ばす

（厚生労働省：職場における腰痛予防対策指針及び解説[6]）

LECTURE
15

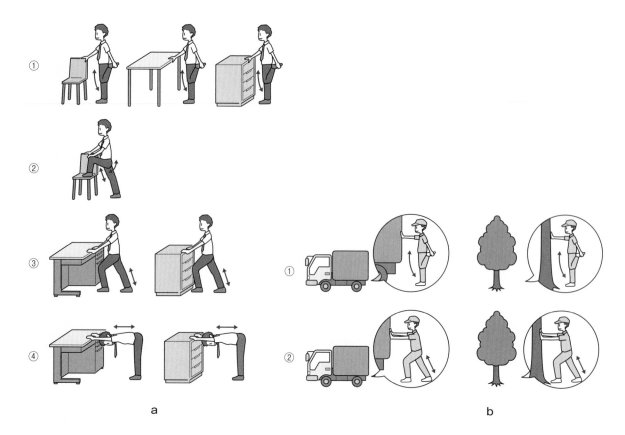

図5 職場環境別のストレッチング例
a. 事務作業スペースでのストレッチング，b. 屋外で行うストレッチング．
（厚生労働省：職場における腰痛予防対策指針及び解説[6]をもとに作成）

MEMO
アドヒアランス
患者自身が病気を受容し，治療方針の決定に参加し，積極的に治療を行おうとする能動的な態度の程度．

MEMO
運動強度
運動の強度（低強度，中等度強度，高強度）の程度のこと．METs，心拍数，自覚的運動強度によって表される．

試してみよう
有酸素運動
エアロビックスともいわれ，酸素を使い体内の糖質や脂質をエネルギーに変え，筋肉への負担が比較的軽い運動のこと．

境はさまざまであるため床の上でのストレッチングのみではなく，職場環境に適したストレッチングを提案する（**図5**）[6]．実践に対するアドヒアランスの確認，定期的なアウトカム評価によるプログラム修正も行う．

3）生活習慣病に対する予防理学療法

近年，生活習慣病予防の鍵となる運動不足への対策は2つに分けられる．一つは健康増進に推奨される中等度以上の運動強度の実践である．中等度強度以上の運動強度による有酸素運動が悪性新生物，がん，糖尿病などの疾病予防に効果的である．そのため，アメリカスポーツ医学会では，健康維持のために，中高年では中等度の運動を最低限1日30分，週5日，または激しい運動を1日20分間週3日行うことを推奨している．もう一つは，デスクワークといった座業中心とした職域における座位時間の減少である．近年の研究で，長時間の座位が各種疾病の発症リスクを高め，生命予後も短縮することが証明され始めており[7]，長時間の連続座位の切断（バウト）による疾病予防効果が期待されている．

有酸素運動の実践を企業内で行うことは難しく，3管理の中で可能なのは健康管理となる．生活習慣病は肥満，高血圧症，脂質異常症，糖尿病を基礎として重度化する．そのため，最初は特定健診によるスクリーニングによる現状把握，必要に応じた保健指導を行う．しかし，検査値に異常が出てから対策を立てるのではなく，検査値に異常が出ないように普段の生活の中で運動を奨励する．理学療法士はその人の体力に応じた中等度運動を提案し，継続できるようにサポートすることによってかかわれる可能性がある．一方，座位時間の減少は作業環境管理によるスタンディングデスクの取り入れ，作業管理によるバウトの導入により可能である．バウト時は単に立位姿

勢をとるだけでなく，ストレッチングを取り入れることにより，腰痛や次に述べる VDT 作業の対策にもつながる．運動開始初期やスタンディングデスク導入における立位姿勢の長時間化は，膝・腰の不定愁訴も多く出現するため，継続のためにこれらの症状に対して早期に解決することも忘れてはならない．

4）VDT 作業に対する予防理学療法

令和元年に『情報機器作業における労働衛生管理のためのガイドライン』が 17 年ぶりに改訂された．

VDT 作業による健康への影響は，①視機能に関するもの，②筋骨格系に関するもの，③精神・心理的なもの，に分けられるが，理学療法士としてのかかわりは主に②となる．作業環境管理においては理学療法士としての専門性を発揮しにくい．一方，作業管理においては VDT 機器使用における姿勢調整において，専門性が発揮できる．近年，デスクトップパソコンといった固定型の VDT ではなく，ノートパソコンなど移動型の VDT が多い．作業環境も職場だけでなく，コワーキングスペースや自宅での作業も多くなっている．そのため，ディスプレイの距離（40 cm 以上）や視線位置（画面の上端が眼の高さとほぼ同じか，やや下），キーボード，マウスの工夫など個別性の高い作業環境へのアドバイスが必要となる．

健康管理は特に専門性の発揮できるところである．VDT 作業では腰痛だけでなく首や肩のこり，腱鞘炎，頸肩腕症候群といった頸部から上肢にかけての症状が中心となる．ストレッチングは，これらの予防・軽減に有効であり，就業の前後だけでなく，就業中に行うことも推奨される．頸部周囲や肩甲骨のストレッチングなどが中心となるが，図 5a のような周りの資源を利用したストレッチングも有効である．効果的なストレッチング時間や回数が決まっているわけではないが，一定姿勢をとった後，頻回に行うことが望ましい．

7．まとめ

産業保健における健康問題は予防が重要であり，運動の効果が比較的大きいことから，理学療法士の活躍が期待されている．しかし，理学療法士が適切に産業界で配置されているとは言い難い．今後は，がんサバイバーの健康問題や高齢労働者の健康問題など，発展した医療技術，長寿社会の到来に伴い，健康問題も変化する．その都度，理学療法の専門性を自覚し，現在の専門性にとどまることなく新たな専門性を構築していく必要がある．

■引用文献

1）経済産業省ヘルスケア産業課：健康経営の推進について．令和 2 年 4 月．
　　https://www.meti.go.jp/policy/mono_info_service/healthcare/downloadfiles/180710kenkoukeiei-gaiyou.pdf
2）坪井大和，中塚清将ほか：産業理学療法の現状とこれから．理学療法兵庫 2018；24：22-8.
3）岩崎明夫：労働衛生の 3 管理と健康診断．産業保健 21 2014；77：12-5.
4）岩崎明夫：VDT 作業とその対策．産業保健 21 2017；89：12-5.
5）厚生労働省・都道府県労働局・労働基準監督署：重量物取扱いなどによる腰痛を予防しましょう．
　　https://www.mhlw.go.jp/file/06-Seisakujouhou-11200000-Roudoukijunkyoku/0000099336_3.pdf
6）厚生労働省：職場における腰痛予防対策指針及び解説．
　　https://www.mhlw.go.jp/stf/houdou/2r98520000034et4-att/2r98520000034mtc_1.pdf
7）岡浩一朗，杉山岳巳ほか：座位行動の科学—行動疫学の枠組みの応用．日健教誌 2013；21（2）：142-53.

💡 **ここがポイント！**
カルボーネン法を用いた中等度強度の算出
運動時，心拍は酸素摂取量とほぼ比例して直線的に増加するため，心拍数を用いて運動強度を検討することができる．カルボーネン法は {(220−年齢)−安静時心拍数}×運動強度（%）＋安静時心拍数で表され，運動強度が 50〜70% で中等度である．

📖 **調べてみよう**
以下の URL から，情報機器作業における労働衛生管理のためのガイドラインについて詳細に調べてみよう．
https://www.mhlw.go.jp/content/000539604.pdf

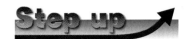

1. 産業保健とは

　産業保健は，産業医学を基礎として，働く人々の生き甲斐と労働の生産性の向上に寄与することを目的とした活動である．産業保健における専門職として，職場内においては産業医，保健師，衛生管理者，衛生推進者などのスタッフが活動し，職場外からは労働衛生コンサルタント，作業環境測定士，健康保持増進のスタッフなどの専門家が支援している．

　産業保健の目指す目的，考え方，方向性については，1995 年に ILO/WHO（国際労働機関/世界保健機関）の合同委員会によって定義されている[1]．目指すべき方向性としては，「すべての職業における労働者の身体的，精神的及び社会的健康を最高度に維持，増進させること，労働者のうちで労働条件に起因する健康からの逸脱を予防すること，雇用中の労働者を健康に不利な条件に起因する危険から保護すること，労働者の生理学的，心理学的能力に適合する職業環境に労働者を配置し，維持すること」としている．

　また，産業保健における目的は，①労働者の健康と作業能力の維持と増進，②安全と健康をもたらすように作業環境と作業の改善，③作業における健康と安全を支援し，そのことによって，よい社会的雰囲気づくりと円滑な作業行動を促進し，そして事業の生産性を高める方向に，作業組織と作業文化を発展させることである，としている．

2. 産業保健における専門職の役割

　産業保健における専門職は，活動目的を達成するため，労働の実態に精通し，最新の科学的知見に基づいて労働条件と労働環境の客観的な評価を行い，その改善にあたって優先すべき課題を明らかにする必要がある．また，その役割の遂行にあたって，以下の立場で臨む必要がある[2]．

1. 専門職であることと組織の一員であることを両立させる心構えをもつ．
2. 科学的判断に基づき専門職として独立的な立場で誠実に業務を進める．
3. 事業者・労働者が主体的に産業保健活動を行うよう支援する．
4. 労働者の健康情報を管理し，プライバシーを保護する．
5. 労働者個人を対象とすると同時に，集団の健康および組織体の健全な運営の推進を考慮し，総合的な健康を追求する．
6. 職業上のリスクおよびその予防法についての新知見は，事業者・労働者に通知するとともに関連学会などに報告する．
7. 関連分野の専門家に助言を求める姿勢をもつ．
8. 環境保健および地域保健に対する役割を自覚する．

■引用文献

1) 高田　勗：ILO/WHO の労働衛生（Occupational Health）の新しい定義（1995 年 4 月）の解説．産業医学ジャーナル 1999；22（2）：10-5.
2) 日本産業衛生学会：https://www.sanei.or.jp/？mode＝ethics

LECTURE
15

巻末資料

表 1　臨床フレイル・スケール

1	壮健（very fit）	頑強で活動的であり，精力的で意欲的．一般に定期的に運動し，同世代のなかでは最も健康状態がよい
2	健常（well）	疾患の活動的な症状を有してはいないが，上記のカテゴリ 1 に比べれば頑強ではない．運動の習慣を有している場合もあり，機会があればかなり活発に運動する場合も少なくない
3	健康管理しつつ元気な状態を維持（managing well）	医学的な問題はよく管理されているが，運動は習慣的なウォーキング程度で，それ以上の運動はあまりしない
4	脆弱（vulnerable）	日常生活においては支援を要しないが，症状によって活動が制限されることがある．「動作が遅くなった」とか「日中に疲れやすい」などと訴えることが多い
5	軽度のフレイル（mildly frail）	より明らかに動作が緩慢になり，IADL のうち難易度の高い動作（金銭管理，交通機関の利用，負担の重い家事，服薬管理）に支援を要する．典型的には，次第に買い物，単独での外出，食事の準備や家事にも支援を要するようになる
6	中等度のフレイル（moderately frail）	屋外での活動全般および家事において支援を要する．階段の昇降が困難になり，入浴に介助を要する．更衣に関して見守り程度の支援を要する場合もある
7	重度のフレイル（severely frail）	身体面であれ認知面であれ，生活全般において介助を要する．しかし，身体状態は安定していて，（半年以内の）死亡リスクは高くない
8	非常に重度のフレイル（very severely frail）	全介助であり，死期が近づいている．典型的には，軽度の疾患でも回復しない
9	疾患の終末期（terminally ill）	死期が近づいている．生命予後は半年未満だが，それ以外では明らかにフレイルとはいえない

（Rockwood K, et al.：A global clinical measure of fitness and frailty in elderly people. CMAJ 2005；173：489-95）

このスケールは，Rockwood K らの研究報告を改編したものである．

（Morley JE, et al.：Frailty consensus：A call to action. J Am Med Dir Assor. 2013；14（6）392-7. 会田薫子訳）

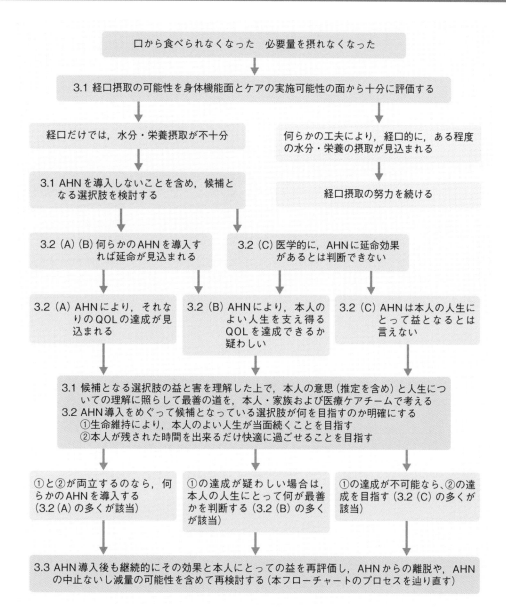

口から食べられなくなった　必要量を摂れなくなった

3.1 経口摂取の可能性を身体機能面とケアの実施可能性の面から十分に評価する

経口だけでは，水分・栄養摂取が不十分

何らかの工夫により，経口的に，ある程度の水分・栄養の摂取が見込まれる

3.1 AHN を導入しないことを含め，候補となる選択肢を検討する

経口摂取の努力を続ける

3.2（A）（B）何らかの AHN を導入すれば延命が見込まれる

3.2（C）医学的に，AHN に延命効果があるとは判断できない

3.2（A）AHN により，それなりの QOL の達成が見込まれる

3.2（B）AHN により，本人のよい人生を支え得る QOL を達成できるか疑わしい

3.2（C）AHN は本人の人生にとって益となるとは言えない

3.1 候補となる選択肢の益と害を理解した上で，本人の意思（推定を含め）と人生についての理解に照らして最善の道を，本人・家族および医療ケアチームで考える
3.2 AHN 導入をめぐって候補となっている選択肢が何を目指すのか明確にする
　①生命維持により，本人のよい人生が当面続くことを目指す
　②本人が残された時間を出来るだけ快適に過ごせることを目指す

①と②が両立するのなら，何らかの AHN を導入する（3.2（A）の多くが該当）

①の達成が疑わしい場合は，本人の人生にとって何が最善かを判断する（3.2（B）の多くが該当）

①の達成が不可能なら、②の達成を目指す（3.2（C）の多くが該当）

3.3 AHN 導入後も継続的にその効果と本人にとっての益を再評価し，AHN からの離脱や，AHN の中止ないし減量の可能性を含めて再検討する（本フローチャートのプロセスを辿り直す）

図 1　人工的水分・栄養補給（AHN）の導入に関する意志決定プロセスのフローチャート
（日本老年医学会：高齢者ケアの意思決定プロセスに関するガイドライン―人工的水分・栄養補給の導入を中心として．2012．https://jpn-geriat-soc.or.jp/info/topics/pdf/jgs_ahn_gl_2012.pdf）

表2　骨粗鬆症治療薬と骨粗鬆症性骨折に対する予防効果

分類	薬物名	骨折発生抑制効果	
		大腿骨近位部骨折	椎体骨折
カルシウム薬	L-アスパラギン酸カルシウム	抑制効果の報告なし	抑制効果の報告あり
	リン酸水素カルシウム	抑制効果の報告なし	抑制効果の報告あり
女性ホルモン薬	エストリオール	抑制効果の報告なし	抑制効果あり
	結合型エストロゲン	抑制効果あり	抑制効果あり
	エストラジオール	抑制効果の報告なし	抑制効果の報告あり
	アルファカルシドール	抑制効果の報告なし	抑制効果の報告あり
活性型ビタミン D_3 薬	カルシトリオール	抑制効果の報告なし	抑制効果の報告あり
	エルデカルシトール	抑制効果の報告なし	抑制効果あり
ビタミン K_2	メナテトレン	抑制効果の報告なし	抑制効果の報告あり
ビスホスホネート薬	エチドロン酸	抑制効果の報告なし	抑制効果の報告あり
	アレンドロン酸	抑制効果あり	抑制効果あり
	リセドロン酸	抑制効果あり	抑制効果あり
	ミノドロン酸	抑制効果の報告なし	抑制効果あり
	イバンドロン酸	抑制効果の報告なし	抑制効果あり
SERM	ラロキシフェン	抑制効果の報告なし	抑制効果あり
	バゼドキシフェン	抑制効果の報告なし	抑制効果あり
カルシトニン薬	エルカトニン	抑制効果の報告なし	抑制効果の報告あり
	サケカルシトニン	抑制効果の報告なし	抑制効果の報告あり
副甲状腺ホルモン薬	テリパラチド（遺伝子組み換え）	抑制効果の報告なし	抑制効果あり
	テリパラチド酢酸塩	抑制効果の報告なし	抑制効果あり
抗 RANKL 抗体薬	デノスマブ	抑制効果あり	抑制効果あり
その他	イプリフラボン	抑制効果の報告なし	抑制効果の報告なし
	ナンドロロン	抑制効果の報告なし	抑制効果の報告なし

SERM：選択的エストロゲン受容体モジュレーター.

到達目標

- 各 Lecture で学んだ知識について，自分自身の理解度や到達度を知る．
- 各 Lecture で学んだ内容の要点について，試験を通じて理解する．
- 試験の結果を再検証するなかで，各 Lecture の内容や解説について再度復習する．

この試験の目的とするもの

　予防の定義と概念について説明できるようになること，予防が必要な対象や領域について説明できるようになること，理学療法における一次予防，二次予防，三次予防について具体例をあげて説明できるようになること，これらを学習の目標に，現在の理解度をチェックしましょう．

　この章は，学んだ内容のなかでポイントとなることがらについて問う試験問題と，解答および簡単な解説で構成されています．基本的かつ重要なポイントを問う形にしており，教える側が「ここは是非とも理解してほしい」と考えている内容です．

　問題形式は，Ⅰ：5 択の選択式問題，Ⅱ：かっこ内に適切な用語を書き込む穴埋め式問題，Ⅲ：記述式問題，の 3 つの形式から成ります．

　これまで学んだ内容をどこまで理解しているか「力試し」として挑戦してみてください．試験後，解答と照らし合わせ，該当する本文の内容を復習することで，予防理学療法学に関する系統的な理解を深めてください．

試験の結果はどうでしたか？

- □ 自分自身の理解度や到達度を知ることができた．
- □ 復習すべき内容が把握できた．
- □ 今日の医療や保険に求められている「予防」の意義を理解できた．
- □ 予防の多次元にわたる多様な対象を理解できた．
- □ 予防における理学療法の役割を認識することができた．

comment
予防は今日の理学療法を構成する必須の要素であり，臨床・教育・研究の柱になる考え方です．そして，この先にどのような障害像が生じるのかを予測して，それを予防するために実践するのが理学療法です．どの段階においても理学療法とは予防することなのです．

問題Ⅰ　選択式問題

以下の問いについて，該当するものを 1 つ選びなさい．

問題 1

世界保健機関（WHO）による健康の定義として正しいのはどれか．

1. いきいきと自分らしく生きること
2. 心身ともに健やかな状態であること
3. 身体的，精神的そして社会的に完全に良好な状態
4. 生物が環境からの挑戦に適応しようと対処して成功した状態
5. 自らを資源として捉え，その資源を最大限に活用して生きていくこと

問題 2

健康増進事業において理学療法士がかかわるものはどれか．

1. 脳性麻痺
2. 陳旧性脳梗塞
3. 大腿骨転子部骨折術後
4. 肺結核後遺症
5. 生活習慣病

問題 3

一次予防の例として正しいものはどれか．

1. 特定保健指導
2. 運動麻痺の回復
3. 疾患重症化の予防
4. 高血圧症の服薬治療
5. ワクチンの予防接種

問題 4

二次予防の例として正しいものはどれか．

1. 予防接種
2. 健康相談
3. 運動麻痺の回復
4. 糖尿病の運動療法
5. 飲用水の質の改善

問題 5

三次予防の例として正しいものはどれか．

1. 健康診断
2. 予防接種
3. 人間ドック
4. 特定保健指導
5. リハビリテーション

問題6

認知症について正しいものはどれか.

1. 先天的な知的障害を含む.
2. 後天的な脳障害によって一過性に認知機能が低下したものを含む.
3. 改定長谷川式認知機能検査（HDS-R）は軽度認知障害（MCI）を判定するために開発された.
4. 記憶・思考・見当識・理解に関する知的機能のみが障害される症候群である.
5. ICD-10 では，アルツハイマー型，血管性，その他と特定不能の認知症に分類している.

問題7

介護予防を実践するために重要な活動について誤っているものはどれか.

1. 介護保険の積極的な申請とサービスの活用
2. 健康的な公共政策づくり
3. 健康を支援する環境づくり
4. 地域活動の強化
5. 個人技術の開発

問題8

健康寿命について正しいものはどれか.

1. 平均余命として表される.
2. 健康で自立して暮らすことができる期間のことである.
3. 5年生存率や10年生存率の統計データが用いられる.
4. 厚生労働省が毎月公開している生命表に記載されている.
5. 改定された健康日本21の評価指標には用いられていない.

問題9

ウィメンズヘルス・メンズヘルスについての説明で正しいものはどれか.

1. 尿失禁は高齢女性に特有の問題である.
2. 加齢男性性腺機能低下は高齢期に始まることが多い.
3. 男性は女性に比べて短期間でホルモンバランス障害を生じやすい.
4. 妊娠期にはマイナートラブルとして易疲労や頻尿などが生じやすい.
5. ウィメンズヘルス・メンズヘルスは性別を考慮するものでライフステージは考慮しない.

問題10

産業保健に直接関係する法規ではないものはどれか.

1. 労働安全衛生法
2. 労働基準法
3. 労働安全衛生法施行令
4. 労働契約法
5. 労働安全衛生規則

問題Ⅱ　穴埋め式問題

かっこに入る適切な用語は何か答えなさい.

1) フレイルは（1.　　　　　）に至る前段階として位置づけられるが，身体的脆弱性のみならず（2.　　　　　）脆弱性や（3.　　　　　）脆弱性などの多面的な問題を抱えやすく，自立障害や死亡を含む健康障害を招きやすいハイリスク状態を意味する. また，フレイルに対する運動介入は，歩行，筋力，（4.　　　　　）機能，（5.　　　　　）活動度を改善し，フレイルの進行を予防しうるため推奨される（『フレイル診療ガイド2018年版』）.

2) 変形性膝関節症の予防には（6.　　　　　）のコントロール，（7.　　　　　）の強化，（8.　　　　　）の改善，（9.　　　　　）よりも早期に制限が発現しやすい（10.　　　　　）可動域の改善，転倒リスクに配慮した（11.　　　　　）能力の向上が必要である.

3) 集中治療室退室後の重症患者においては（12.　　　　　）性の筋力低下，（13.　　　　　）（集中治療室獲得性筋力低下）や（14.　　　　　）症状などを複合的に症候群として生じる（15.　　　　　）（集中治療後症候群）の問題を生じやすいため，予防のためのABCDEバンドルケアが推奨されている.

問題Ⅲ　記述式問題

問いに従って答えなさい.

問題1
一次予防，二次予防，三次予防について説明せよ.

問題2
脳血管疾患の一次予防と二次予防における理学療法について例をあげて説明せよ.

問題3
大腿骨近位部骨折の一次予防と二次予防における理学療法について例をあげて説明せよ.

解答

問題Ⅰ 選択式問題　　　配点：1問4点　計40点

問題1　3

WHOは1946年に，健康を「単に病気ではない，虚弱ではないというのみならず，身体的，精神的そして社会的に完全に良好な状態をさす」と定義している．

問題2　5

健康増進は疾患の発生を予防するのが目的であり，慢性あるいは陳旧性の疾病やすでに治療が終了しているものはその概念に含めない．

問題3　5

Lecture 1において疾病の発生を予防するのが一次予防であり，予防的なワクチン接種がこれにあたる．

問題4　4

Lecture 1において重症化を防ぐことが二次予防であり，糖尿病の運動療法がこれにあたる．

問題5　5

Lecture 1においてリハビリテーションが三次予防の代表として示されている．

問題6　5

認知症は一度正常に達した認知機能が後天的な脳の障害によって持続的に低下したものをさし，意識障害を伴わない状態で評価される．ICD-10では「慢性あるいは進行性の脳疾患によって生じ，記憶，思考，見当識，理解，計算，学習，言語，判断等多数の高次脳機能の障害からなる症候群」と定義され，アルツハイマー型，血管性，その他と特定不能の認知症に分類される．軽度認知障害（MCI）はMoCAを用いて，30点満点中25点以下でMCIの可能性が高いと判定する．

問題7　1

介護予防はすなわち介護保険やそのサービスを用いる機会の発生を予防するものである．

問題8　2

健康寿命はWHOが提唱した，生存率や生命表にある平均寿命から寝たきりや認知症など介護状態の期間を差し引いた，健康で自立して暮らすことができる期間のことで，健康日本21その他でもこの健康寿命の延伸を目的に種々の施策がなされている．

問題9　4

ウィメンズヘルス・メンズヘルスはそれぞれの性別およびそのライフステージを考慮して好発する問題を捉えようという考え方に基づく．尿失禁は男性にも女性にも，また成人期以降の高齢者にも生じやすくなるもので，加齢男性性腺機能低下は成人期に始まる．女性のホルモンバランス障害がライフステージイベントに関連して短期間で起こりやすい．

問題10　4

産業保健に直接的に関与する法規は労働基準法（労基），労働安全衛生法および労働安全衛生法施行令と労働安全衛生規則である．

問題Ⅱ　穴埋め式問題　　　配点：1問2点　計30点

問題Ⅲ　記述式問題　　　配点：1問10点　計30点

問題1

以下の内容をおおむね記載できれば，正答とする．

一般には，一次予防は健康な状態やまだ疾病が発生する前の状態において，疾患の発生を予防することであり，これに対して二次予防は早期の発見や早期の治療によって重症化や再発を防ぐことを目的としている．三次予防は重症化を防ぎ，生命予後や社会復帰ならびに QOL などの改善を目的としたものである．一方，さまざまな領域において予防が必須の概念であり方策となっている現在においては，この枠組を拡大して解釈したり，さらに先んじた0次予防の概念も生まれたりするなど，多様な予防の階層構造が組み立てられており，言葉に惑わされることなくあらゆる段階においての予防を考える必要がある．

問題2

以下の内容をおおむね記載できれば，正答とする．

脳血管疾患の一次予防は生活習慣の是正による危険因子の予防である．高血圧や糖尿病ならびに脂質異常症や心不全は脳血管疾患の重要な基礎疾患であり，その多くは生活習慣の改善によって発症を予防することにある．二次予防は脳血管疾患発症後の再発を防止するための運動療法や生活指導といった理学療法介入が該当する．

問題3

以下の内容をおおむね記載できれば，正答とする．

大腿骨近位部骨折は高齢者が転倒によって負うことが多い外傷である．その背景には，高齢者に多い骨粗鬆症やバランス能力の低下ならびに認知機能の低下や生活環境が関与することが考えられる．したがって，その一次予防では骨粗鬆症やバランス能力の低下，ロコモティブシンドロームなどの危険因子を排除したり是正したりすることによって転倒を予防する理学療法が必要である．二次予防は骨折後の運動機能や生活指導によって再転倒や再骨折を防止することであり，再転倒の予防に関する理学療法プログラムは二次予防の例である．

索引

中山書店の出版物に関する情報は，小社サポートページを御覧ください．
https://www.nakayamashoten.jp/support.html

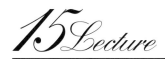

15レクチャーシリーズ

<ruby>理<rt>り</rt></ruby><ruby>学<rt>がく</rt></ruby><ruby>療<rt>りょう</rt></ruby><ruby>法<rt>ほう</rt></ruby>テキスト
理学療法テキスト
予防理学療法学

2022 年 5 月 20 日　初版第 1 刷発行 © 〔検印省略〕

総編集 ················ 石川　朗

責任編集 ············ 木村雅彦

発行者 ··············· 平田　直

発行所 ··············· 株式会社 中山書店
　　　　　　　　　〒 112-0006　東京都文京区小日向 4-2-6
　　　　　　　　　TEL 03-3813-1100（代表）　振替 00130-5-196565
　　　　　　　　　https://www.nakayamashoten.jp/

装丁 ··················· 藤岡雅史

印刷·製本 ········· 株式会社　真興社

ISBN978-4-521-74815-3

Published by Nakayama Shoten Co., Ltd.　　　　　　　　　　　　Printed in Japan
落丁·乱丁の場合はお取り替えいたします

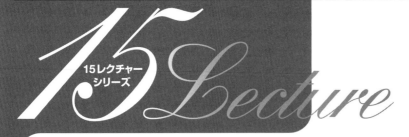